B. Linzbach
Am Hahnen 11
6118 Bad Vilbel

D1928137

Tauchmedizin aktuell

Tauchmedizin aktuell

- Tauchmedizinische Erkrankungen
- HNO-ärztliche Aspekte
- Versorgung von Tauchunfällen
- Tauchtauglichkeit

Herausgegeben von
Hagen Weidauer und Christoph Klingmann
Unter Mitwirkung zahlreicher Fachautoren

Gentner Verlag

Herausgeber
Prof. Dr. med. Hagen Weidauer
Geschäftsf. Ärztl. Direktor der
Universitäts-Hals-Nasen-Ohrenklinik Heidelberg

Dr. med. Christoph Klingmann,
Oberarzt, Universitäts-Hals-Nasen-Ohrenklinik Heidelberg

Konzeption
Anlass für die Herausgabe des Werks ist das 1. Heidelberger Tauchsymposium, 22. November 2003, Heidelberg. Die Referate dieser Tagung wurden konzeptionell für die vorliegende Buchversion bearbeitet.

Copyright-Material
Den Autoren des Werks wird an dieser Stelle für die Überlassung von Texten, Grafiken und Methodikdarstellungen herzlich gedankt.

Bibliographische Information Der Deutschen Bibliothek

Die Deutsche Bibliothek verzeichnet diese Publikation in der Deutschen Nationalbibliografie; detaillierte bibliografische Daten sind im Internet über *http://dnb.ddb.de* abrufbar.

ISBN 3-87247-625-4

Umschlagfoto: Günther Schirak, Bielefeld
Gestaltung: GreenTomato Süd GmbH, Stuttgart
Herstellung: Druckerei Marquart GmbH, Aulendorf
Printed in Germany

Vorwort

Der Tauchsport in Deutschland erlebte im letzten Jahrzehnt eine enorme Zuwachsrate. Gab es vor zehn Jahren noch schätzungsweise 300 000 Sporttaucher in Deutschland, so belaufen sich die Schätzungen heute auf ca. 1,5 Millionen.

Parallel zu dieser Entwicklung steigt die Zahl an Tauchunfällen und tauchmedizinischen Erkrankungen. Das Hals-Nasen-Ohrenärztliche Fachgebiet ist von dieser Entwicklung besonders betroffen, da ca. 80% der Erkrankungen beim Tauchen in dieses Fachgebiet fallen.

Die Behandlung tauchmedizinischer Notfälle ebenso wie die Beurteilung der Tauchtauglichkeit erfordert besondere tauchmedizinische Kenntnisse, die sich im ständigen Wandel befinden. Die Entwicklung der Tauchmedizin hat in den letzten Jahren einen großen Fortschritt erfahren, und insbesondere im Bereich der Beurteilung der Tauchtauglichkeit zeigt man sich heute weitaus großzügiger als noch vor wenigen Jahren. Aber auch die Behandlung von Tauchunfällen wird heute nach anderen Richtlinien durchgeführt als es noch vor wenigen Jahren üblich war.

Um dem Wandel der tauchmedizinischen Kenntnisse eine Plattform zu bieten, haben wir am 22. November 2003 das Erste Heidelberger Tauchmedizin-Symposium veranstaltet. Ziel dieses Symposiums war zum einen die Vermittlung tauchmedizinischer Grundlagen für den Einsteiger in die Tauchmedizin, zum anderen die Vermittlung neuester Erkenntnisse für den tauchmedizinisch Erfahrenen. Ein besonderes Anliegen war uns die Beleuchtung der besonderen Aspekte der Hals-Nasen-Ohrenkunde in der Tauchmedizin. Das Erste Heidelberger Tauchmedizin Symposium zeigte sich sehr gut besucht und stieß auf ein großes Interesse von Ärzten aus allen Fachdisziplinen, besonders aber auch von tauchmedizinisch interessierten Tauchern.

Vielen namhaften Dozenten aus den verschiedensten Fachrichtungen ist es gelungen, wissenschaftlich hochwertige Vorträge in einer für jedermann verständlichen Sprache zu formulieren. Um den Teilnehmern und den tauchmedizinisch Interessierten, die am 22. November 2003 nicht nach Heidelberg kommen konnten, die Möglichkeit zu geben, den Inhalt der Vorträge nachzulesen, haben wir uns entschieden, einen Tagungsband zu verlegen. Da die Resonanz auf das Symposium durchaus überschwenglich war und vielfach der Wunsch nach einem zweitem Heidelberger Tauchmedizin Symposium laut wurde, hoffen wir, dem Leser durch unseren Tagungsband die Zeit bis dahin zu verkürzen.

Wir möchten an dieser Stelle allen Teilnehmern unseres Symposiums für ihre Anwesenheit, ihr Interesse und ihre Diskussionsbeiträge danken. Zu besonderem Dank sind wir den Dozenten verpflichtet, die für ihre aufwendigen und interessanten Vorträge z. T. lange Anfahrtsstrecken in Kauf nehmen mussten. Wir hoffen, sie auch beim nächsten Heidelberger Tauchmedizin Symposium wieder begrüßen zu können.

Wir wünschen viel Spaß bei der Lektüre des Tagungsbands zum Ersten Heidelberger Tauchmedizin-Symposium und allen Lesern viele schöne Erinnerungen sowie neue Erkenntnisse.

Heidelberg, im Mai 2004
Christoph Klingmann, Hagen Weidauer

Inhaltsverzeichnis

Teil III: Tauchtauglichkeit

Anhang

Einleitung in den Tauchsport und die Tauchmedizin

Ch. Klingmann

Der Tauchsport in Deutschland erlebte im letzten Jahrzehnt eine enorme Zuwachsrate. Gab es vor zehn Jahren noch schätzungsweise 300 000 Sporttaucher in Deutschland, belaufen sich die Schätzungen heute auf ca. 1,5 Millionen (*Almeling 1999*). Parallel zu dieser Entwicklung steigt die Zahl an Tauchunfällen und tauchmedizinischen Erkrankungen. Das Hals-Nasen-Ohren-ärztliche Fachgebiet ist von dieser Entwicklung besonders betroffen, da ca. 80 % der Erkrankungen beim Tauchen in dieses Fachgebiet fallen *(Strutz 1993)*. Unter Wasser kommen verschiedene Gasgesetze zum Tragen, die eine entscheidende Rolle für die Entstehung eines Tauchunfalls spielen. Daher sollte der behandelnde Arzt gewisse Grundkenntnisse über die physikalischen Zusammenhänge sowie einige grundlegende Kenntnisse über den Ablauf eines Tauchgangs haben.

Während der Tauchsport vor ca. 15 Jahren noch von einer Minderheit durchgeführt wurde, die sehr hohe Spezialkenntnisse besaß, wird heute der Tauchsport zunehmend von Jung und Alt betrieben . Dies ist unter anderem durch die Verbesserung und Vereinfachung des technischen Zubehörs sowie durch die Verfügbarkeit einer Tauchschule an vielen Reisezielen möglich geworden.

Trotz allem handelt es sich beim Tauchsport um eine sichere Sportart, die im Vergleich zu anderen Sportarten eine geringe Unfallhäufigkeit zeigt (Tab. 1). Die Zahl der tödlichen Unfälle durch den Tauchsport ist ebenfalls deutlich geringer als in anderen Sportarten (Tab. 2).

Tabelle 1: Häufigkeit von Unfällen mit Notfallbehandlung bei verschiedenen Sportarten in den USA. Die Daten beziehen sich auf jeweils 100 000 Sportler in einem Jahr (*van Laak 1996*)

Sportart	Unfallhäufigkeit
Basketball	1860
Fußball	910
Volleyball	370
Wasserski	200
Tennis	120
Schwimmsport	90
Tauchen	40

Tabelle 2: Häufigkeit von tödlichen Unfällen bei verschiedenen Sportarten in den USA. Die Daten beziehen sich auf jeweils 100 000 Sportler in einem Jahr (*van Laak 1996*)

Sportart	Häufigkeit tödlicher Unfälle
Bergsteigen	600
Paragliding	115
Fallschirmspringen	13
Tauchen	3

Physikalische Grundlagen

An der Wasseroberfläche in Meereshöhe herrscht ein Umgebungsdruck von näherungsweise einem bar, der durch das Gewicht der Luftsäule zustande kommt. In 10 Meter Wassertiefe verdoppelt sich der Druck und es herrscht ein Umgebungsdruck von 2 bar, der mit jeden weiteren 10 Metern Wassertiefe um jeweils 1 bar zunimmt. Man sollte sich also vor Augen führen, dass beim Tauchen innerhalb einer sehr kurzen Zeit ein enormer Druckunterschied auf den Taucher einwirkt.

Zwei Gasgesetze spielen beim Tauchen eine herausragende Rolle, so dass an dieser Stelle etwas genauer auf diese Punkte eingegangen werden muss.

Wassertiefe [m]	0	10	20	30	40
Druck in bar	1	2	3	4	5
Volumen [l]	10	5	3,33	2,5	2

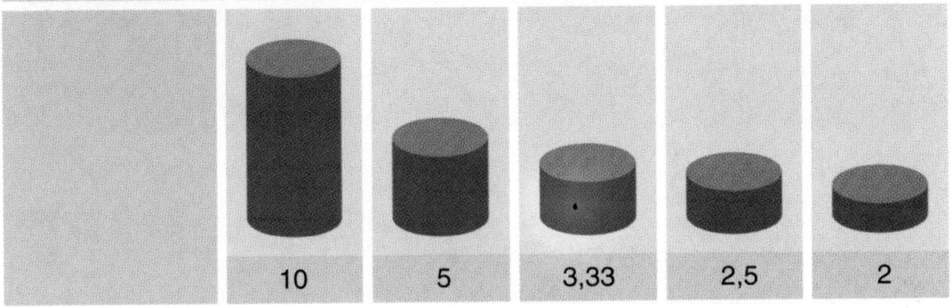

Abb. 1: Innerhalb der ersten 10 m halbiert sich das Volumen eines gasgefüllten Hohlraums. Bei weiterem Abtauchen auf 30 m halbiert sich das Volumen erneut. Der Bereich zwischen der Wasseroberfläche und 10 m ist folglich der „gefährlichste" Bereich für druckbedingte Schädigungen

Das Gesetz von Boyle-Mariotte

„Bei konstanter Temperatur bleibt das Produkt aus Druck und Volumen konstant." Das bedeutet, dass der Taucher bei Verdopplung des Umgebungsdrucks eine Halbierung der gasgefüllten Volumina erfährt. Da Flüssigkeiten nicht komprimierbar sind, kommt das Gesetz von Boyle-Mariotte vor allem in den luftgefüllten Hohlräumen zum Tragen: Mittelohr, Nasennebenhöhlen, Magen-Darm-Trakt, Zähne (wenn Karies vorliegt) und Gehörgang (wenn der Gehörgang nicht mit Wasser geflutet wird). Taucht der Taucher auf 10 Meter Wassertiefe ab, halbiert sich das Gasvolumen im Mittelohr und in den Nasennebenhöhlen. Da diese Hohlräume nicht oder nur bedingt ihr Volumen verändern können, muss das Volumen durch Einströmen von Luft aus der Nase und dem Nasenrachenraum ausgeglichen werden. Eine erneute Halbierung des Gasvolumens erfolgt erst bei weiterem Abtauchen auf 30 Meter Wassertiefe, da es von 10 Meter (2 bar) auf 30 Meter (4 bar) erst wieder zu einer Druckverdopplung kommt (Abb. 1). Aus diesem Grund sind die ersten Meter des Abtauchens die gefahrenträchtigsten für druckbedingte Schädigungen.

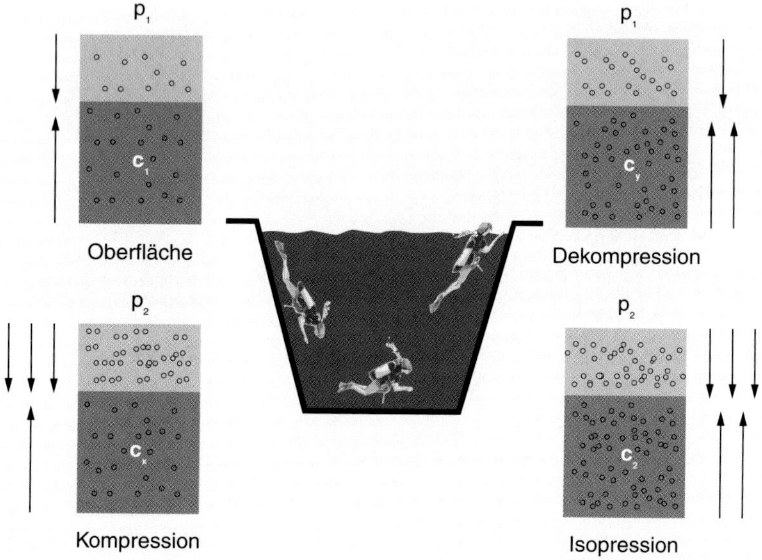

Abb. 2: An der Oberfläche herrschen ausgeglichene Druckverhältnisse: Umgebungsdruck (p1) und Druck des Inertgases im Körper (c1) stehen im ausgeglichenen Verhältnis. Während des Abtauchens (Kompressionsphase) kommt es zum Druckanstieg in der Einatmungsluft (p2), die zu einer Aufsättigung des Körpers führt (c_x). Während der Isopressionsphase, d. h. die Phase des Tauchers am Tauchgrund, kommt es zu einer weiteren Sättigung der Körpergewebe. In der Aufstiegsphase (Dekompressionsphase) herrscht in manchen Körpergeweben ein Überdruck, der zu einer Entsättigung führt. Wird die vorgegebene Aufstiegsgeschwindigkeit überschritten, kann der Stickstoff aus der Lösung austreten und zu Gewebeschädigungen führen

Das Gesetz von Henry

„Die Menge eines in Flüssigkeit gelösten Gases ist abhängig von der Temperatur und dem Druck über der Flüssigkeit." Dieses Gesetz besagt, dass mit zunehmender Tauchtiefe mehr Gas im Körper gelöst wird. An der Wasseroberfläche wie auch beim Tauchen mit Sporttauchgerät wird Luft geatmet, die ca. 21% Sauerstoff, 78% Stickstoff und ein Prozent andere Gase enthält. Während Sauerstoff dem Stoffwechsel unterliegt, geht Stickstoff als sog. Inertgas in den Körperflüssigkeiten in Lösung. Mit zunehmender Tauchtiefe erhöht sich der Umgebungsdruck und damit auch der Druck des Inertgases in der Einatemluft. Da die Temperatur als annähernd konstant angesehen werden kann, ist die Menge des gelösten Stickstoffs direkt vom Umgebungsdruck abhängig. Dies bedeutet, dass sich mit zunehmendem Umgebungsdruck Stickstoff im Körper löst (Abb. 2). Da Gewebe unterschiedlich durchblutet werden und einen unterschiedlichen Löslichkeitskoeffizienten vorweisen, gibt es Gewebe die schnell gesättigt werden (z. B. das Blut, ZNS, Innenohr) und andere Gewebe, die erst nach mehreren Stunden oder Tagen komplett aufgesättigt sind (z. B. Knorpel oder Knochen). Das Gasgesetz von Henry liefert den Grund für die Entstehung der Dekompressionserkrankung. Taucht der Taucher nach einem Tauchgang zu schnell auf, kann das Löslichkeitsprodukt des Stickstoffs überschritten werden und es kommt zur Bildung kleiner Gasbläschen im Gewebe und Blut. Man kennt diesen Effekt von der Öffnung einer mit Kohlensäure versetzten Mineralwasserflasche: nach Öffnen des Verschlusses perlt das zuvor gelöste Kohlendioxid aus und bildet Gasbläschen.

Aus diesem Grund müssen Tauchgänge geplant werden. Heute kommen wasserdichte Tauchcomputer zum Einsatz, die kontinuierlich die Sättigung des Tauchers berechnen, die notwendige Aufstiegsgeschwindigkeit überwachen und eventuelle Dekompressionsstopps zur Entsättigung anzeigen.

Ablauf eines Tauchgangs

Der größte Teil der heutigen Sporttaucher in Deutschland führt Tauchgänge mit Pressluft durch. Dabei wird Umgebungsluft mittels eines Kompressors in einen Druckluftbehälter, die sog. Tauchflasche, gefüllt. In dieser Tauchflasche herrscht in der Regel zu Beginn eines Tauchgangs ein Überdruck von 200 bar. Mittels eines Druckminderers kann der Taucher die Luft aus der Tauchflasche dem jeweiligen Umgebungsdruck angepasst atmen. Das heißt, der Taucher atmet an der Oberfläche Luft mit einem Umgebungsdruck von näherungsweise 1 bar und mit jedem Meter Tauchtiefe nimmt

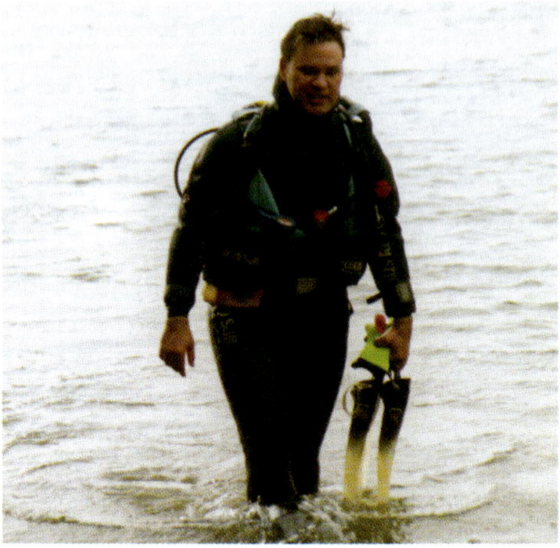

Abb. 3: Auch bei einem Tauchgang im Hochsommer muss in heimischen Gewässern für einen ausreichenden Kälteschutz gesorgt werden

der Druck der Einatemluft zu und gleich so die Druckdifferenz zwischen Lunge und Umgebungsdruck aus. Das heißt, dass es bei Verwendung eines Presslufttauchgeräts zu keiner wesentlichen druckbedingten Verkleinerung des Lungenvolumens kommt. Anders verhält es sich in den luftgefüllten starren Hohlräumen des Körpers, wie z. B. dem Mittelohr, der Nase und den Nasennebenhöhlen. Diese Hohlräume müssen z. T. aktiv belüftet werden während des Abtauchens. Hierzu gibt es verschiedene Druckausgleichsmethoden, deren bekanntestes das Valsalva-Manöver ist.

Selten tauchen Sporttaucher ein klassisches Rechteckprofil, wie es bei Berufstauchern sehr häufig vorkommt. Das heißt, Sporttaucher tauchen nicht auf eine bestimmte Tiefe ab, auf der sie verbleiben, um von dort an die Oberfläche zu gelangen, sondern sie tauchen langsam entlang des Riffs oder des Grunds in die Tiefe und tauchen von dort wieder langsam auf. Da es bei Durchführung solcher Tauchprofile und der Verwendung von Tauchtabellen zu erheblichen Dekompressionszeiten käme, hat sich heute die Nutzung von Tauchcomputern durchgesetzt. Diese Tauchcomputer zeigen die Wassertiefe und die Tauchdauer an und geben Auskunft über die zu erwartende Zeit für den Aufstieg.

Ein weiterer wichtiger Punkt bei Tauchgängen in heimischen Gewässern ist die Verwendung eines ausreichenden Kälteschutzes. Es ist selbst im Hochsommer ab einer Wassertiefe von mehr als acht Metern unmöglich, auf einen Tauchanzug zu verzichten (Abb. 3). Man sollte diesen Umstand bei der Behandlung von Tauchunfällen beachten, da Taucher nach dem Tauchen fast immer ausgekühlt sind.

Literatur

Almeling M.: Tauchtauglichkeitsuntersuchung für Sporttaucher. In: Almeling, B., Welslau, W. (Hrsg): Handbuch Tauch- und Hyperbarmedizin. Volume 1 vol. Ecomed Verlag Düsseldorf 1999, 1–9

Strutz, J.: Otorhinolaryngologic aspects of diving sports. HNO 41 (1993) 401–411

van Laak, U.: Accident Facts 1991, National Safety Council, USA. Tauchunfälle, Notfallmanagement. In: Handbuch Tauchen. BLV 1996

Geschichte der Tauchmedizin

O. F. Ehm

Die Tauchmedizin ist ein Kind der modernen Wissenschaft, die in einer Epoche der europäischen Geschichte nach der Renaissance im 16. Jahrhundert begann und heute als „wissenschaftliche Revolution" bezeichnet wird. Alle großen Nationen Europas waren hieran beteiligt. Aufzeichnungen über Taucher gab es jedoch schon vor mehr als 2000 Jahren.

Antike

Die Schlacht von Salamis (480 v. Chr.) wurde entscheidend mit Hilfe des Griechen *Skyllis* und seiner Tochter *Cyane* gewonnen. Die beiden Taucher hatten nachts die Ankertaue der persischen Flotte durchschnitten, so dass die Schiffe gegen die Klippen und aneinander geworfen wurden.

Den ebenfalls griechischen Taucher *Scillias* hielt der Perserkönig *Xerxes* um 500 v. Chr. gefangen, um aus untergegangenen Schiffen Schätze zu bergen. Er machte sich einen Sturm zunutze, um zu entfliehen, nachdem er vorher ebenfalls die Ankertaue der persischen Flotte durchschnitten und damit ein heilloses Chaos verursacht hatte.

Archäologische Funde um 4500 v. Chr. in Mesopotamien von bearbeitetem Perlmutt sprechen dafür, dass die Muscheln tauchend geborgen wurden. Und an Koreas und Japans Küsten tauchen seit über 1500 Jahren meist Frauen – Ama genannt – nach Muscheln und Essbarem.

Abgesehen von *Aristoteles*, der 332 v. Chr. Skelettveränderungen bei griechischen Schwammtauchern beschrieben hatte, hat sich das Tauchen bis in die Neuzeit *ohne* Medizin entwickelt.

Wissenschaftlich hat uns allerdings *Archimedes* (200 v. Chr.) seine Erkenntnis hinterlassen: das bekannte „Archimedische Prinzip". Diese Erkenntnis musste ihm beim Schwimmen gekommen sein, da er nackt durch die Straßen nach Hause lief – die Badehose war noch nicht erfunden – und laut *„Heureka"* (ich habe es gefunden) schrie. Ein in eine Flüssigkeit eingetauchter Körper verliert scheinbar so viel an Gewicht, wie die von ihm verdrängte Flüssigkeit wiegt.

Renaissance

Erst ab 1500 n. Chr., nachdem *Leonardo da Vinci* die ersten Schwimmflossen entworfen hatte, versuchte die Menschheit mit Zufuhr von Atemluft von oben länger unter Wasser zu bleiben und entwickelte Taucherglocken – die ja schon von Alexander dem Großen ausprobiert worden waren – und Helmtauchgeräte.

Das Mittelalter war reich an phantasievollen Vorstellungen über das Tauchen und arm an Realität oder neuen Erkenntnissen.

Neuzeit

Mit der Neuzeit kamen die fundamentalen physikalischen Entdeckungen:

- Im 17. Jahrhundert hatten *Robert Boyle* und *Edme Mariotte* unabhängig voneinander die nach ihnen benannten Gesetze entdeckt, die das Verhältnis zwischen Druck und Volumen beschreiben: „Druck mal Volumen ist konstant".
- Im 18. Jahrhundert entdeckte *J. Priestly* den Sauerstoff .
- *William Henry*, ein englischer Arzt und Chemiker, erkannte die Gesetzmäßigkeit der Löslichkeit von Gasen in Flüssigkeiten.
- *Dalton* entwickelte das nach ihm benannte Partialdruckgesetz, wonach die Summe der Teildrucke in einem Gasgemisch (wie der Luft) gleich dem Gesamtdruck ist.
- *Gay-Lussak* entwickelte das Gesetz über die Beziehungen von Druck, Volumen und Temperatur in Gasen.

Damit waren die grundlegenden Gesetze der Physik des Tauchens bekannt.

1819 verbesserten der sächsische Büchsenmacher *August Siebe* und der englische Feuerwehrmann und Taucher *J. Deane* in London die Helmtaucherausrüstung entscheidend.

1841 führte der französische Ingenieur *Triger* für die Arbeiten beim Brückenbau die Senkkästen, Caissons genannt, ein. Die nun vermehrt auftretenden Dekompressionserkrankungen erhielten dann die Bezeichnung „Caisson-Krankheit". Zur Behandlung der Schmerzen in den Gelenken und der Muskelkrämpfe gab man Alkohol innerlich und äußerlich zum Einreiben.

Ausgehendes 19. und beginnendes 20. Jahrhundert

1871 beim Bau der Mississippi-Brücke bei St. Louis erlitten von 352 Arbeitern 30 eine Caisson-Erkrankung und 12 starben daran. Auch noch 1909 beim Bau des East-River-Tunnels für die Pennsylvania Road in Amerika erkrankten 3692 Menschen, von denen 20 starben.

Die Medizin war nun im höchsten Grade gefordert. Schon 1878, einer Sternstunde für die Tauchmedizin, hatte der französische Physiologe *Paul Bert* Stickstoffblasen, die bei der Druckentlastung im Organismus entstehen, als Ursache der Dekompressionserkrankung (wie wir heute die Caisson-Krankheit nennen) nachgewiesen. Als eines der seltsamsten Merkmale beschrieb *Paul Bert* die Tatsache, dass in einer Gruppe von Menschen, die eine gleich lange Zeit unter Überdruck standen und die zusammen dekomprimiert wurden, bei einigen Dekompressionserscheinungen auftraten, während die meisten ohne Schäden blieben. Diese individuelle Anfälligkeit für eine Dekompressionskrankheit ist auch bis heute noch nicht geklärt. Zur Vermeidung von Dekompressionsschäden empfahl *Paul Bert* die „uniforme Dekompression und eine maximale Aufstiegsgeschwindigkeit von 1,5 m in der Minute. Durch *Paul Bert* wurde übrigens auch erstmals die Giftigkeit von Sauerstoff unter erhöhtem Druck nachgewiesen.

Die zweite entscheidende Erkenntnis für die Behandlung der Caisson-Krankheit waren die Tierversuche des Physiologen *Sir John Haldane* Ende des 19. Jahrhunderts, die aber erst 1907 veröffentlicht wurden. Haldane nahm eine stabile Übersättigung des Stickstoffs im Organismus an, und der kritische Druckfaktor wurde mit 2,0 bestimmt. Erst wenn eine größere Druckdifferenz bestünde, käme es zur krank machenden Bläschenbildung. Das bedeutete, dass der Umgebungsdruck in einem Verhältnis von 2:1 vermindert werden konnte, ohne dass Gasblasen entstehen. Dies war die Grundlage für die stufenweise Dekompression, wie sie noch heute praktiziert wird.

Bis zum zweiten Weltkrieg wurden das Tauchen und die Tauchmedizin fast ausschließlich durch die Probleme auf den Druckluftbaustellen bestimmt. Beim Bau des Elbtunnels in Hamburg 1911 wurde nach vielen Unfällen der „Pressluftarzt" *A. Bornstein* mit der medizinischen Überwachung betreut. Er unternahm auch Tierversuche und konnte einen Hund, dessen Blut durch Ringerlösung ausgetauscht war, unter Überdruck „ungewöhnlich lange am Leben erhalten". Dies geschah schon ein halbes Jahrhundert vor der berühmten Veröffentlichung von *Boerema*: „Life without blood". Das Prinzip einer hyperbaren Sauerstoffbehandlung wird noch heute bei einer Vergiftung mit Kohlenmonoxid – oder Leuchtgas – angewandt. Kohlenmonoxid hat eine rund 250-mal größere Affinität zum Hämoglobin als Sauerstoff und verdrängt somit O_2. Unter hyperbarer Sauerstoffbehandlung wird CO am schnellsten wieder ausgewaschen.

Erneut von der fortschreitenden Bautätigkeit unter Wasser herausgefordert, gab es eine rein ärztliche Überwachung von Druckluftbaustellen 1895 in Österreich durch den Internisten *L. v. Schrötter* und die Assistenzärzte *Wilhelm Mager* und *Richard Heller*. Sie führten eine „uniforme" Dekompression nach *P. Bert* durch und behandelten auch Unfälle durch eine Rekompression. 1900 erschien ihr zweibändiges Werk: „Luftdruckerkrankungen unter besonderer Berücksichtigung der Caissonkrankheit".

Die Entwicklung des modernen Tauchens

Ab 1939 machte der österreichische Zoologe *Hans Hass* das Tauchen in Europa populär, und mit der Konstruktion der **Aqualunge** des autonomen Drucklufttauchgerätes durch *J. Y. Cousteau* und *Emile Gagnan* 1943 beginnt die rasante Entwicklung der Eroberung der Welt unter Wasser sowie weltweit die Entwicklung einer Tauchmedizin. Zwar war das Prinzip eines Ventils, das die Zufuhr von Atemluft unter Wasser nach dem Bedarf des Tauchers regelt, schon 1865 von den Franzosen *Rouquayrol* und *Denayrose* erfunden worden, jedoch wieder in Vergessenheit geraten.

In der wissenschaftlichen Forschung ging es zunächst vor allem darum, die schädlichen Nebenwirkungen der Atemgase unter erhöhtem Druck zu reduzieren. Stickstoff führte unter Überdruck zu Gasblasenbildung, weiter verursachte er ab einer Tauchtiefe von etwa 50 m den Tiefenrausch. Sauerstoff führte unter erhöhtem Partialdruck zu Krämpfen und unter Umständen zum Tod. Längere Arbeiten unter Wasser in größeren Tiefen waren durch die Entdeckungen der Ölvorräte in den Schelfgebieten der Kontinente, besonders in der Nordsee, erforderlich geworden. Lange Dekompressionszeiten waren nicht nur gefährlich, sondern auch höchst unökonomisch. Der Tauchwissenschaftlicher *A. R. Behnke* hatte schon 1942 geraten, die Taucher für Zeiten bestimmter Arbeiten ganzzeitig unter Druck zu lassen.

1903 war in einigen Erdölquellen in Texas Helium gefunden worden. Man erkannte bald, dass man das sehr viel leichtere Helium für eine Atemluft gegen Stickstoff austauchen konnte und erhoffte sich günstigere Dekompressionszeiten. Eine Überlegenheit gegenüber Druckluft zeigte sich aber besonders darin, dass es nicht mehr zu Tiefenrauscherscheinungen kam. Damit war auch praktisch der Beweis erbracht, dass der Stickstoff für den Tiefenrausch verantwortlich ist.

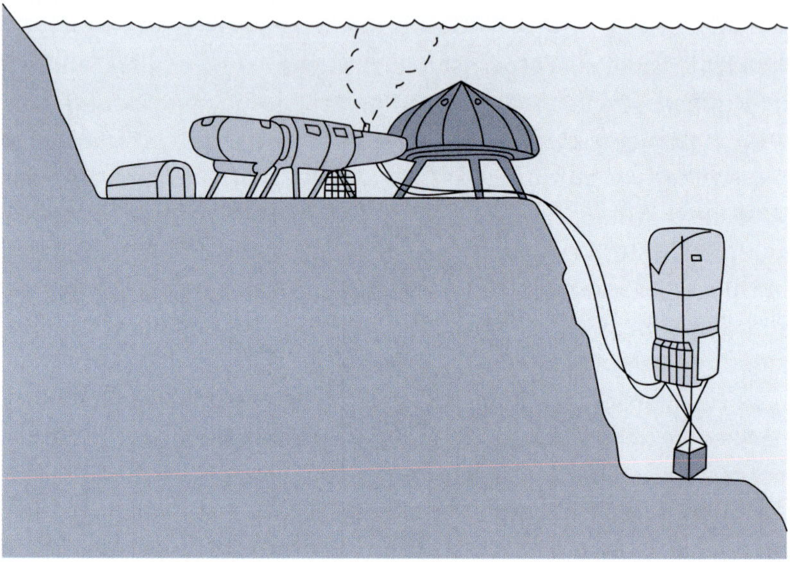

Abb. 1: Die Unterwasserstadt „Prékontinent II“

Tieftauchen und Sättigungstauchen

Ein entscheidender Vorstoß, in größere Tiefen zu tauchen, kam von dem Schweizer Mathematiker *Hannes Keller*, der 1962 bis auf 300 m Tiefe tauchte. Zusammen mit dem Lungenphysiologen und Kliniker *A. A. Bühlmann* in Zürich hatte er ein eigenes Konzept einer Helium-Stickstoff-Sauerstoffmischung entwickelt, dessen Konzentrationen den jeweiligen Tiefen angepasst wurde. Diese Pionierleistung beflügelte die Tieftauchversuche mit Druckkammern, bei denen zuletzt eine Rekordtiefe von 701 m mit einem Gemisch aus Helium, Wasserstoff und Sauerstoff erreicht wurde. In Deutschland wurde die Tieftauchserie Titan mit einer Maximaltiefe von 615 m unter Mitwirkung von *Jürgen Wenzel* im Institut für Luft- und Raumfahrtmedizin in Köln durchgeführt, bei der GUSI in Geesthacht ereichte man 600 m Tauchtiefe.

Die Toxizität des Stickstoffs und des Sauerstoffs waren mit den künstlichen Gasgemischen zu umgehen. Es blieb die Hürde der langen Dekompressionszeiten. Nach den rasch vorangeschrittenen tauchmedizinischen Erkenntnissen war zu erwarten, dass sich nach einer gewissen Zeit eine Sättigung des Organismus mit den aufgenommenen Gasen unter dem erhöhtem Umgebungsdruck einstellen würde, d.h. es würde kein weiteres Gas mehr aufgenommen. Taucher konnten somit Tage und Wochen unter Wasser bleiben, wenn man ihnen die Möglichkeit gab, dort zu wohnen, zu essen und zu schlafen. Nach vielen Vorversuchen in den 50er Jahren in Amerika und von Cousteau wurden in den 60er Jahren die ersten Unterwasserhäuser in Betrieb genommen, in Deutschland entwickelte man das Unterwasserlabor Helgoland. Nach der Sättigung des Organismus nahm die Zeit für die Entsättigung nicht mehr zu. Diese Zeit ist allerdings sehr lang und kann nach einem **Sättigungstauchen** mit einem Helium-Sauerstoff-Gemisch aus 200 m Tiefe mehr als eine Woche betragen (Abb. 1).

Um diese Zeit nicht unter Wasser verbringen zu müssen, werden heute die Taucher mit einer unter Druck stehenden Taucherglocke (Bell) nach oben gebracht und verbringen dann die Zeit in Heliumatmosphäre in einer Druckkammer auf dem Schiff oder an Land.

Helium ist teuer. Und so gab es schon länger Überlegungen, es durch ein andres Gas zu ersetzen. Wasserstoff, kostengünstig, unbegrenzt verfügbar und ungiftig, hatte nur einen Nachteil, dass es mit Sauerstoff zusammen das hochexplosive Knallgas bildete. Bei Sauerstoffkonzentrationen unter 4 % aber war es nicht mehr explosiv. *Arne Zetterström* in Schweden tauchte ab 40 m Tiefe mit einem derartigen Gemisch und konnte problemlos in 100 m Tiefe Arbeiten verrichten; man konnte sogar bis 160 m Tiefe tauchen! 1945 wurde dann versehentlich die Plattform in 40 m Tiefe, auf der die Hydroxmischung gegen Luft ausgetauscht werden sollte, zu früh nach oben gezogen, und *Zetterström* konnte nur noch tot geborgen werden. Von der Comex, einem französischen Tauchunternehmen, wurden 1989 wieder Tauchgänge mit Wasserstoff-Sauerstoff-Mischungen aufgegriffen und bis 300 m tief getaucht. Hier machte sich aber schon die narkotische Wirkung von Wasserstoff bemerkbar.

Bei den Tieftauchversuchen mit künstlichen Atemgemischen kam es nach etwa 200 m Tiefe zu einem bisher unbekannten Phänomen, dem sog. HPNS (High Pressure Nervous)-Syndrom, das mit einem nicht unterdrückbaren Zittern der Hände begann. Man sprach von einem Heliumtremor. Zu unrecht, denn wie sich durch spätere Säugetierexperimente nachweisen ließ, werden diese Erscheinungen nicht durch das Helium selbst, sondern durch den hohen Druck auf die Nervenmembran ausgelöst, wodurch es zu Veränderungen der Reizleitung kommt. Es handelt sich also gewissermaßen um das Gegenteil zu den Auswirkungen des Tiefenrausches, der Stickstoffnarkose, wo es durch das Narkosegas zur Aufquellung der Nervenmembran kommt (Abb. 2).

Freizeit- und Apnoetauchen

Neue medizinische Erkenntnisse hat das Apnoetauchen gebracht. Die Erkenntnisse der Tieftauchversuche zeigen heute ihre Auswirkungen auch auf dem Gebiet des nicht professionellen Tauchens, dem sog. Freizeittauchen. Mehr und mehr gewinnt das „Technical Diving" an Boden, worunter ein Tauchen mit Mischgasen verstanden wird. Bei der gebräuchlichsten Form, dem Nitroxtauchen, wird mit einem Gemisch von Luft und Sauerstoff (50:50) getaucht. Damit kann man, da der Stickstoffanteil der Atemluft verringert ist, länger ohne die Gefahr einer Dekompressionserkrankung tauchen. Allerdings begrenzt der hohe O_2-Anteil die Tauchtiefe auf etwa 22 m.

Von einer Medizin des Tauchens kann eigentlich erst seit den Untersuchungen von *Paul Bert* 1878 gesprochen werden. Neben der Ursachenklärung der Dekompressionskrankheit durch Stick-

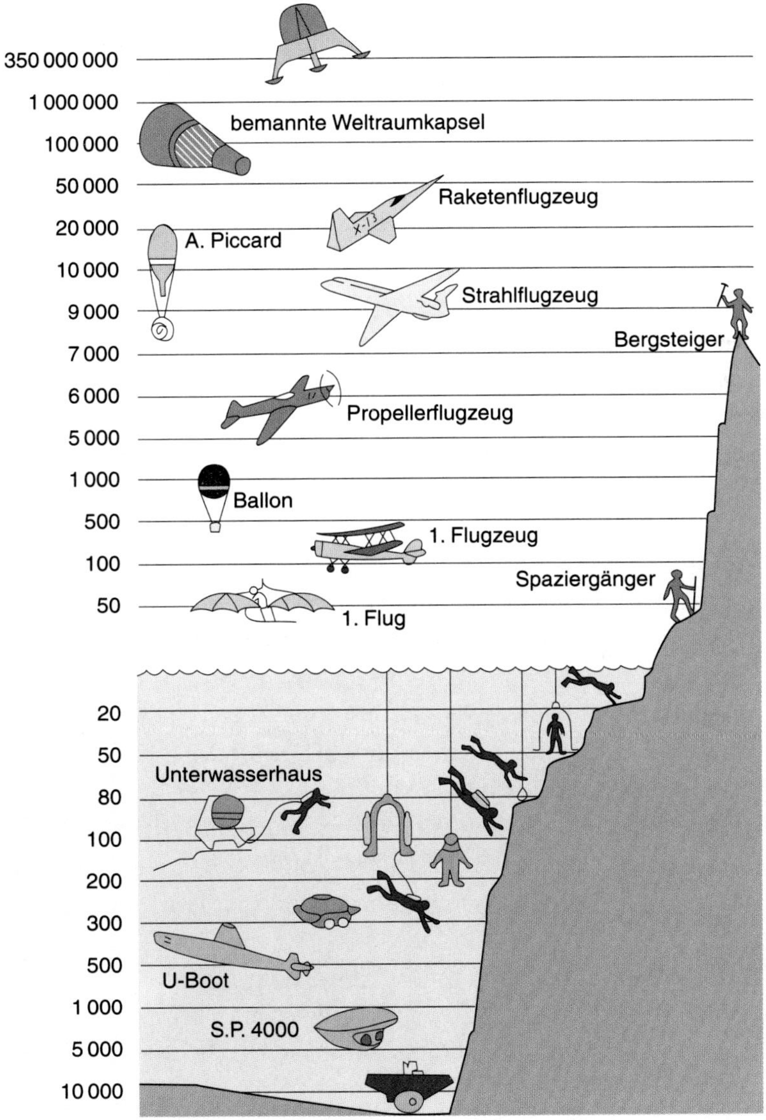

Abb. 2: Vergleich der Eroberung des Weltraums und der Meerestiefe

stoffblasen und der Giftigkeit des Sauerstoffs beschrieb er auch als Erster einen **Tauchreflex** bei Enten, d. h. die Bradykardie, die nach Eintauchen des Kopfes in Wasser eintritt.

Einen grundlegenden Versuch machte 1910 *Robert Stigler*, ein junger Assistent des Physiologischen Instituts in Wien, um die Kraft der Einatemmuskulatur zu messen. Er ließ Versuchspersonen über zwei Schläuche für die Ein- und Ausatmung in verschiedenen Wassertiefen Luft von der Oberfläche atmen. In einem Selbstversuch blieb Stigler in 2 m Tiefe unter äußersten Anstrengungen 18 s lang unter Wasser. Er hatte das Gefühl, erdrückt zu werden, zog die Notleine und wurde nach oben gebracht. Auf ärztliches Anraten musste er 7 Wochen das Bett hüten. Der Arzt hatte eine Herzerweiterung angenommen und erklärte die Tachykardie von 200/min als den Versuch, die übermäßige Füllung des Herzens zu bewältigen. Es ist aber eher anzunehmen, dass es zu einem Leerschlagen des Herzens gekommen war, weil wegen des Unterdrucks in den Lungenvenen eine Füllung des Herzens kaum möglich war. Es handelte sich um ein beginnendes Barotrauma der Lungen. Man weiß heute, dass die maximale Leistung der Einatemmuskulatur bei 0,112 bar = 1,12 m Wassertiefe liegt (Abb. 3).

Tauchversuche über einen verlängerten Schnorchel, wie sie auf manchen mittelalterlichen Darstellungen zu finden sind, entsprangen einer zu einfachen Vorstellung vom Tauchen, bei dem die Wünsche nie der Wirklichkeit entsprochen haben.

Ein weiteres physiologisches Phänomen wurde von *K. E. Schäfer* aus Amerika, der zum Ende des 2. Weltkrieges in Heidelberg am Physiologischen Institut tätig war, beantwortet. Alle Physiologen nahmen an, dass die Grenze des Tieftauchens in Apnoe von der Kompressibilität des Brustkorbs und der Größe der Vitalkapazität abhinge. Der Brustkorb als größte luftgefüllte Körperhöhle gehorcht beim Tauchen dem Boyle-Mariotte-Gesetz, d. h. bei zunehmendem Druck verringert sich reziprok sein Volumen und der Brustkorb verkleinert sich bis zu seiner anatomischen Grenze.

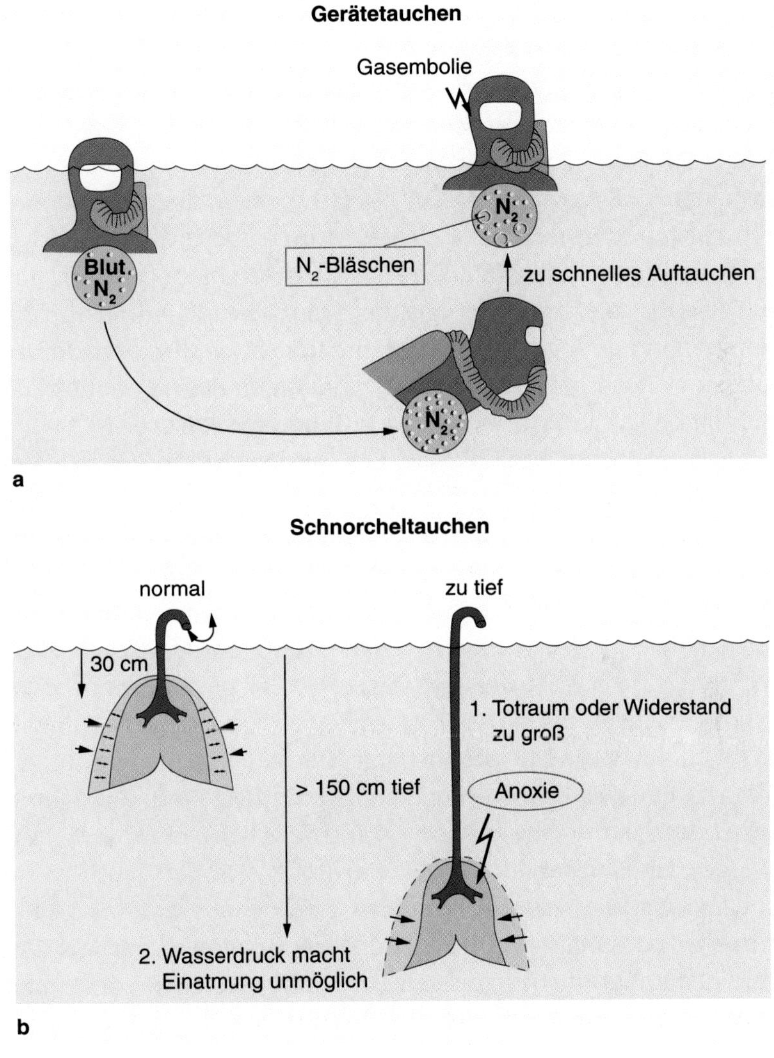

Abb. 3: a Atmung beim Gerätetauchen, **b** beim Schnorcheltauchen

Nimmt der Außendruck weiter zu, muss im Thoraxraum ein Unterdruck mit allen Folgen eines Barotraumas entstehen. Diese Grenze lässt sich aus dem Verhältnis der Totalkapazität zum Restvolumen der Lunge berechnen. Je größer die Vitalkapazität, umso tiefer kann ein Mensch tauchen. Für den durchschnittlichen Taucher liegt diese Grenze bei etwa 30 m Tiefe. Nun tauchten aber in den 60er und 70er Jahren drei Taucher schon tiefer als 70 m. Wie war das möglich? *K. E. Schäfer* konnte an dem amerikanischen Taucher *Robert Croft*, der 1968 72 m tief tauchte – nach seinem Residualvolumen hätte er nur knapp 60 m erreichen können – nachweisen, dass er schon in 39,5 m Tiefe 850 ml Blut im Brustkorb angesammelt hatte. Diese als „bloodshift" bezeichnete Blutumverlagerung von der Peripherie in den Thoraxraum konnte in späteren Immersionsversuchen vielfach bewiesen werden und stellte ein neu entdecktes Phänomen dar, das auch in der Raumfahrt eine Rolle spielt

Der Trend zum Apnoetieftauchen ist inzwischen, ähnlich wie bei anderen Extremsportarten, z. B. dem Marathonlauf und dem Triathlon, beinahe bedrohlich angestiegen. Die Grenzen für ein Tieftauchen werden aber durch mehrere Faktoren bestimmt. Einmal ist es die Fähigkeit, den Druckunterschied zwischen den luftgefüllten Körperhöhlen und dem zunehmenden Außendruck auszugleichen. Zweitens, und das ist der entscheidende Faktor, muss man ohne Hypoxieerscheinungen wieder an die Oberfläche kommen können. Das wird durch eine Umstellung des Kreislaufsystems erreicht, ein Vorgang, den man heute unter dem Begriff „diving response" kennt, wobei der schon lange bekannte Tauchreflex mit einbegriffen ist. Wie bei den tauchenden Säugetieren stellt sich der Kreislauf auf eine Zentralisation um, der mit einer starken Bradykardie und einer Drosselung des Kreislaufs in der Peripherie einhergeht, mit dem Ziel, die Sauerstoffaufnahme aus seinem größten Reservoir, der Lunge, zu reduzieren, um für die letzte Phase des Aufstiegs genügend O_2 für die Hirndurchblutung zu haben. Unter den Tieftauchrekordlern heißt es: „Herunter kommt man immer, aber man muss auch heil wieder heraufkommen". Das heißt, nicht nur lebend oben ankommen, sondern auch ohne die Zeichen eines „Aufstiegsblackouts" mit Bewusstlosigkeit und Krämpfen. Durch ein sehr langes Training kann diese Kreislaufumstellung verbessert werden, aber sie ist nicht im Voraus kalkulierbar. Vielleicht liegt es daran, dass uns ein Warnsystem fehlt, das uns sagt, wann wir auftauchen müssen. Bei den tauchenden Säugetieren ist dies offenbar vorhanden.

Tauchmedizin in Deutschland

An der stürmischen Entwicklung der Tauchmedizin nach dem letzten Weltkrieg war Deutschland, bedingt durch die Nachkriegsumstände, anfangs nur zögerlich beteiligt. Für die Industrieländer war die Erschließung der Erdölvorkommen in den Schelfgebieten, besonders nach der Suez-Krise, der treibende Motor. Erst ab 1969 wurde das Unterwasserlabor Helgoland in Betrieb genommen. Die einzige zivile wissenschaftliche Institution, die sich neben dem Schifffahrtmedizinischen Institut der Marine maßgeblich mit der Tauchmedizin beschäftigte, war das Institut für Luft- und Raumfahrtmedizin in Köln. Das Verhältnis zwischen Bürgern, Staat und dem Militär unterlag in Deutschland zunächst kriegsbedingten Vorurteilen. Während in anderen Industrieländern die jeweiligen Kriegsmarinen sehr aktiv in der Forschung beteiligt waren, gab es in Deutschland hierfür keine staatliche Förderung. Selbst das zahlenmäßig kleine Israel hatte eine intensivere tauchmedizinische Forschung als Deutschland.

Auf dem Feld des Freizeittauchens glich sich Deutschland relativ schnell dem internationalen Niveau an. Als ein Indikator können die Bemühungen um die Kriterien der Tauchtauglichkeit angesehen werden. Noch 1964 schrieb der ärztliche Leiter der Tauchgruppe des Schifffahrtmedizinischen Instituts der Marine in Kiel: „Nur an Leib und Seele Gesunde eignen sich zum Tauchen. Schädigungen irgendwelcher Art dürfen nicht vorhanden sein“. Erst 1952 wurden Schäden, die durch Arbeit in Druckluft entstanden waren, als Berufskrankheit anerkannt. Wie rasch sich die Entwicklung weiter vollzog, spiegelt sich in den Ergänzungen des berufsgenossenschaftlichen Grundsatzes für arbeitsmedizinische Voruntersuchungen wider. Nach der ersten Ausgabe 1971 gab es bis März 1994 sieben Überarbeitungen und Ergänzungen.

1961 wurde vom Autor als Leiter der Sachabteilung „Ärztliche Betreuung" des Verbandes Deutscher Sporttaucher ein ärztlicher Untersuchungsbogen für den Unterwassersport herausgegeben, der erst 1992 von dem Untersuchungsbogen der GTÜM abgelöst wurde. Gleichzeitig wurden Richtlinien über absolute und relative Kontraindikationen zum Tauchen erstellt, die 2001 durch das „Manual Tauchtauglichkeit" abgelöst wurde. Dieses Manual entstand durch eine Zusammenarbeit der deutschsprachigen Tauchverbände Österreichs, der Schweiz und Deutschlands unter dem Vorsitz von *Jürg Wendling*, Schweiz.

Statements und Ausblicke

Heute haben wir in Deutschland alle kriegsbedingten Verspätungen eingeholt und einen internationalen hohen Standard erreicht. Mit der Schaffung einer Qualifikation „Taucherarzt GTÜM" sind die jahrelangen erfolglosen Bemühungen, über die Ärztekammer eine Zusatzbezeichnung „Tauchmedizin" zu erreichen, durch die praktische Versorgung der Freizeittaucher gewährleistet. Für die Behandlung von Tauchunfällen stehen genügend kompetente Druckkammerzentren zur Verfügung. Die Kriterien für die Tauchtauglichkeit sind international führend.

In der Schweiz soll die Beurteilung der Tauchtauglichkeit in den Händen des Hausarztes bleiben, während in Deutschland angestrebt wird, sie durch einen Taucherarzt beurteilen zu lassen. Die Komplexität und Spezifität der Tauchmedizin scheint dies zu rechtfertigen. Ob es hierüber einmal eine europäische Einigung gibt, steht dahin.

Die Forschung in der Tauchmedizin wird zurzeit bildungspolitisch noch stiefmütterlich behandelt, obwohl die potentiellen Kräfte vorhanden wären. Es bleibt zu hoffen, dass sich hier in Zukunft einiges verbessern wird.

Literatur

Ehm, O.F.: Tauchen noch sicherer, 9. Aufl. Müller Rüschlikon-Verlag Cham Schweiz 2003

Männche, K.H.: Geschichte der Tauchmedizin. In: Almeling, G. et al.: Handbuch der Tauch- und Hyperbarmedizin. Ecomed Landsberg/Lech 1998

Erkrankungen beim Tauchen

1 HIV und Tauchen

2 Erkrankungen und Unfälle im Hals-Nasen-Ohren-Fachgebiet durch den Tauchsport

3 Funktionsstörungen des Kausystems in der Tauchmedizin

4 Otitis externa bei Tauchern – immer eine Entzündung?

1

1 HIV und Tauchen

H. Weidauer

Die virale Infektion mit HIV (**H**umanes **I**mmundefizienz-**V**irus) und dessen Terminalstadium AIDS verursacht eine weltweite Pandemie mit dem weltweit größten, bisher je für eine Erkrankung erbrachten Forschungsaufwand. Die Infektionsrate nimmt explosionsartig zu. Die Versorgung AIDS-kranker Patienten ist kompliziert und kostenintensiv. Volkswirtschaftlich entstehen hohe Kosten bei zurzeit weltweit sinkender Wirtschaftskraft. HIV und AIDS sind eine gewaltige Herausforderung, wobei die Entwicklungsländer besonders betroffen sind: Allein über 30 Millionen Erkrankungen im subsaharischen Afrika, über 6 Millionen in Süd- und Südostasien, 1,5 Millionen in Lateinamerika, 1 Million in Nordamerika und 600 000 in Westeuropa unterstreichen bei ständig wachsender Infektionsrate die explosionsartige Ausbreitung. Das Ausmaß der Infektion kann man sich am besten verdeutlichen, wenn man sich die tägliche Infektionsrate global vor Augen führt: Täglich werden weltweit über 14 000 Patienten neu infiziert. Von diesen 14 000 Neuinfektionen finden wir 95 % in den Entwicklungsländern. 2000 Kinder unter 15 Jahren werden täglich infiziert. 12 000 der Betroffenen liegen altersmäßig zwischen 15 und 49 Jahren und je zur Hälfte ist das männliche und das weibliche Geschlecht gleichsam betroffen. Mit jeweils 50 % stehen zudem die sexuell aktiven Lebensalter zwischen 15 und 24 Jahren an der Spitze.

1.1 Möglichkeiten der AIDS-Behandlung

Der weltweit täglich massiv wachsenden globalen Infektionsrate steht in den modernen Industrieländern Europas, so auch in Deutschland, ein Rückgang der Terminalstadien AIDS gegenüber.

Hierbei ist zu berücksichtigen, dass HIV nach wie vor eine tödliche Erkrankung ist. Es gibt bisher kein Medikament, das die virale Erkrankung im Körper auszurotten vermag. Der Rückgang der Terminalstadien AIDS (Abb. 1a,b) in Deutschland und in Europa ist in erster Linie auf die kostenintensive antiretrovirale Kombinationstherapie HAART (**H**ighly **A**ctive **A**ntiretroviral **T**herapy) zurückzuführen. Nach dem Wirkungsansatz unterscheiden wir zurzeit vier verschiedene Therapiemöglichkeiten:

- NRTI (**N**ukleosidale **R**everse-**T**ranskriptase-**I**nhibitoren),
- PI (**P**rotease **I**nhibitoren),
- NNRTI (**N**icht-**N**ukleosidale **R**everse-**T**ranskriptase-**I**nhibitoren) und neuerdings
- die Entry-Inhibitoren, die den Eintritt in die Zielzellen (aktivierte CD4-Helferzellen) verhindern sollen.

1.2 Infektionsverlauf

Für den Tauchsport wichtig ist der Verlauf der Infektion: Mit der HIV-Infektion durch einen HIV-Träger wird der bisher Gesunde sehr langsam zu einem tödlich Erkrankten in einem jahrelangen Infektionsablauf (Abb. 2). Nach 4–6 Wochen, in denen sich der Patient wohlfühlt, treten die ersten Antikörper auf; es kommt zur Serokonversion, d. h. die HIV-Nachweisreaktionen sind positiv. Mit einem kurzzeitigen Peak der Viruslast und einem kurzfristigen Abfall der CD4-Helferzellen während der ersten 8 Wochen ist der Patient selbst völlig symptomfrei, aber infektiös. Diese symptomfreie Zeit kann über Jahre anhalten bei niedriger Viruslast (Zahl der HIV-Kopien/ml Serum) und normaler CD4-Lymphozytenzahl. Nach einer unterschiedlichen Anzahl von Jahren (5–10 Jahre) nimmt mit der wachsenden Anzahl der Viren die CD4-Lymphozytenzahl allmählich ab, während die Viruslast ansteigt. Wachsende Viruslast einerseits und CD4-Lymphozytenabfall andererseits charakterisieren das Ende der asymptomatischen Phase und den Übergang in

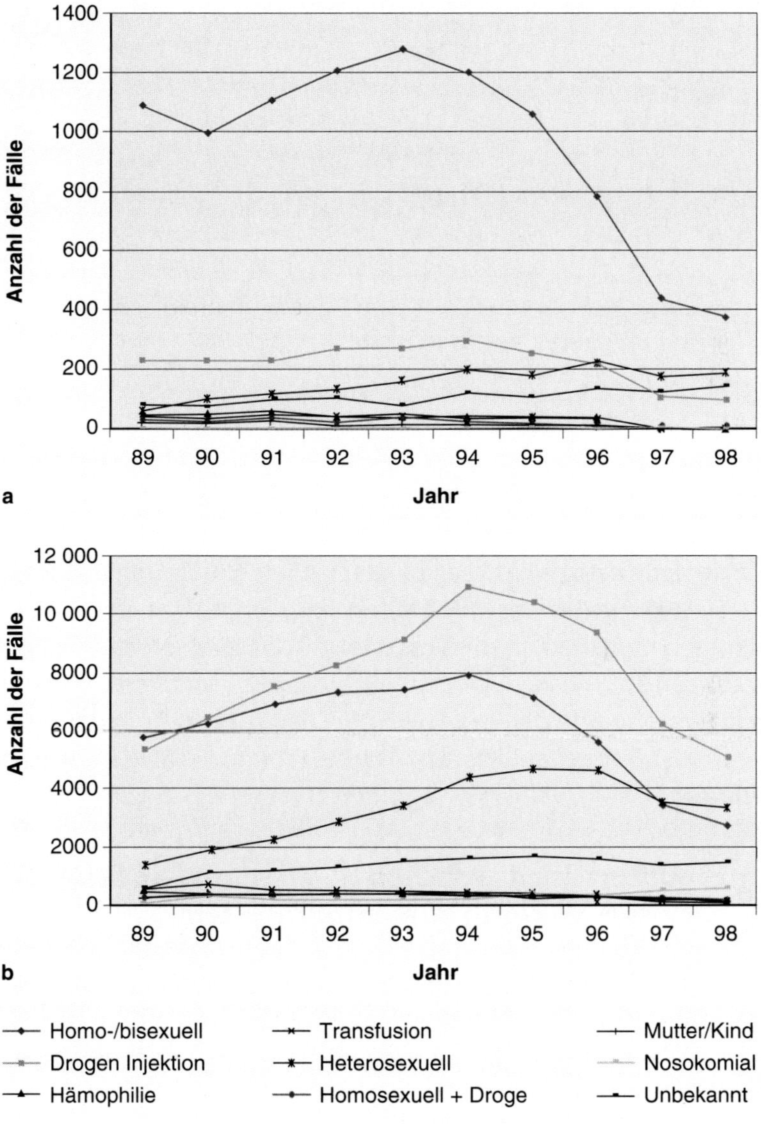

Abb. 1: a Numerischer Rückgang des Terminalstadiums AIDS in Deutschland seit 1993. **b** Rückgang des Terminalstadiums AIDS in Europa seit 1994, wo der Schwerpunkt beim intravenösen Drogenkonsum in den Vordergrund rückt

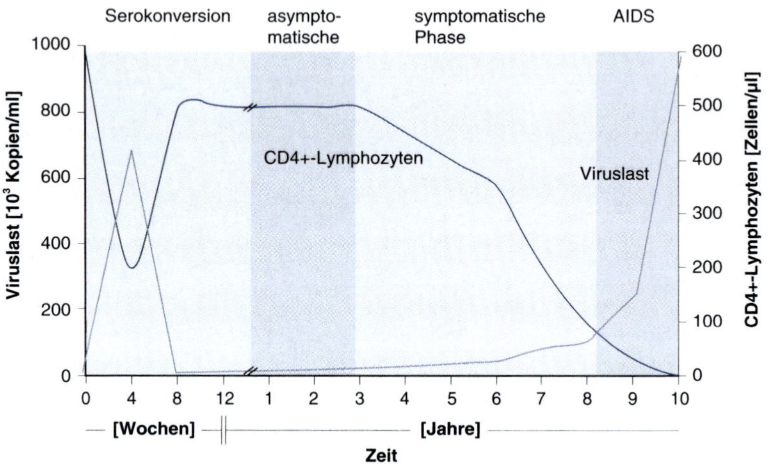

Abb. 2: Erkrankungsverlauf bei HIV in Abhängigkeit von den CD4-Lymphozyten (dunklere Linie) und der Viruslast (hellere Linie)

die symptomatische Phase, an deren Ende das Terminalstadium AIDS steht. Spätestens mit Beginn der symptomatischen Phase, die als Lymphadenopathiesyndrom mit Lymphknotenschwellung besonders im Halsbereich beginnt (Abb. 3a,b), sollte eine Therapie eingeleitet sein. In der Regel wird die Therapie bereits in der symptomfreien Zeit bei reduzierter CD4-Zellzahl und erhöhter Viruslast gefordert.

1.3 Unterschied zwischen HI-Viren und anderen Viren im Bezug zum Immunsystem

Wenn z. B. Grippeviren in die Atemwege eindringen, werden Makrophagen stimuliert, die diese Information an die CD4-Lymphozyten weiter reichen. Der nächste Informationsschritt erfolgt von den CD4-Helferzellen auf die aktivierten CD4-Helferzellen, die nun die B-Lymphozyten stimulieren und eine stürmische Antikörperbildung hervorrufen, um die eindringenden Viren zu vernichten. Das Krankheitsbild ist damit überwunden.

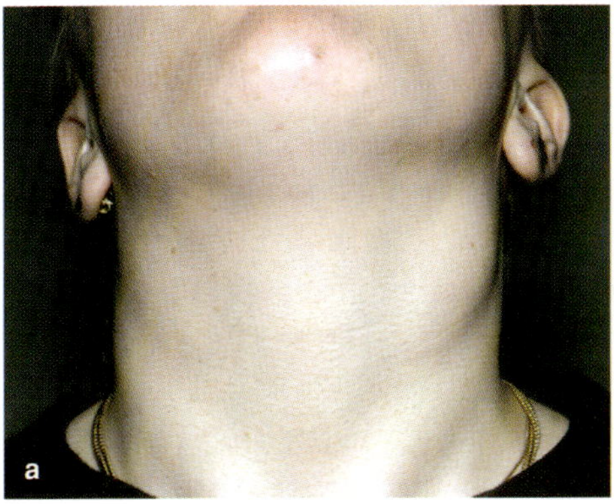

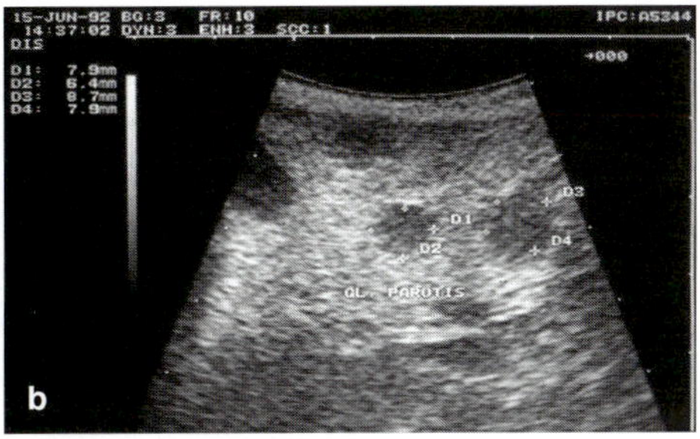

Abb. 3a,b: HIV-induzierte Lymphknotenschwellung des Halses bei Lymphadenopathie (**a**) und im Ultraschallbefund des Halses (**b**) (aus Weidauer 1992)

Beim HI-Virus läuft dieser Schritt ähnlich ab, aber mit einem völlig anderen Schwerpunkt: Makrophagen werden ebenso wie bei allen Virusinfekten informiert und geben diese Information an die CD4-Lymphozyten und schließlich an die aktivierten CD4-Helferzellen weiter. Die HI-Viren erkennen jedoch als Zielzellen sofort die für die Immunabwehr entscheidenden aktivierten CD4-Helferzellen, docken an deren Oberfläche an und dringen in die aktivierten CD4-Helferzellen ein. Mit dem Eindringen des HIV in die aktivierten CD4-Zellen wird HIV für den Organismus unangreifbar. Es folgt nun ein zweiter wichtiger Schritt, bei dem das HIV über reverse Transkriptase die Virus-RNA in Virus-DNA umschreibt und die HIV-infizierte CD4-Helferzelle damit zur Produktionsstätte für HIV umfunktioniert. Die HIV verlassen in großer Anzahl (Budding) die zugrunde gehende infizierte CD4-Helferzelle und befallen aufs Neue aktivierte CD4-Helferzellen. Der Kreislauf schließt sich mit zunehmender Zerstörung von CD4-Helferzellen und ihrer abnehmenden Gesamtzahl sowie parallel dazu der ständigen Zunahme der Viruslast. Die Immunabwehr sinkt dabei mit der fallenden Anzahl von aktivierten CD4-Helferzellen ständig ab, bis diese extrem geschwächt zusammenbricht und den menschlichen Körper zum Spielball unterschiedlichster Infektionen macht, bis er letztlich an einer oder mehreren Infektionen verstirbt.

1.4 Ist sportliche Betätigung für den HIV-kranken Patienten vorteilhaft und ist Tauchen sinnvoll?

Schlenzig et al. haben 1992 nachweisen können, dass die sportliche Betätigung von HIV-Patienten messbare Vorteile bringt: Der CD4/ CD8-Quotient verbessert sich, die CD4-Lymphozytenzahl steigt an, die Lebensqualität und die psychische Situation des HIV-kranken Patienten werden günstig beeinflusst. Die Wirkung des hyperbaren Sauerstoffs wird jedoch unterschiedlich gesehen und erfordert zunächst die Differenzierung zwischen **therapeutischer hyperbarer Sauerstofftherapie** und der sportlichen **hyperbaren Sauerstoffnutzung** für das Tauchen. Die Frage der therapeutischen Nutzung von hyperbarem Sauerstoff wurde von *M. Reillo* (1997) überprüft, der vor einer hyperbaren Sauerstofftherapie beim AIDS-kranken Patienten warnt: So könnte die Blut-Hirn-Schranke durch hyperbare Sauerstofftherapie rascher durchlässig gemacht und zerebrale AIDS-Befunde früher ausgelöst werden, neuropsychiatrische Probleme könnten früher entstehen und ein Lungenbarotrauma schneller resultieren. Damit dürfte hyperbarer Sauerstoff für den AIDS-kranken Patienten als therapeutische Maßnahme ausscheiden. Inwieweit diese Faktoren auch für den HIV-infizierten Taucher Bedeutung haben könnten, ist noch nicht erwiesen.

Die Frage nach HIV-Erkrankung und Tauchen stellt sich nach dem derzeitigen Literaturstand jedoch anders dar: Es gibt bisher keine Daten, die den HIV-Patienten das Tauchen untersagen. Es ist allein eine Konditionsfrage, ob der HIV-Patient bei entsprechenden Vorsichtsmaßnahmen tauchen kann oder tauchen sollte. Sicher ist: Im Terminalstadium AIDS ist Tauchen wegen der drohenden Komplikationen abzulehnen. Das HIV ist ein sehr empfindliches Virus. Es überlebt nur wenige Minuten außerhalb des Körpers und lebt auch nur kurz im Speichel. Es gibt bisher keinen Fall, wo HIV über Speichel übertragen wurde. Die Übertragung bei Bissen ist auf die Kontamination mit Blut zurückzuführen. Eine HIV-Gefahr durch

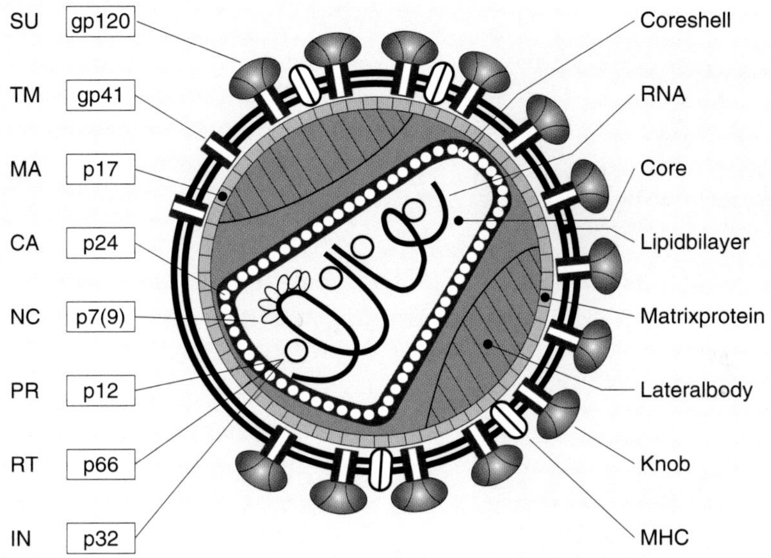

Abb. 4: Strukturschema des HIV nach Gelderblom: gb = glycoprotein, p = protein, die jeweilige Zahl entspricht dem Molekulargewicht (mal 10^3). rt = reverse Transkriptase, su = surface protein, tm = transmembran protein, ma = matrix protein, ca = capsid protein, nc = nukleocapsid protein, pr = protease, IN = integrationsprotein

Küssen wird verneint, es sei denn, der Kuss geht mit Bissen und einer erhöhten Kontaminationsrate mit Blut einher.

Es besteht kein Zweifel, dass das HIV auch im Speichel ausgeschieden wird. Bekanntlich erlauben bereits Speicheltests den Nachweis einer HIV-Infektion im Speichel, wo sowohl Antikörper als auch Virusfragmente kurzfristig nachweisbar sind. Dennoch ist Speichel für das HIV eine lebensbedrohliche Flüssigkeit: Die **Hypotonie** zerstört 90 % der HIV-infizierten Zellen. Der Speichel selbst weist einen protektiven Wirkungsmechanismus gegen HIV auf. So verhindert das SLPI (Secretory-Leucocytes-Protease-Inhibitor) durch Stripping des gp120 die Andockfähigkeit des Virus an die aktivierte CD4-Helferzelle (Abb. 4). Mucine, Thrombospondin und weitere Proteine schädigen zusätzlich das Virus. Eine Übertragung des HIV durch Speichel ist deshalb sehr unwahrscheinlich. Anders zu wer-

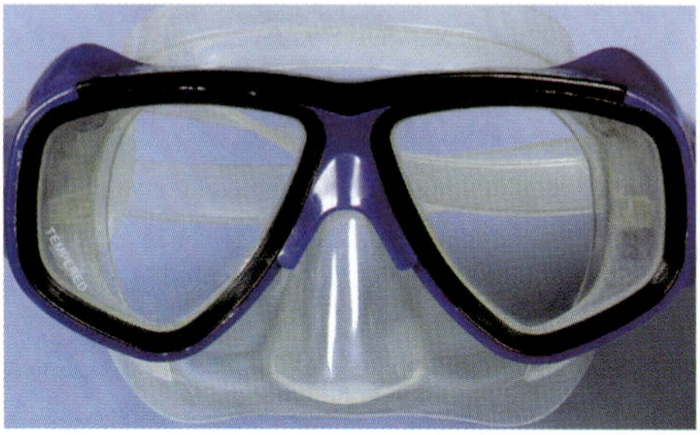

Abb. 5: HIV-Gefährdung durch Blutbeimengung in Maske bei einem Drittel aller Taucher

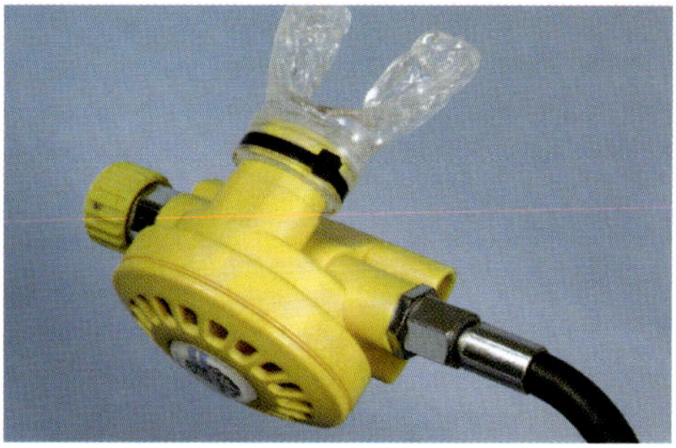

Abb. 6: Mundstück mit Gefährdungspotential durch Zahnfleischblutungen bei HIV

ten sind Blutbeimengungen im Speichel. Nasenbluten in die Maske hinein (Abb. 5) oder Zahnfleischblutungen bei Gingivitis (Abb. 6) sind besonders bei Leihtauchgeräten möglich und deren Gefahr für die HIV-Infektion nicht unbedeutend. Ein Drittel aller Taucher hat immer kleine Blutbeimengungen in der Maske! Zu fordern ist deshalb eine exakte Reinigung und Desinfektion von Leihtauchgeräten, wobei von der Leihfirma ein Protokoll über die Reinigung und Desinfektion des Tauchgerätes gefordert werden kann und muss. Kann dieses nicht vorgelegt werden, ist vor der Nutzung eines Leihgerätes zu warnen. Weitere Schutzmaßnahmen gegen HIV ergeben sich zwangsläufig. So sollte ein Buddy-Breathing mit gleichem Regulator vermieden werden. Stattdessen bietet die Verwendung eines Octopus-Regulators einen Schutz gegen HIV. Eine gründliche Reinigung und Desinfektion des Regulators dient nicht allein der Vorbeugung gegen eine AIDS-Infektion, sondern soll auch weitere Keime abtöten wie z. B. Tbc, Leishmaniasis oder Syphilis. Für Leihtauchgeräte gilt also, die Desinfektionsanweisung zu befolgen, zumal kleine Blutbeimengungen in der Maske, die sich bei einem Drittel der Taucher finden, das Risiko einer HIV-Infektion erhöhen.

1.5 Desinfektion von Tauchgeräten

Das US-Militär und die US-Navy verwenden unterschiedliche Desinfektionsmittel. So benutzt das US-Militär das Wescodyne, das auf

Jodbasis agiert und den Nachteil hat, dass Gummianteile leichter brechen. Die Navy setzt, gestützt auf die Erkenntnisse der Navy Experimental Diving Unit (NDU), vier Substanzen ein (SaniZide plus, Advance TBE, Bi-Arrest 2 und Confidence plus 1), wobei die Einwirkungszeit am Beispiel SaniZide plus, das ein quartäres Ammonium als Wirksubstanz aufweist, dargestellt wird: SaniZide plus tötet in

- 30 Sekunden HIV, Influenza, Herpes simplex,
- 3 Minuten Polio, Rhinovirus,
- 5 Minuten Staphylococcus aureus, Salmonella, Cholera, Pseudomonas aeruginosa, Klebsiella pneuoniae und Candida albicans und in
- 10 Minuten Mycobacterium tuberculosis.

Leihtauchgeräte, die nicht angemessen desinfiziert sind, gefährden den gesunden Taucher ebenso wie den HIV-erkrankten Taucher. Die normale Mundspeichelflora enthält eine Fülle von Bakterien und Viren, die beim Gesunden durch Störung des Gleichgewichts und erst recht beim HIV-Erkrankten mit gestörter Immunabwehr bei mangelhafter Desinfektion der Tauchgeräte Infektionen auslösen können. Die Desinfektion mit Propanol wird als effektiv und wirksam empfohlen. Die Übersicht der normalen Mundspeichelflora (Tab. 1) verdeutlicht die hohe Anzahl an Bakterien in einem Gleichgewicht und das Risiko bei einer Immunabwehrstörung, wie HIV/AIDS, gefährdet zu sein. Je fortgeschrittener die Immunabwehrstörung, je höher die Viruslast und je niedriger die aktivierten CD4-Helferzellen, umso risikoreicher kann die Mischflora des Speichels für den HIV-erkrankten Patienten werden.

Der Speichel ist auch Keimträger für viele virale Erkrankungen (Tab. 2): So werden Zytomegalievirus, Epstein-Barr-Virus und Mumps über einen langen Zeitraum über den Speichel ausgeschieden (*Weidauer 1992, 2001*). Für virale Krankheitserreger im Speichel gelten für den immungeschwächten HIV/AIDS-kranken Patienten die gleichen Bedingungen wie für die bakterielle Besiedlung des

Tabelle 1: Bakterien der normalen Mundspeichelflora (*nach Liljemark u. Bloomquist 1988*)

Spezies	Häufigkeit [%]
Alpha- und nichthämolysierende	93 – 99
Streptococcus sp.	25 – 75
– S. salivarius	25 – 75
– S. sangius	25 – 75
– S. mitis	25 – 75
– S. milleri	25 – 75
– S. mutans	25 – 75
Streptococcus sp. (Gruppe D)	90 – 100
Streptococcus pneumoniae (Gruppe A)	1 – 50
Streptococcus pyogenes	1 – 60
Neisseria sp. und Branhamella catarrhalis	81 – 97
Neisseria meningitidis	5 – 15
Corynebacterium sp.	15 – 90
Propionibacterium acnes	11 – 12
Staphylococcus epidermidis	3 – 70
Staphylococcus aureus	35 – 40
Haemophilus parainfluencae	20 – 35
Haemophilus influenzae	5 – 20
Lactobacillus sp.	1 – 37
Bacteroides sp.	weit verbreitet
Fusobacterium necrophorum	weit verbreitet
Anaerob. Micrococcus sp.	11 – 12
Acinetobacter calcoaceticus	5 – 30
Peptostreptococcus sp.	10
Klebsiella pneumoniae	5
Pseudomonas aeruginosa	
Candida albicans	3 – 6
Actinomyces sp.	weit verbreitet
Mycoplasma sp.	weit verbreitet

Speichels. Auch hier sind Interaktionen und Störungen des Gleichgewichts, besonders bei Einschränkung der Immunabwehr, bedeutungsvoll und erfordern vom HIV-erkrankten Patienten, nicht zu tauchen, wenn Symptome einer bakteriellen oder viralen Infektionserkrankung vorhanden sind.

Bakterielle Erreger (Tab. 1) und virale Erreger (Tab. 2) haben unterschiedliche saisonale Häufigkeiten (Tab. 3 und 4) mit Bevorzugung im Herbst und im Frühjahr. Entsprechende Vorsichtsmaßnahmen beim Tauchen sind für den Nicht-HIV-Erkrankten und besonders für den HIV-Erkrankten von großer Priorität. Auch wenn Infektionen durch einen Aufenthalt im Wasser relativ selten sind (*Ehm et al. 2003*), sollte der HIV-infizierte Taucher immer berücksichtigen, dass er durch eingeschränkte Immunabwehr gerade in verschmutzten Gewässern leichter eine Infektion akquiriert als der gesunde Taucher. Auch sollte die saisonale Häufigkeitswahrscheinlichkeit (s. Tab. 3 und 4) von Infekten berücksichtigt werden.

Tabelle 2: Im Speichel auftretende Viren in Abhängigkeit von der Erkrankung

Adenoviren
Coxsackieviren
Zytomegalievirus
Echoviren
Epstein-Barr-Virus
Hepatitisviren
Herpes-simplex-Virus
Humanes Herpesvirus Typ 6
Humanes Herpesvirus Typ 7
Humanes Herpesvirus Typ 8
Humanes Immundefizienzvirus (HIV)
Influenzaviren A, B, C
Marburg-/Ebolavirus
Masern
Mumps
Humanes Papillomavirus
Parainfluenzavirus
Humanes Parvovirus B 19
Poliovirus
Respiratory-Syncytial-Virus
Rhinovirus
Röteln
Tollwut
Varicella-Zoster-Virus

1.6 Gefahren

Der HIV-positive Patient ist dann als Risiko anzusehen, wenn er das Tauchen wählt, um seine eigene HIV-Erkrankung zu leugnen und wenn er seine sportliche Leistungsfähigkeit gerade bei HIV-Erkran-

Tabelle 3: Saisonale Häufung von Bakterien im Speichel

Erreger	Relativer Anteil [%]	Saisonale Häufigkeit
Streptococcus pyogenes	5–20	später Winter bis Frühjahr
Gruppe-C- und -G-Streptokokken-Epidemien	5–10	perenniale
Mycoplasma pneumoniae	2–10	Sommer bis Herbst
Arcanobacterium haemolyticum	2	keine saisonale Häufung
Seltene Erreger	< 1	

Tabelle 4: Saisonale Häufung von Viren im Speichel

Erreger	Relativer Anteil [%]	Saisonale Häufigkeit
Rhinovirus	> 20	Herbst und Frühjahr
Adenovirus	5 – 20	Sommer
Epstein-Barr-Virus	7 – 15	enger persönlicher Kontakt („kissing disease“)
Coronavirus	5 – 10	Herbst und Frühjahr
Influenzavirus (und andere Myxoviren)	5 – 10	Winter bis Frühjahr
Herpes-simplex-Virus	4	enger persönlicher Kontakt
Parainfluenzaviren	2	Herbst bis Frühjahr
Respiratory-Syncytial-Virus	2	Winter bis Frühjahr
Seltene Erreger	< 1	

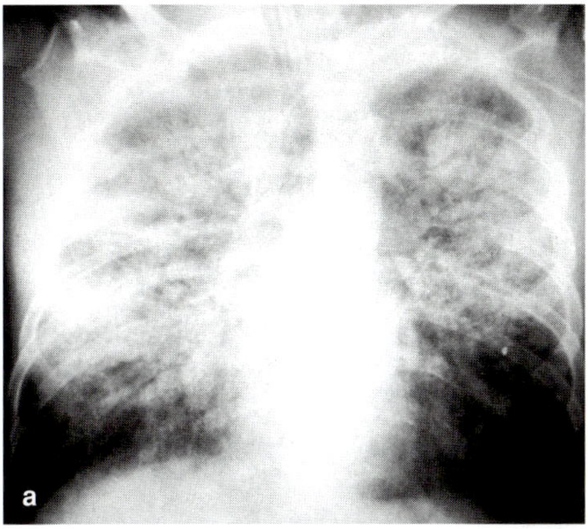

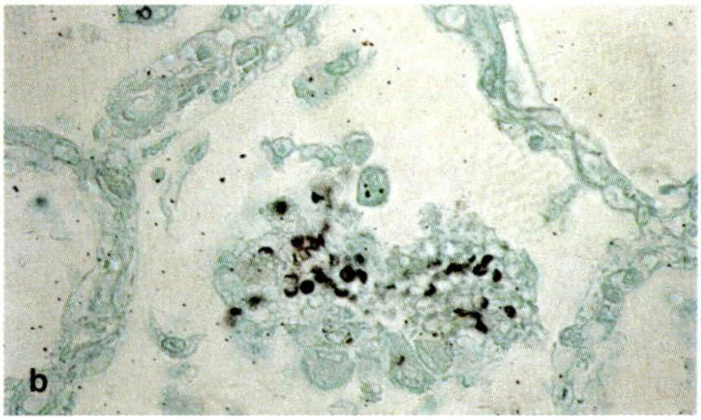

Abb. 7: a Röntgenthorax bei fortgeschrittener Pneumocystis-carinii-Infektion mit Verschattung beider Lungenflügel, **b** Nachweis für Pneumocystis-carinii-Pneumonie-typischen Pneumozysten in der Alveole (dunkle Farbe nach Grocott) (aus Weidauer 1992)

kung bewusst oder unbewusst unter Beweis stellen möchte. Der Taucharzt sollte mit der entsprechenden Vorsicht beim HIV-kranken Patienten die Tauchfähigkeit bestätigen, wenn die Viruslast gering ist und die CD4-Helferzahlen hoch sind. Mit Rücksicht auf die bakterielle und virale Keimbesiedlung der Mundhöhle und des Rachens ist Vorsicht geboten bei erhöhter Viruslast und bei erniedrigter CD4-Lymphozytenzahl. Ein Verzicht auf das Tauchen ist für den HIV-Kranken im Terminalstadium AIDS zu fordern. Einige Beispiele aus dem Terminalstadium AIDS (Stadium IV) sollen die Eigengefährdung des HIV-Erkrankten und die Gefährdung anderer beim Tauchgang unterstreichen.

1.6.1 Pneumocystis-carinii-Infektion

Der Keim befällt die Lungenalveolen des HIV-Patienten, schränkt die Vitalkapazität ein und führt im fortgeschrittenem Stadium zu pneumonischen Infiltraten, stetem Hustenreiz und Fieber. Auch wenn routinemäßig eine Pentacarinat-Prophylaxe therapeutisch erfolgreich eingesetzt wird und damit die Ausbildung von Pneumocystis carinii einschränkt, ist das Auftreten dieses Krankheitsbildes mit dem Tauchsport nicht zu vereinbaren (Abb. 7a,b).

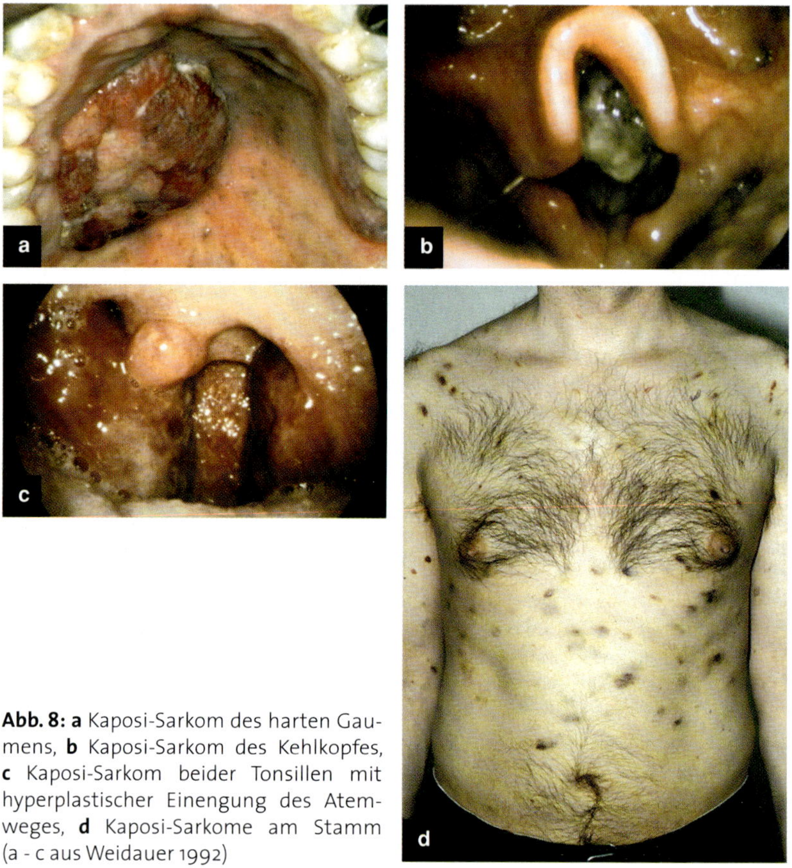

Abb. 8: **a** Kaposi-Sarkom des harten Gaumens, **b** Kaposi-Sarkom des Kehlkopfes, **c** Kaposi-Sarkom beider Tonsillen mit hyperplastischer Einengung des Atemweges, **d** Kaposi-Sarkome am Stamm (a - c aus Weidauer 1992)

1.6.2 Kaposi-Sarkom

Das Auftreten von Kaposi-Sarkomen im Bereich der Schleimhäute (Abb. 8a–c) oder der Haut (Abb. 8d) unterstreicht das Terminalstadium AIDS der ausgeprägten Immunabwehrschwäche. Während früher das Kaposi-Sarkom der onkogenen Potenz des HIV-Virus zugeordnet wurde, wissen wir heute, dass das Kaposi-Sarkom Folge einer Virusinfektion mit Humanem Herpesvirus 8 (HHV-8) ist. Dieses Virus ist dem Epstein-Barr-Virus verwandt und wurde erstmals von Chang (1994) als Verursacher des Kaposi-Sarkoms nachgewie-

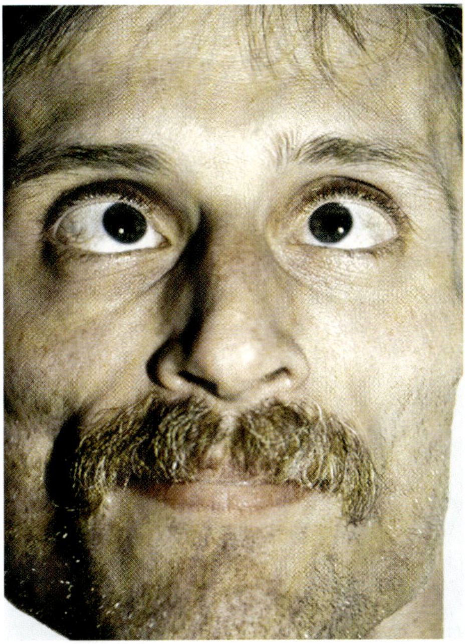

Abb. 9: Zentrale Abducens-Parese links mit Lipodystrophie und Schwund des Wangenfettkörpers (aus Weidauer 1992)

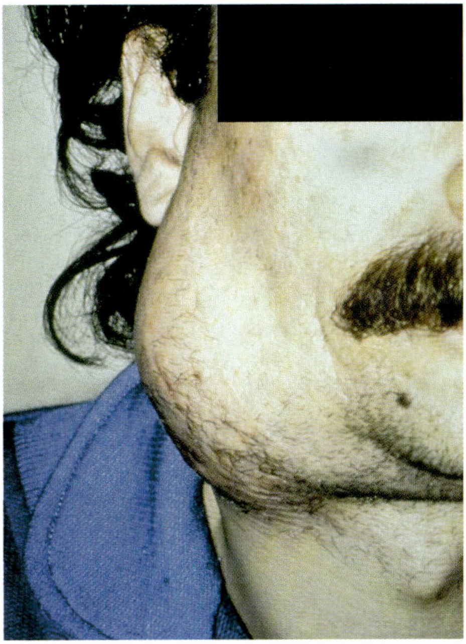

Abb. 10: Malignes Lymphom der Parotis rechts (aus Weidauer 1992)

sen. Das HHV-8 kann jahrelang im Speichel ausgeschieden werden! Kaposi-Sarkome können im Übrigen auch in den Atemwegen auftreten und beim Taucher, v. a. wenn der Larynx, Nasopharynx oder die Tonsille betroffen sind, zu lebensbedrohlichen Atembeschwerden führen.

1.6.3 ZNS-Beschwerden

Zentralnervöse Störungen, wie die Abducens-Parese, sind neben der vorzeitigen Alterung und Lipodystrophie mit Schwund des Wangenfettkörpers (Abb. 9) bei AIDS Ausdruck des Vollstadiums, ebenso wie das Auftreten von malignen Lymphomen (Abb. 10). Vom Tauchsport ist hierbei wegen der Gefährdung Abstand zu nehmen.

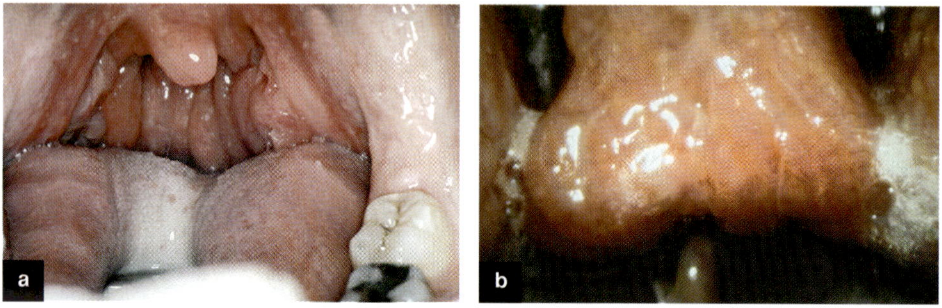

Abb. 11a,b: Sekundäre Tonsillen- und Rachenmandelhyperplasie mit Atembehinderung bei HIV-Infektion durch Vermehrung von Lymphozyten und Plasmazellen (aus Weidauer 1992)

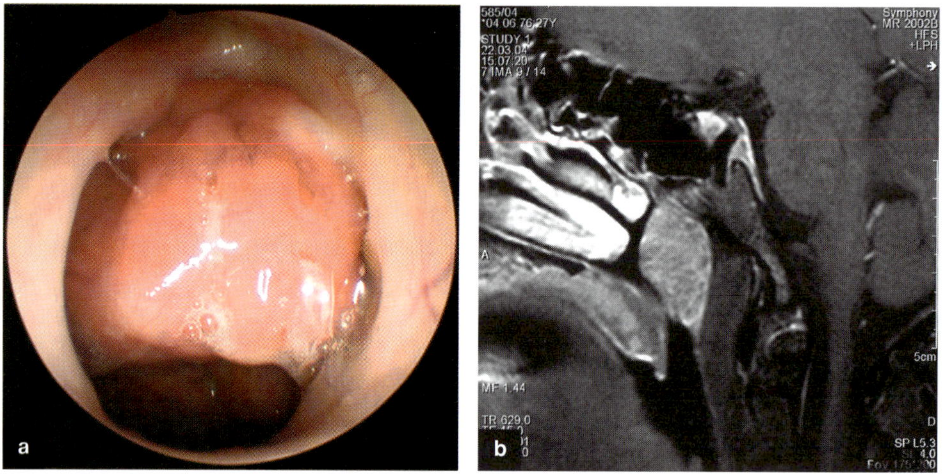

Abb. 12a,b: Massive Größenzunahme des adenoiden Nasenrachengewebes **(a)** mit Verlegung des Nasenrachenraumes im MRT **(b)**

1.6.4 Weitere Krankheitsbilder, die den Tauchsport nicht erlauben

Sekundäre Größenzunahme des lymphatischen Gewebes, wie das der Gaumenmandeln (Abb. 11a) und der Rachenmandel (Abb. 11b), geht bei der HIV-Infektion mit einer massiven Zunahme von Lymphozyten und Plasmazellen einher und ist aufgrund der Einengung des Rachens bei fortgeschrittener HIV-Erkrankung nicht mit dem Tauchsport zu vereinbaren.

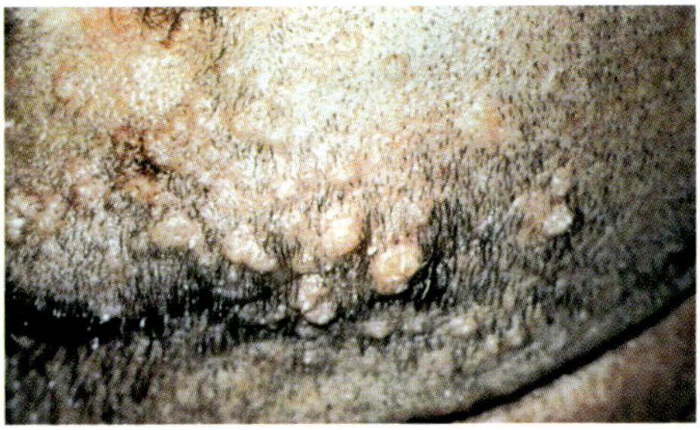

Abb. 13: Molluscum contagiosum, normalerweise nur im Kindesalter vorkommend, durch HIV-bedingte Immunsuppression im Erwachsenenalter auftretend (aus Weidauer 1992)

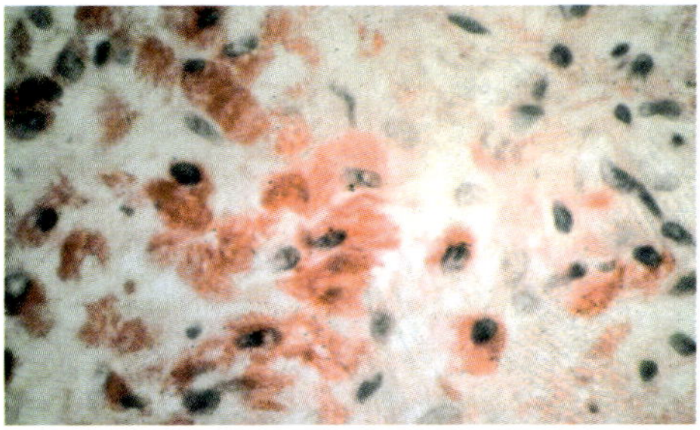

Abb. 14: Histologischer Schnitt beim Mycobacterium-avium-Infektion der Lymphknoten. Eine Erkrankung, die normalerweise nur Vögel befällt, aber auch den immunsupprimierten HIV-Patienten erkranken lässt (aus Weidauer 1992)

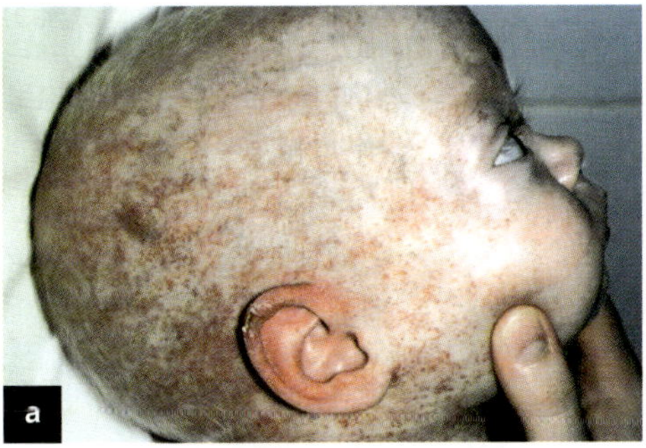

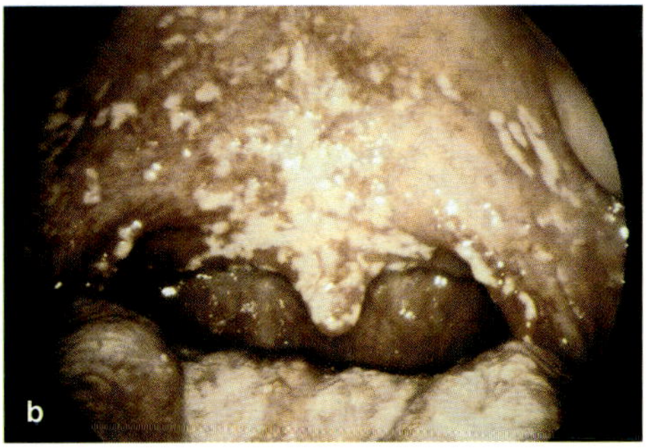

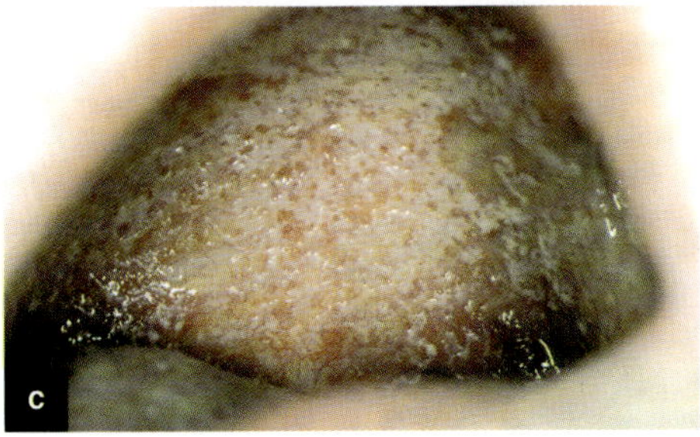

Abb. 15a–c: Candidamykose bei immunsupprimierten Patienten **a** der Haut, **b** des weichen Gaumens, **c** des weichen und harten Gaumens (aus Weidauer 1992)

Die Massenzunahme des lymphatischen Gewebes bei fortgeschrittener HIV-Erkrankung kann zu einer völligen Verlegung des Nasenrachenraumes bei lupenepipharyngoskopischer Sicht (Abb. 12a) und im MRT (Abb. 12b) führen und die Nasenatmung sowie die

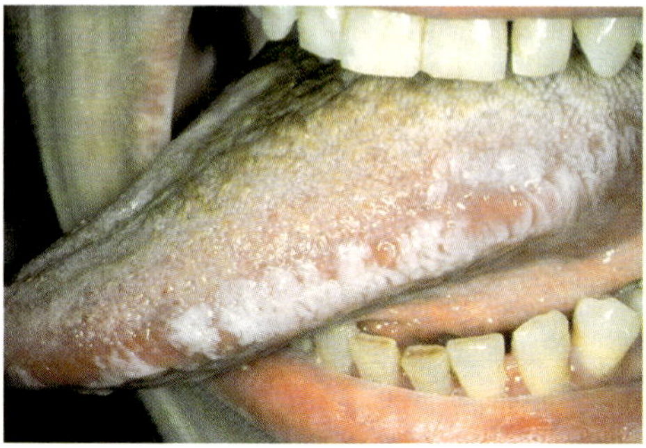

Abb. 16: Haarleukoplakie als HIV-assoziierte Epstein-Barr-Virusinfektion (aus Weidauer 1992)

Tubenfunktion unmöglich machen.

Krankheitsbilder, die normalerweise im Kindesalter nur auftreten, wie Molluscum contagiosum, sind beim Auftreten im Erwachsenenalter Ausdruck einer gestörten Immunabwehr und beim HIV-Patienten Ausdruck der Immundepression (Abb. 13). Ähnlich sind auch Krankheitsbilder für den Menschen mit apathogenen Keimen, wie Mycobacterium avium (Abb. 14), zu werten, bei denen auf den Tauchsport verzichtet werden muss.

Auch ausgedehnte Pilzinfektionen, wie Candida albicans des oberen Aerodigestivtrakts (Abb. 15b,c) und der Haut (Abb. 15a), lassen in Verbindung mit starken brennenden Schluckbeschwerden jede Nahrungsaufnahme zur Qual werden und sind als Ausdruck des Vollbildes AIDS nicht mit dem Tauchsport zu vereinbaren.

Eine Virusinfektion bei HIV-Patienten ist die mit vertikalen Seitenstreifen am freien Zungenrand einhergehende, sog. Haarleukoplakie (Abb. 16) als HIV-assoziierte Epstein-Barr-Virusinfektion. Entsprechende Keime sind bei fortgeschrittener HIV-Infektion auch im Speichel zu erwarten.

Während die Tuberkulose in Deutschland und im westlichen Europa ihr Krankheitsbild vielfach nur noch rudimentär zeigte, bringt die Immunschwäche durch HIV die Tuberkulose wieder im vollen Ausmaß zum Tragen. So können die Tuberkelbazillen als säurefeste Stäbchen (rot) im histologischen Schnitt des Lymphknotens (Abb. 17b) direkt nachgewiesen werden, wobei die fehlende Immunabwehr bizarre Lymphknotenvergrößerungen (Abb. 17a) zur Folge haben kann.

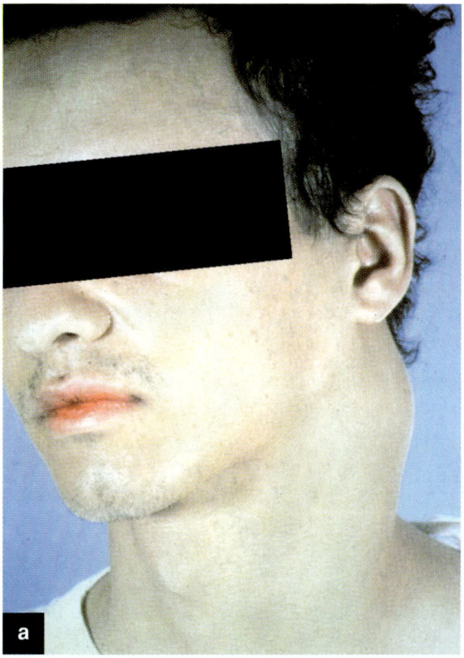

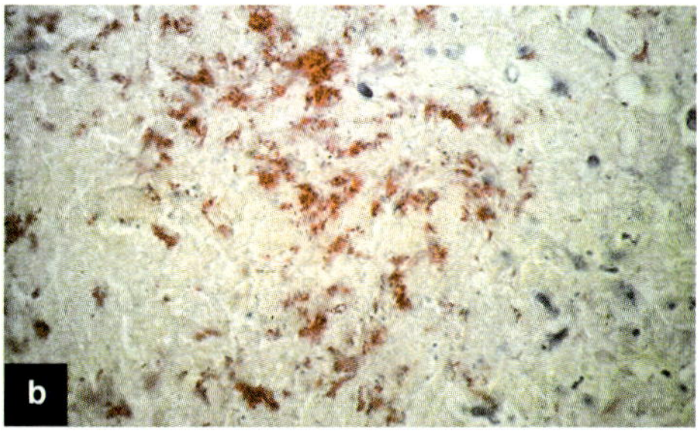

Abb. 17a,b: Bizarre Lymphknotenvergrößerung (**a**) und bereits histologischer Nachweis von säurefesten Stäbchen im Lymphknoten (**b**). Die durch Immunsuppression ungehemmte Ausbreitung der Tuberkulose ist mit dem Tauchsport nicht zu vereinbaren (aus Weidauer 1992)

1.7 Tauchtauglichkeit bei HIV-Erkrankung

- Fasst man die Frage nach HIV/AIDS und Tauchen zusammen, so ist Tauchen bei HIV-Erkrankung generell möglich, allerdings mit Einschränkung. Beim Terminalstadium AIDS (Stadium IV) und auch bei starken CD4-Lymphozyten-Depressionen bzw. erhöhter Viruslast, ist der Tauchsport zu unterlassen, um nicht sich selbst und andere Sporttaucher zu belasten.
- Die Tauchtauglichkeit des HIV-erkrankten Patienten kann sich durch Neubildung von Tumoren, aber auch durch plötzliche Progression des Krankheitsbildes schnell ändern.
- Die Tauchtauglichkeit sollte deshalb in Zusammenarbeit zwischen HNO-Arzt und den die HIV-Erkrankung behandelnden Internisten/Dermatologen erfolgen und abhängig vom Krank-

heitsverlauf nur kurzfristig erteilt werden. Bestandteile des abschließenden Tauchtauglichkeitsgespräches soll auch eine Beratung grundsätzlicher Art sein (*Wendling et al. 2001*), die besonders beim HIV-kranken Taucher das Ausmaß der Erkrankung und die speziellen Probleme bei HIV/AIDS beinhalten soll.

Literatur

Chang, Y. E., M. S. Cesarman, M. S. Tessin, F. Lee, J. Culpepper, D. M. Knowles, P. S. Moore: Indication of herpes virus-like DNA sequences in AIDS-associated Kaposi's sarcoma. Science 266 (1994) 1865–1869

Ehm, O.F., M. Hahn, U. Hoffmann, J. Wenzel: Tauchen noch sicherer. 9. Auflage. Müller Rüschlikon Verlag Cham 2003

Liljemark, W.F., C. G. Bloomquist: Normal microbial flora of the human body. In: Newman, M.G., R. Nisengard (eds.): Oral Microbiology and immunology. W. B. Saunders Philadelphia 1988, 135–144

Reillo, M.: AIDS under pressure. Hogrefe & Huber Göttingen 1997

Schlenzig, C., H. Laeger, M. Wehrenberg, J. Poppinger, H. Rieder: Physical exercise favourably influences the course of illness in patients with HIV and AIDS. Poster, PoB 3401, VIII International Conference on AIDS, Amsterdam July, 19th–24th 1992

Weidauer, H.: HIV und AIDS im HNO-Bereich. Georg-Thieme Verlag Stuttgart New York 1992

Weidauer, H.: Speichel als Keimträger, Verhandlungsbericht 2001. Deutsche Gesellschaft für Hals-Nasen-Ohrenheilkunde/Kopf- und Halschirurgie: Referateband Erkrankungen der Speicheldrüsen. Laryngo Rhino Otol 2001, 26–60

Wendling, J., O. Ehm, R. Ehrsam, P. Knessl, P. Nussberger: Tauchtauglichkeit Manual, 2. Auflage. Schüler Biel 2001

2 Erkrankungen und Unfälle im Hals-Nasen-Ohren-Fachgebiet durch den Tauchsport

Ch. Klingmann

Erkrankungen auf dem HNO-Gebiet stellen die häufigsten Beschwerden von Tauchern dar. Aus diesem Grund wird in diesem Kapitel ausführlich auf Erkrankungen und Unfälle aus dem Bereich des Außenohrs, Mittelohrs und Innenohrs sowie der Nasennebenhöhlen eingegangen.

2.1 Erkrankungen im Bereich des Ohrs

Otologische Komplikationen stellen bei Erwachsenen (*Strutz 1993*) und Kindern (*Vandenhoven et al. 2003*) die häufigsten Erkrankungen im HNO-Bereich dar. Betroffen sind vornehmlich der Gehörgang und das Mittelohr. Komplikationen des cochleovestibulären Systems sind seltener, führen jedoch häufig zu einem permanenten Funktionsverlust.

2.1.1 Erkrankungen des Gehörgangs

Otitis externa. Durch die lange Verweildauer im Wasser, die häufig mit einer Wind- und Wetterexposition nach dem Tauchen kombiniert ist, werden die Schutzmechanismen des Gehörgangs beeinträchtigt. Aus diesem Grund tritt häufig eine Otitis externa bei Tauchern auf. Da das Keimspektrum nicht wesentlich von anderen Badeotitiden abweicht, unterscheidet sich die Behandlung der Otitis externa von Tauchern nicht zu derjenigen von Nichttauchern. Wichtig ist ein Tauchverbot während des akuten Infekts. (Zu diesem

Thema gibt es einen ausführlichen Artikel von Dr. Claus-Martin Muth in diesem Buch, s. Kap. 4)

Barotrauma des äußeren Ohrs. Während des Tauchens füllt sich der Gehörgang mit Flüssigkeit, so dass Druckänderungen keinen Einfluss auf das äußere Ohr haben. Kommt es jedoch zu einem Verschluss des Gehörgangs, so dass kein Wasser in den Gehörgang einströmt, findet das Gesetz von Boyle-Mariotte seine Anwendung. Ein solcher Verschluss kann durch die Anwendung von Ohrenstöpseln (aus diesem Grund kontraindiziert bei Tauchern), festsitzenden Kopfhauben (v. a. bei der Benutzung von Trockentauchanzügen) oder durch Exostosen, Cerumen obturans oder eine Otitis externa verursacht werden. Hinter dem Verschluss entsteht ein luftgefüllter Hohlraum, der beim Abtauchen eine Druckerhöhung erfährt, so dass die eingeschlossene Luft ihr Volumen verringert. Da ein Druckausgleich nicht stattfinden kann, kommt es zu einer Spannung der Gehörgangshaut mit folgender Ödembildung und Einblutungen oder einer Retraktion des Trommelfells in den Gehörgang. Der Taucher empfindet den Unterdruck als schmerzhaft und unerfahrene Taucher versuchen, die Schmerzen „im Ohr" durch ein Valsalva-Manöver zu beseitigen. Dadurch wird die Auswärtsbewegung des Trommelfells verstärkt. Übersteigt der Druckunterschied die Stabilität des Trommelfells, kann eine Trommelfellruptur resultieren. Der Taucher empfindet dies zunächst als eine Schmerzerleichterung, da der Unterdruck durch die Pauke ausgeglichen werden kann.

In unserer Heidelberger Tauchersprechstunde behandelten wir den Fall eines kombinierten Barotraumas des Außenohrs und Innenohrs: Der Taucher führte erst auf 40 Meter Wassertiefe einen Druckausgleich durch Anheben der Kopfhaube durch, wodurch es zu einem schlagartigen Einströmen von Wasser in den Gehörgang kam. Bei diesem Taucher führte die schnelle Einwärtsbewegung des Trommelfells zu einer Druckwelle, die über die Gehörknöchelchen auf das Innenohr einwirkte und zu einer Hörminderung sowie zur Entstehung von Tinnitus führte.

Spiegelbefundlich zeigt sich eine Schwellung und ggf. Einblutung in den Gehörgang. Kann eine Trommelfellperforation ausgeschlossen werden, wird mit einer antibiotischen und antiphlogistischen Streifeneinlage bzw. Tropfenapplikation behandelt. Wenn eine Trommelfellperforation nicht sicher ausgeschlossen werden kann, muss auf die Anwendung von ototoxischen Substanzen verzichtet werden. Bei der Untersuchung sollte man an mögliche Komplikationen im Bereich des Labyrinths denken und diese entsprechend behandeln. Für die Dauer der Gehörgangsschwellung besteht ein Tauchverbot.

2.1.2 Erkrankungen im Bereich des Mittelohrs

Barotrauma des Mittelohrs. Das Mittelohr bereitet dem Taucher die größten Schwierigkeiten. Wie schon oben erwähnt, kommt es beim Abtauchen innerhalb sehr kurzer Zeit zu einer Drucksteigerung mit konsekutiver Volumenreduzierung in den luftgefüllten Hohlräumen des Körpers. Ein Druckausgleich mit dem Umgebungsdruck kann nur durch die Eustachische Röhre erfolgen und muss vom Taucher während des Abstiegs aktiv durchgeführt werden.

Dem Taucher stehen für die Öffnung der Ohrtrompete mehrere Methoden zur Auswahl, deren Beschreibung den Umfang dieses Artikels sprengen würden. Das bekannteste ist das Valsalva-Manöver. Während des Aufstiegs steigt der Druck in der Pauke, und die Luft strömt passiv aus der Pauke.

Barotrauma des Mittelohrs während des Abtauchvorgangs. Ursache ist häufig ein frustraner Druckausgleichsversuch, der nicht zu einer Öffnung der Tube führt. Übersteigt die Druckdifferenz zwischen Pauke und Nasenrachen einen bestimmten Wert, reichen die Muskelkräfte zur Öffnung der Tube nicht mehr aus und es ist unmöglich, einen Druckausgleich in der Pauke herzustellen.

Der Unterdruck in der Pauke führt zu einer Einwärtsbewegung des Trommelfells in die Pauke. Weiterhin wird Flüssigkeit in die Pauke exsudiert und ggf. finden sich Einblutungen in die Pauke. Durch die Flüssigkeitsansammlung in der Pauke entsteht eine Volumenreduktion, so dass auf diese Weise ein Druckausgleich stattfinden kann. Findet der Abtauchvorgang jedoch zu schnell statt, kann die Stabilität des Trommelfells überschritten werden und es resultiert eine Trommelfellperforation. Der Taucher bemerkt klinisch v. a. Schmerzen im Bereich der Pauke und ein Unvermögen, den Druckausgleich durchzuführen. Bei einer Trommelfellperforation berichten die betroffenen Taucher ein schlagartiges Nachlassen des Schmerzes und je nach Umgebungstemperatur einen Drehschwindel, der durch die kalorische Reizung der Bogengänge durch das einströmende Wasser verursacht wird. Die Gefahr liegt in diesen Fällen in einer Panikentwicklung des Tauchers, die zu einem Notaufstieg führen kann. Wird während des Notaufstiegs nicht ausgeatmet, kann es zu einem Lungenriss und möglicher arterieller Gasembolisation mit fatalen Folgen kommen. Je nach Ausmaß der Tubenbelüftungsstörung berichten manche Taucher aber auch über keinerlei Beschwerden während des Tauchens und geben nur eine Hörminderung nach dem Tauchgang an oder ein „Gefühl, als befände sich Wasser hinter dem Trommelfell".

Barotrauma des Mittelohrs während des Auftauchvorgangs. Die Entstehung eines Barotraumas während des Aufstiegs kommt nur in 10 % der Mittelohrbarotraumata vor. Es wird durch eine Blockierung der Tube während des Aufstiegs verursacht und ist deshalb weitaus seltener, da der Taucher bei Vorliegen einer Tubenbelüftungsstörung schon während des Abtauchens Belüftungsschwierigkeiten der Pauke bemerkt und den Tauchgang in der Regel abbrechen muss, so dass er nicht in die Situation kommt, ein Barotrauma des Mittelohrs während des Aufstiegs zu erleiden. Es kommt jedoch vor, dass die Tubenfunktion im Verlauf des Tauchgangs nachlässt, da der Taucher z. B. wiederholt zu spät die Pauke belüftet und in der Folge die Schleimhaut der Tube gereizt wird und anschwillt. Ein weiterer Mechanismus ist die Anwendung von abschwellenden Nasentropfen vor dem Tauchen. Leider kommt es regelmäßig vor, dass erkältete Taucher abschwellende Nasentropfen vor dem Tauchen anwenden. Der Abtauchvorgang gelingt aufgrund der abschwellenden Wirkung problemlos, jedoch kann die Situation eintreten, dass durch Wassereinwirkung oder durch eine zeitliche Latenz die Wirkung der Nasentropfen nachlässt. In der Folge kommt es zu der äußerst unangenehmen Situation, den Aufstieg nicht fortsetzen zu können. Der Taucher bemerkt dies durch Schmerzentwicklung während des Aufstiegs, der bei erneutem Abtauchen wieder nachlässt. Da die Tauchdauer jedoch durch die Tauchflaschengröße reglementiert ist, muss der Taucher trotz Schmerzen an die Oberfläche. In der Folge berichten die verunfallten Taucher über Schmerzen, Hörminderung und meistens Blut im Nasenrachen (der aus der unter Druck stehenden Pauke ausgetrieben wurde). Aus diesem Grund sind abschwellende Nasentropfen bis zu 12 Stunden vor dem Tauchen kontraindiziert.

Spiegelbefundlich unterscheiden sich das Mittelohrbarotrauma des Auf- bzw. Abstiegs nicht, so dass alle Stadien von einer Rötung des Trommelfells, serösem Erguss, Hämatotympanon bis hin zur Trommelfellruptur auftreten (Abb. 1).

Therapie des Mittelohrbarotraumas. Im Vordergrund stehen abschwellende Maßnahmen und eine suffiziente analgetische Therapie. Eine Antibiose ist in der Regel nicht notwendig, da, solange das Trommelfell nicht perforiert ist, ein steriler Erguss vorliegt. Liegt aber eine Trommelfellruptur vor, kann diese geschient werden und sollte dann jedoch aufgrund der Superinfektion durch das eingedrungene Wasser, lokal und systemisch antibiotisch behandelt wer-

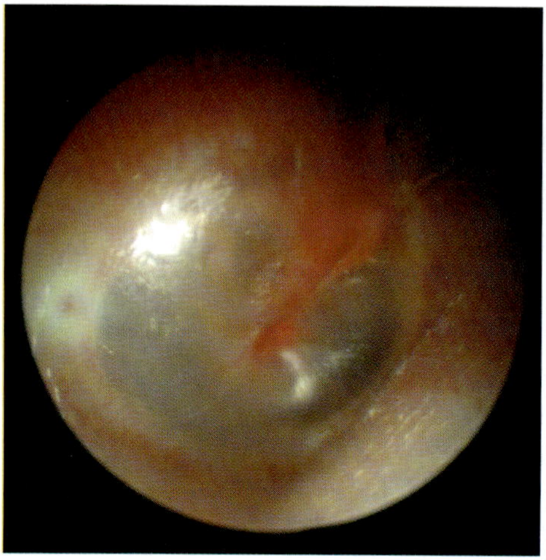

Abb. 1: Rötung und Vorwölbung des Trommelfells, v. a. im Bereich des Hammergriffs als typisches Zeichen eines Mittelohrbarotraumas des Aufstiegs

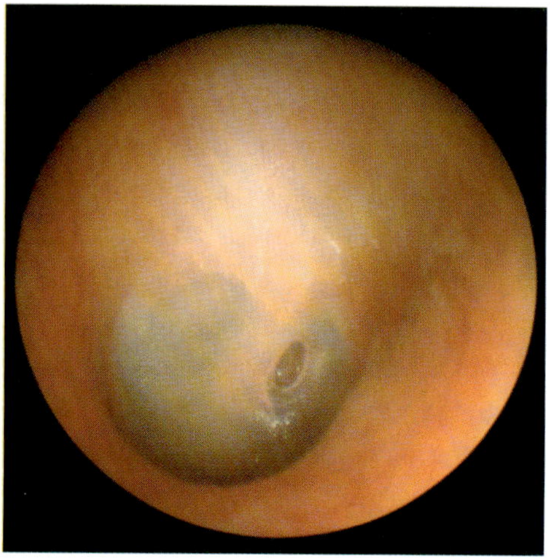

Abb. 2: Zustand nach einem Barotrauma des Mittelohrs. Es zeigt sich ein Loch im Trommelfell bei 4 Uhr

den. Ein Tauchverbot besteht bis zur kompletten Normalisierung des otoskopischen Befundes. Hierbei ist vor allem auf eine ausreichende Tubenfunktion zu achten. Dies kann je nach Schweregrad Stunden (bei Gefäßinjektion im Bereich des Hammergriffs) bis hin zu Wochen (Trommelfellruptur) dauern (Abb. 2).

Fazialisparese nach dem Tauchen. Der Nervus facialis (Gesichtsnerv) kann durch kleine Knochendehiszenzen in seinem Verlauf durch die Pauke und das Mastoid Druckschwankungen aus dem Mittelohr unterworfen sein. Analog dem Barotrauma des Mittelohrs während des Aufstiegs kann eine blockierte Tube den Druck in der Pauke erhöhen, so dass der Paukendruck den kapillären Perfusionsdruck der autonomen Gefäßversorgung des Nerven übersteigt. In der Folge tritt eine periphere Fazialisparese auf. Die auftretende Mikrozirkulationsstörung muss nicht notwendigerweise durch das Tauchen verursacht werden, sondern wurde auch schon nach Flugreisen (*Motamed et al. 2000*) und sogar nach dem Schnäuzen beobachtet (*Onundarson 1987*).

Diese sehr seltene Komplikation äußert sich durch eine klinisch feststellbare periphere Fazialisparese, die häufig von einer Otalgie begleitet wird. Die Otoskopie zeigt ein vorgewölbtes Trommelfell als Zeichen der Blockierung der Tube. Therapeutisch führen abschwellende Maßnahmen und ggf. eine Parazentese zum Ziel. Steht eine Druckkammer zur Verfügung, hilft eine Rekompression des betroffenen Tauchers, bis die Druckverhältnisse in der Pauke ausgeglichen sind. Bleibende Schädigungen wurden bisher nicht beschrieben. Differentialdiagnostisch muss der behandelnde Arzt an eine Dekompressionserkrankung mit neurologischer Symptomatik denken.

2.1.3 Erkrankungen im Bereich des Innenohrs

Barotrauma des Innenohrs. Das Barotrauma des Innenohrs ist sehr viel seltener als das Barotrauma des Mittelohrs. Da jedoch ein permanenter Funktionsverlust des cochleovestibulären Systems auftreten kann, handelt es sich hierbei um eine wichtige tauchmedizinische Erkrankung, die jedem HNO-Arzt geläufig sein sollte.

Meist geht eine eingeschränkte Tubenfunktion mit Entwicklung eines Unterdrucks in der Pauke voran. Durch diesen Unterdruck wölbt sich das Trommelfell in Richtung Pauke vor. Über die Gehörknöchelchenkette wird das ovale Fenster in Richtung Innenohr und das runde Fenster in Richtung Pauke verlagert. Aufgrund der blockierten Tubenfunktion, die der Taucher als Otalgie bzw. Druckgefühl bemerkt, führt der Taucher ein forciertes Valsalva-Manöver durch. Über den Aquaeductus cochleae wird zusätzlich zu den bestehenden Druckunterschieden zwischen Pauke (Unterdruck) und Innenohr (höherer Druck entsprechend dem Umgebungsdruck) ein erhöhter intrakranieller Druck auf die Rundfenstermembran übertragen, wodurch es zu einer Ruptur dieser Membran kommen kann.

Eine Ruptur der Rundfenstermembran muss jedoch nicht zwangsläufig resultieren. Wird durch das forcierte Valsalva-Manöver der Tubenöffnungsdruck erreicht, kann es zu einem schlagartigen Druckausgleich zwischen Pauke und Nasenrachen kommen. In der Folge kann durch die plötzliche Trommelfell-, Gehörknöchelchen- und Rundfenstermembranbewegung eine Druckwelle entstehen, die zu Einblutungen in das Innenohr führt oder direkt Membranzerreißungen zur Folge haben kann. Die betroffenen Taucher berichten häufig erst über Beschwerden während oder kurz nach dem Aufstieg. Man vermutet, dass während des Aufstiegs expandierende Luft aus der Pauke durch eine Verletzung der Rundfenstermembran in das Labyrinth eingepresst wird. Mit zunehmendem Aufstieg dehnt sich die intralabyrinthäre Luft aus und führt auf diese Weise zu einer mechanischen Verletzung des Labyrinths.

Klinik: Der Taucher berichtet abhängig vom Ort der Schädigung über eine Hörminderung bis zur Ertaubung, Drehschwindel mit Übelkeit und Erbrechen sowie Tinnitus. Häufig klagt er über zusätzliche Ohrenschmerzen. Sämtliche Symptome können einzeln oder in Kombination auftreten. Die Otoskopie zeigt in aller Regel zusätzlich Zeichen einer Mittelohrbeteiligung. Die tonaudiometrische Untersuchung deckt den kombinierten Schallleitungs- und Schallempfindungsschaden auf. Die kochleären Symptome können von der starken vegetativen Begleitsymptomatik des Drehschwindels (Übelkeit) überdeckt werden.

Therapie: Eine einheitliche Lehrmeinung zur Therapie des Innenohrbarotraumas gibt es nicht (*Shupak et al. 1991; Talmi et al. 1991; Sheridan et al. 1999; Molvaer 2003*). Grundsätzlich sollten abschwellende Nasentropfen und Analgetika bei Schmerzen eingesetzt werden. Abhängig vom Ausmaß des cochleovestibulären Funktionsverlusts wenden wir in Heidelberg ein abgestuftes Behandlungsschema an. Klagt der Taucher v. a. über Tinnitus und zeigt die tonaudiometrische Untersuchung eine mäßige Innenohrbeteiligung, behandeln wir analog zu anderen akuten Innenohrschädigungen ambulant oder stationär antiphlogistisch und rheologisch, entsprechend den Richtlinien der HNO-Fachgesellschaft für die Therapie des Hörsturzes. Zeigt sich ein Hörverlust, im Vergleich mit der Gegenseite, von mehr als 40 dB in mehreren Frequenzen oder liegt ein ausgeprägter Drehschwindel vor, führen wir eine Probetympanotomie mit Abdichtung der Rundfensternische und anschließender stationärer rheologischer Infusionstherapie durch.

In der Regel ist das Barotrauma des Innenohrs problemlos zu erkennen und ergibt sich aus der Unfallanamnese, der Betrachtung des durchgeführten Tauchprofils und dem vorliegenden otoskopischen Befund. Probleme können sich nach Tauchgängen in größere Tiefen ergeben, da in diesen Fällen die Dekompressionserkrankung des Innenohrs differentialdiagnostisch abgegrenzt werden muss.

Dekompressionserkrankung des Innenohrs. Der Dekompressionserkrankung des Innenohrs liegt ein grundsätzlich anderer Entstehungsmechanismus zugrunde. Bei dieser Erkrankung kommt das Gesetz von Henry zum Tragen. Die Dekompressionserkrankung des Innenohrs gehört zu den schweren Formen (Typ II) eines Tauchunfalls und kann isoliert sowie in Kombination mit anderen Symptomen der Dekompressionserkrankung auftreten. Bedingung für das Auftreten einer Dekompressionserkrankung ist eine ausreichende Inertgasbelastung des Körpers. In der Regel hat der Taucher einen oder mehrere Tauchgänge auf mehr als 15 m Wassertiefe und von einer Dauer von mehr als 20 min durchgeführt. Vor allem wenn der Taucher die vorgeschriebenen Dekompressionsstopps nicht eingehalten hat, ist eine Dekompressionserkrankung wahrscheinlich. Bis vor wenigen Jahren galt die Dekompressionserkrankung des Innenohrs bei Sporttauchern als Rarität (*Adkisson u. Meredith 1990; Reissman et al. 1990; Shupak 1991; Klingmann et al. 2002*). Aktuelle Berichte zeigen jedoch, dass sie weitaus häufiger vorkommt als man bisher annahm. Es scheint sich sogar herauszustellen, dass die Dekompressionserkrankung des Innenohrs eine der häufigsten Formen der schweren Dekompressionserkrankung ist (*Klingmann et al. 2003; Cantais et al. 2003; Nachum et al. 2001*).

Symptome: Man unterscheidet eine mildere Form der Dekompressionserkrankung (Typ I), mit den vorwiegenden Symptomen im Bereich der Haut, Muskulatur und Gelenke, von einer schweren Form der Dekompressionserkrankung (Typ II) mit kardiovaskulären (Herz-Kreislauf), pulmonalen (Lunge) oder neurologischen Symptomen. Die isolierte Form der Dekompressionserkrankung des Innenohrs zeigt die selben Symptome wie das Barotrauma des Innenohrs mit Drehschwindel, Hörminderung und Tinnitus in Kombination oder einzeln auftretend. In der Regel zeigen sich die Symptome erst 15–30 min nach Beendigung des Tauchgangs. Der otoskopische Befund zeigt einen regelrechten Trommelfellbefund mit einem gipfligen Kurvenverlauf in der Tympanometrie. Die tonaudiometrische Untersuchung deckt den sensorineuralen Hörverlust auf. Liegt eine Beteiligung des Gleichgewichtsorgans vor, zeigt sich zu Beginn ein Reiznystagmus in das betroffene Ohr.

Therapie: Vordringlich muss so schnell wie möglich eine hyperbare Sauerstofftherapie durchgeführt werden. Bis zum Beginn der Behandlung sollte der Taucher möglichst 100 % normobaren Sauerstoff atmen. Entscheidend für den Therapieerfolg ist die schnellstmögliche Behandlung mit hyperbaren Sauerstoff, so dass keine Zeit nur für Diagnostik beansprucht werden darf. Im Anschluss an diese Behandlung soll eine antiphlogistische rheologische Infusionstherapie erfolgen.

Differentialdiagnose zwischen Barotrauma und Dekompressionserkrankung des Innenohrs. Nach bisheriger Lehrmeinung war die Differentialdiagnose zwischen dem Barotrauma des Innenohrs und der Dekompressionserkrankung des Innenohrs von entscheidender Bedeutung, da man Letztere so schnell wie möglich mit hyperbarem Sauerstoff behandeln muss, während bei Tauchern mit Innenohrbarotrauma eine hyperbare Sauerstofftherapie als kontraindiziert galt. Diese Kontraindikation besteht aufgrund der Notwendigkeit, während des „Abtauchvorgangs" in der Druckkammer einen Druckausgleich durchführen zu müssen, der zu einer Erhöhung des Drucks im Innenohr führt. Bei Vorliegen einer potentiellen Ruptur der Rundfenstermembran käme es hierdurch zu einer zusätzlichen Schädigung des Innenohrs. Der behandelnde Arzt steht also vor der z. T. schwierigen Entscheidung, sich für eine Therapie entscheiden zu müssen, die den Patienten potentiell schädigen könnte.

Liegen die klassischen Symptome eines Innenohrbarotraumas nach Tauchgängen auf maximal 10 m Wassertiefe vor, kann eine Dekompressionserkrankung sicher ausgeschlossen werden. Liegen auf der anderen Seite weitere Symptome einer Dekompressionserkrankung vor (Hautrötung und Juckreiz, Muskelschmerzen, neurologischen Symptome) kann man mit großer Sicherheit von einer Dekompressionserkrankung ausgehen. Schwierigkeiten bereiten Taucher, die sich mit den isolierten Symptomen Hörminderung, Tinnitus und/oder Schwindel nach Tauchgängen über 20 m Wassertiefe vorstellen. Eine sichere Methode, die Dekompressionserkrankung vom Barotrauma zu unterscheiden, gibt es leider nicht. Aus diesem Grund verfolgen wir in diesen Fällen das im Folgenden beschriebene Konzept.

Heidelberger Konzept zur Behandlung cochleovestibulärer Störungen nach Sporttauchgängen. Wenn wir nicht sicher beurteilen können, ob eine Dekompressionserkrankung oder ein Barotrauma des Innenohrs vorliegt, führen wir eine Parazentese beider Trommelfelle durch und instruieren den Taucher, auf einen Druckausgleich in der Kammer zu verzichten. Anschließend sollte der Taucher schnellstmöglich in eine Druckkammer mit der Möglichkeit der hyperbaren Sauerstofftherapie transportiert werden. Bis zum Behandlungsbeginn atmet der Taucher normobaren Sauerstoff, der möglichst hoch dosiert wird. Zusätzlich wird während des Transports eine Volumensubstitution durchgeführt. Durch dieses

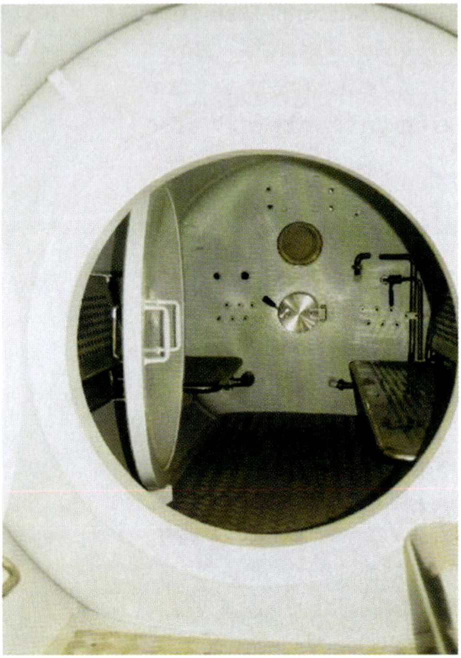

Abb. 3: Kann man als Therapeut nicht sicher unterscheiden, ob ein Barotrauma oder eine Dekompressionserkrankung des Innenohrs vorliegt, sollte man im Zweifel eine hyperbare Sauerstofftherapie durchführen

Vorgehen ist es möglich, sowohl Taucher mit Barotrauma als auch Taucher mit Dekompressionserkrankung ohne Gefahr einer Schädigung des Innenohrs zu therapieren. Dem behandelnden Arzt wird somit die Entscheidung für eine hyperbare Sauerstofftherapie wesentlich erleichtert (*Klingmann et al. 2003*) (Abb. 3).

Druckdifferenzschwindel. Es handelt sich hierbei nicht um eine Erkrankung, sondern um eine Form der Reizung des Bogengangsystems während des Tauchens (*Molvaer u. Albrektsen 1988; Klingmann et al. 2001*). Der Druckdifferenzschwindel („alternobaric vertigo") entsteht durch unterschiedliche Druckverhältnisse in der Pauke, die über das ovale und runde Fenster auf das Gleichgewichtsorgan übertragen werden. Er tritt aufgrund der passiven Druckentlastung in 9 von 10 Fällen während des Auftauchens auf. Der betroffene Taucher bemerkt einen Drehschwindel, der für wenige Sekunden bis über mehrere Minuten anhalten kann. Durch Tauchen in die Gegenrichtung können die Symptome frühzeitig beendet werden. Jeder dritte Taucher berichtet, schon einmal diese Symptome erlebt zu haben. Die Häufigkeit der Symptome variiert individuell sehr stark, tritt aber vermehrt bei eingeschränkter Tubenbelüftung auf. Manche Taucher erleben nur einmal ein Ereignis eines Druckdifferenzschwindels, während andere bei jedem dritten Tauchgang betroffen sind. Die Gefahr besteht in einer Panikreaktion, die zum unkontrollierten Notaufstieg führen könnte. Bisher wurden in der Literatur jedoch noch keine solche Komplikationen beschrieben.

Die Diagnose kann nur anamnestisch gestellt werden, da zum Zeitpunkt der Untersuchung ein regelrechter Spiegelbefund vorliegt. Weiterführende Untersuchungen des Gleichgewichtsorgans und der Paukenbelüftung zeigen keine Auffälligkeiten.

2.2 Erkrankungen im Bereich der Nase und der Nasennebenhöhlen

2.2.1 Erkrankungen der Nasenhaupthöhle

Nasenbluten. Ungefähr 3 % der Taucher berichten über rezidivierende Blutungen aus der Nase (*Roydhouse 1985*). Diese Epistaxis sistiert in der Regel spontan und kann durch Schleimhautreizungen oder Gefäßverletzungen im Bereich des Locus Kiesselbach (Nasenscheidewand) oder Blutungen anderer Lokalisation verursacht werden.

Die Behandlung der Epistaxis unterscheidet sich zwischen Tauchern und Nichttauchern nicht und sollte dem eigenen praktizierten Konzept folgen.

2.2.2 Erkrankungen der Nasennebenhöhlen

Barotrauma der Nasennebenhöhle. Die Nasennebenhöhlen unterliegen als starre luftgefüllte Hohlräume den gleichen Gasgesetzen wie das Mittelohr. Aufgrund der engen Zugangswege in das Nebenhöhlensystem berichten Taucher beim Abtauchen regelmäßig über Schmerzen im Bereich der Nasennebenhöhlen.

Während des Abtauchens verkleinert sich das Volumen der Luft in den Nebenhöhlen. Liegt eine Blockade der Zugangswege, z. B. durch einen akuten Infekt oder durch eine chronische Sinusitis vor,

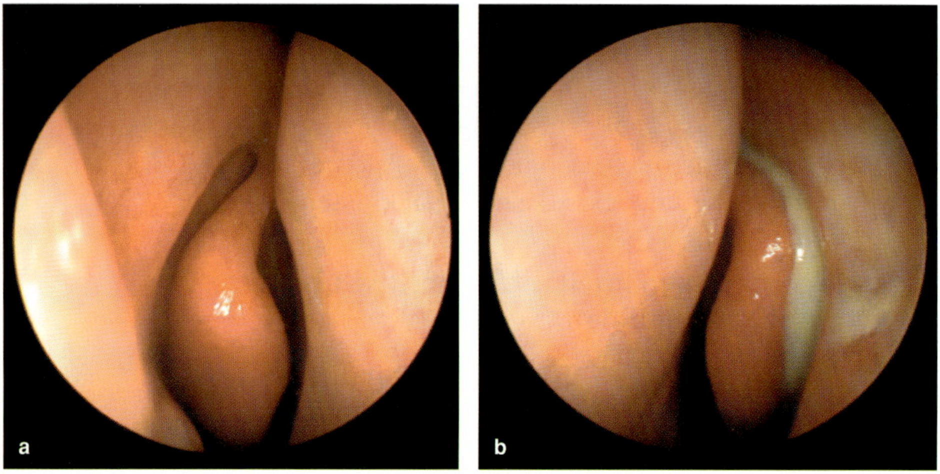

Abb. 4: a Blick in die rechte Nase: Schleimhaut feucht und nicht entzündet. **b** Blick in die linke Nase: Es zeigt sich eine Eiterstraße, die aus der Nasennebenhöhle abläuft. So besteht die Gefahr eines Barotraumas der Nasennebenhöhlen

kann ein Nachströmen von Luft aus der Nasenhaupthöhle nicht erfolgen. Dadurch wird die Schleimhaut „geschröpft" und reagiert mit einer Sekretexsudation. In der Regel reißen bei diesem Vorgang kleine Gefäße ein, die zu einer Einblutung in die Nebenhöhle führen. Durch diesen Vorgang verringert sich das luftgefüllte Volumen der Nasennebenhöhlen und es erfolgt auf diese Weise ein Druckausgleich. Klinisch bemerkt der Taucher diesen Vorgang durch ein Nachlassen der Schmerzen (Abb. 4).

Während des Auftauchens dehnt sich die abgeschlossene Luft in den Nasennebenhöhlen aus. In der Regel wird das Sekretgemisch aus Schleim und Blut aus der Nasennebenhöhle ausgetrieben und imponiert als blutige Schleimansammlung in der Tauchermaske. In seltenen Fällen übersteigt der Verschlussdruck der Ostien die Widerstandskräfte der knöchernen Begrenzung der Nebenhöhlen. In der Folge kann sich die Luft in die umgebenden Weichteile, die Augenhöhle (*Bellini 1987*) oder nach intrakraniell ausbreiten (*Goldmann 1986*) bzw. den 5. Hirnnerven schädigen (*Murrison et al. 1991*).

Die Behandlung des unkomplizierten Barotraumas der Nasennebenhöhlen erfolgt abschwellend und analgetisch. Eine Antibiose ist in der Regel nicht notwendig. Für die Dauer der eingeschränkten Belüftung der Nasennebenhöhlen besteht ein Tauchverbot. Sind Komplikationen entstanden, sollte man interdisziplinär mit den Kollegen aus dem betroffenen Fachgebiet den Taucher behandeln. Jede Form eines Luftemphysems sollte antibiotisch behandelt und ein Schnäuzverbot ausgesprochen werden. Sind benachbarte Strukturen gefährdet (Auge, Gehirn) muss ggf. eine chirurgische Dekompression erfolgen.

2.3 Fazit

Die Behandlung akuter Tauchunfälle auf dem HNO-ärztlichen Gebiet setzt gewisse tauchmedizinische Grundkenntnisse voraus. Manche tauchmedizinischen Erkrankungen unterscheiden sich nicht von der Behandlung bekannter HNO-ärztlicher Krankheiten, während für die Behandlung anderer Tauchunfälle spezielle Vorkenntnisse notwendig sind, um eine zügige und sichere Therapie durchzuführen. Man sollte sich nicht scheuen, einen erfahrenen Tauchmediziner in die Behandlung mit einzuschließen.

Weitere Informationen zu diesem Thema sind auch im Internet unter www.tauchersprechstunde.de zu finden.

Interessante Links im Internet

- www.tauchersprechstunde.de (HNO-ärztliche Aspekte in der Tauchmedizin)
- www.gtuem.org (Deutsche Gesellschaft für Tauch- und Überdruckmedizin)
- www.scuba-doc.com (Sehr umfassende englischsprachige Homepage zum Thema Tauchmedizin)
- www.uhms.org (Internationale Fachgesellschaft für Tauch- und Hyperbarmedizin)
- www.hno.org (Deutsche Gesellschaft für HNO-Heilkunde)

Literatur

Adkisson, G. H., A. P. Meredith: Inner ear decompression sickness combined with a fistula of the round window. Case report. Ann Otol Rhinol Laryngol 99 (1990) 733–737

Bellini, M. J.: Blindness in a diver following sinus barotrauma. J Laryngol Otol 101 (1987) 386–389

Cantais, E., P. Louge, A. Suppini, P. P. Foster, B. Palmier: Right-to-left shunt and risk of decompression illness with cochleovestibular and cerebral symptoms in divers: case control study in 101 consecutive dive accidents. Crit Care Med 31 (2003) 84–88

Goldmann, R. W.: Pneumocephalus as a consequence of barotrauma. Jama 255 (1986) 3154–3156

Klingmann, C., M. Knauth, S. Ries, A. J. Tasman: Druckdifferenzschwindel bei Sporttauchern. In: Roggenbach, H.J. (Hrsg): Tauchmedizinische Fortbildung Band 6. Stephanie Naglschmid Verlag Stuttgart 2001, 120–127

Klingmann, C., M. Knauth, S. Ries, R. Kern, A. J. Tasman: Recurrent inner ear decompression sickness associated with a patent foramen ovale. Arch Otolaryngol Head Neck Surg 128 (2002) 586–588

Klingmann, C., P. J. Benton, P. A. Ringleb, M. Knauth: Embolic inner ear decompression illness: correlation with a right-to-left shunt. Laryngoscope 113 (2003) 1356–1361

Molvaer, O. I., G. Albrektsen: Alternobaric vertigo in professional divers. Undersea Biomed Res 15 (1988) 271–282

Molvaer, O.I.: Otorhinolaryngological aspects of diving. In: Brubakk, A.O, T. S. Neuman (eds): Bennett and Elliott's physiology and medicine of diving. 5th edn. Saunders London 2003, 227–264

Motamed, M., H. Pau, A. Daudia, A. Narula: Recurrent facial nerve palsy on flying. J Laryngol Otol 114 (2000) 704–705

Murrison, A. W., D. J. Smith, T. J. Francis, R. T. Counter: Maxillary sinus barotrauma with fifth cranial nerve involvement. J Laryngol Otol 105 (1991) 217–219

Nachum, Z., A. Shupak, O. Spitzer, Z. Sharoni, I. Doweck, C. R. Gordon: Inner ear decompression sickness in sport compressed-air diving. Laryngoscope 111 (2001) 851–856

Onundarson, P.T.: Acute nose-blow palsy: a pneumatic variant of sudden facial paralysis. N Engl J Med 317 (1987) 1227

Reissman, P., A. Shupak, Z. Nachum, Y. Melamed: Inner ear decompression sickness following a shallow scuba dive. Aviat Space Environ Med 61 (1990) 563–566

Roydhouse, N.: 1001 disorders of the ear, nose and sinuses in scuba divers. Can J Appl Sport Sci 10 (1985) 99–103

Sheridan, M.F., H. H. Hetherington, J. J. Hull: Inner ear barotrauma from scuba diving. Ear Nose Throat J 78 (1999) 181, 184, 186–187 passim

Shupak, A., I. Doweck, E. Greenberg et al.: Diving-related inner ear injuries. Laryngoscope 101 (1991) 173–179

Shupak, A.: Inner ear decompression sickness combined with a fistula of the round window. Ann Otol Rhinol Laryngol 100 (1991) 788

Strutz, J.: Otorhinolaryngologic aspects of diving sports. HNO 41 (1993) 401–411

Talmi, Y. P., Y. Finkelstein, Y. Zohar: Barotrauma-induced hearing loss. Scand Audiol 20 (1991) 1–9

Vandenhoven, G., F. Collard, E. Schamp: Children and diving: medical aspects. Eight years' sport medical follow-up of the first scuba diving for children in Belgium. SPUMS 33 (2003) 70–73

3 Funktionsstörungen des Kausystems in der Tauchmedizin

M. Schmitter

Seit geraumer Zeit wissen aktive Taucher, dass Schmerzen im Kiefergelenk und im Kaumuskelbereich während des Tauchens und im Anschluss daran auftreten können. In den letzten Jahren nahmen sich daher einige Autoren in der tauchmedizinischen Literatur (*Hobson 1991; Taddey 1993*) dieses Themas an.

3.1 Funktionsstörungen als Ursache der Beschwerden

Die während oder nach dem Tauchen auftretenden Schmerzen und Störungen der Funktion des Kauapparates lassen sich in vielen Fällen den temporomandibulären Funktionsstörungen („temporomandibular disorders", TMD) zuordnen. Diese Diagnose umfasst sowohl (kau-)muskuläre Beschwerden als auch kiefergelenkgelenkbezogene (d. h. arthrogene) Befunde (*Dworkin u. LeResche 1992*). Betroffene Patienten leiden unter Schmerzen im Gesichts- und/oder Kieferbereich, unter einer eingeschränkten Unterkieferbeweglichkeit und/oder unter ständig auftretenden Kiefergelenkgeräuschen (v. a. einem Knacken beim Öffnen und Schließen des Mundes). Selbstverständlich müssen stets andere Ursachen dieser Beschwerden in Betracht gezogen werden (*Okeson 1996; Rudge 1990*) und vor einer zielgerichteten Therapie muss zweifelsfrei die Diagnose TMD gestellt sein (*Okeson 1996*). Hierbei muss insbesondere zwischen muskulären und gelenkbezogenen Diagnosen differenziert werden.

3.2 Ursachen für Funktionsstörungen im Allgemeinen

Die Ursachen für die Entstehung von TMD sind vielfältig, wenngleich nicht vollständig geklärt. Abgesehen von außergewöhnlichen Belastungen (Unfälle etc.) scheinen neben der Okklusion (*Alanen 2002*) – d. h. dem Zusammenspiel der Oberkieferzähne mit den Unterkieferzähnen – auch psychosoziale Faktoren (*Auerbach et al. 2001*) – Stress etc. – und Parafunktionen (*Schulenberg et al. 1997*) – Knirschen und Pressen – eine Rolle zu spielen. Somit kann von einem multifaktoriellen Geschehen bei der Entstehung dieser Erkrankung ausgegangen werden.

3.3 Ursachen für Funktionsstörungen in der Tauchmedizin

Weshalb treten nun Gelenk- und/oder Muskelbeschwerden während des Tauchens oder im Anschluss daran auf?

Hobson (1991) befragte in seiner Studie 74 Taucher und kam zu dem Ergebnis, dass die Art des verwendeten Mundstücks einen Einfluss auf die Beschwerdeausbildung haben könnte. Gebräuchliche Mundstücke werden mit den vorderen Zähnen (bis erster Prämolar) und den Lippen in Position gehalten. Somit wirken sie auf das Zusammenspiel der Oberkieferzähne mit den Unterkieferzähnen (Okklusion) ein: Die vorderen Zähne haben mit dem Mundstück Kontakt, die hinteren Zähne weisen jedoch keinerlei Kontakt auf. Zusätzlich wird die Gesichts- und Kaumuskulatur durch das Halten des Mundstückes beeinflusst.

Takenami et al. (1999) konnten in ihrer Studie zeigen, dass sich der vordere Anteil des Kiefergelenkspalts bei kiefergelenkgesunden Probanden nach dem Knirschen auf einer Kunststoffplatte im Schneidezahnbereich (5 bis 10 Minuten) deutlich verkleinert darstellte (Kompression des anterioren Gelenkspalts).

Schindler et al. (1999) belegten in ihrer Untersuchung, dass Aufbissschienen eine neuromuskuläre Wirkung entfalten, d. h. sie beeinflussen die Aktivierung u. a. des Hauptkaumuskels (M. masseter).

Das im Tauchsport gebräuchliche (nicht individualisierte) Mundstück stellt prinzipiell ebenfalls eine Aufbissschiene dar, die nur die vorderen Zähne bedeckt. Wird nun während des Tauchgangs dieses Mundstück durch festes Zusammenbeißen gehalten, so ist auch hier mit einer Wirkung auf die Muskulatur und das Kiefergelenk zu rechnen. Beide Strukturen können somit kurzzeitig überbelastet werden und vorübergehende Beeinträchtigungen verursachen. Überschreiten die Belastungen jedoch die Kompensationsgrenzen des einzelnen Tauchers (da die Strukturen eventuell vorgeschädigt sind), so können aus den zeitlich begrenzten Beschwerden, die nach dem Tauchen meist allmählich zurückgehen, gegebenenfalls länger andauernde Schmerzen und Funktionsbeeinträchtigungen resultieren. Lässt sich in diesem Zusammenhang der Mund nicht vollständig öffnen und weicht bei einem Öffnungsversuch schmerzhaft zu einer Seite hin ab, so muss mit einer Verlagerung des Gelenkknorpels gerechnet werden. Eine möglichst zeitnahe Konsultation eines Zahnarztes ist dann angezeigt.

3.4 Diagnoseverfahren

Die Diagnosestellung erfolgt durch den entsprechend ausgebildeten Zahnarzt, Kieferorthopäden, Oralchirurgen oder Mund-, Kiefer- und Gesichtschirurgen. Hierbei steht die klinische Untersuchung (klinische Funktionsdiagnostik) im Vordergrund: Eine ausführliche Anamnese wird erhoben, um z. B. vorangegangene Unfälle, Behandlungsmaßnahmen, Art der Beschwerden etc. aufzuzeigen. Außerdem werden Kaumuskeln abgetastet, Kiefergelenkgeräusche erfasst und die Unterkieferbeweglichkeit in allen Richtungen gemessen. Hierbei ist auf die Anwendung eines standardisierten und zumindest weitgehend validierten klinischen Diagnoseschemas zu achten. Während im deutschsprachigen Raum hierzu zahlreiche Untersuchungstechniken mit teils widersprüchlichen oder fehlenden Klassifizierungen propagiert werden, setzt sich auf internationaler Ebene eine Klassifizierung mit standardisierter Untersuchungstechnik durch (die sog. „Research Diagnostic Criteria for Temporomandibular Disorders-RDC/TMD“) (*Dworkin u. LeResche 1992*). Die resultierenden Diagnosen werden von den RDC/TMD drei Gruppen zugeordnet:

- Gruppe I umfasst muskuläre Diagnosen,
- Gruppe II erfasst Verlagerungen des Gelenkknorpels und
- Gruppe III beinhaltet sonstige Gelenkerkrankungen.

Zusätzlich charakterisiert dieses Untersuchungsschema auch auftretende Schmerzen einschließlich deren Lokalisation, schmerzauslösender Reize (Bewegung, Druck etc.) und der Schmerzintensität. Geübte Untersucher (*Stockstill et al. 1989*) sind so in der Lage, muskuläre Befunde recht zuverlässig zu erheben. Gelenkbezogene Befunde bereiten jedoch demgegenüber oft Schwierigkeiten bei der Klassifizierung, da diese eine schlechtere klinische Reproduzierbarkeit aufweisen.

Daher können bei unklarer klinischer Diagnose auch bildgebende Verfahren zur Darstellung des Kiefergelenks zur Anwendung kommen, nicht zuletzt um schwerwiegende Erkrankungen des Gelenks auszuschließen.

Hierbei stellt die Magnetresonanztomographie (Kernspintomographie) die Methode der ersten Wahl dar, da sie ohne belastende Röntgenstrahlung, Kontrastmittelgabe oder operative Eingriffe auskommt und sowohl Knochen (Hartgewebe) als auch Knorpel und anderes Weichgewebe detailliert darstellen kann (*Liedberg et al. 1996*).

Somit können Verlagerungen der Gelenkknorpelscheibe (*Katzberg 1989*) (Discus articularis) und Formveränderungen des Gelenk-

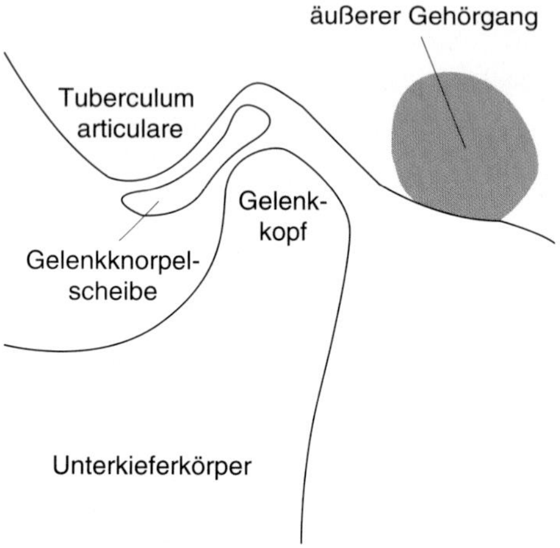

Abb. 1: Gesundes Kiefergelenk bei geschlossenem Mund (Schema)

kopfes (*Crowley et al. 1996*) diagnostiziert werden. Abbildung 1 verdeutlicht schematisch die Anatomie des Kiefergelenks. Magnetresonanztomographisch zeigt Abb. 2a ein gesundes und Abb. 2b ein erkranktes Kiefergelenk.

3.5 Therapiemöglichkeiten

Um eine zielgerichtete Therapiewahl zu ermöglichen, muss zwischen muskulären und gelenkspezifischen Diagnosen unterschieden werden. Die RDC/TMD ermöglichen diese Differenzierung.

Bei muskulären Beschwerden erscheinen krankengymnastische Behandlungen (*Kirk u. Calabrese 1989; Sturdivant u. Fricton 1991*) einschließlich der Selbstmassage, die Verordnung geeigneter Medikamente (*Argoff 2002; Singer u. Dionne 1997*) und/oder die Anfertigung einer entsprechenden Schiene (*Dao et al. 1994; Forsell et al. 1999*) angezeigt.

Bei vorwiegend gelenkspezifischen Beschwerden können ebenfalls geeignete Schienen (*Anderson et al. 1985; Beard u. Clayton 1980; Kreiner et al. 2001*) zur Anwendung kommen. Zusätzlich ist auch hier der Einsatz von Medikamenten durchaus sinnvoll, wenngleich sich die Auswahl des Medikaments an der gelenkspezifischen Problematik orientieren muss.

Die Schmerzentwicklung während bzw. nach dem Tauchen lässt sich eventuell durch die Anfertigung individueller Mundstücke, die alle Zähne bedecken und somit zumindest die Wirkung auf die Kiefergelenke (Kompression) reduzieren, vermeiden. Bei entsprechend gestalteten individuell gefertigten Mundstücken ist unter Umständen sogar eine günstigere Aktivierung der Kaumuskeln und somit deren Entlastung zu realisieren.

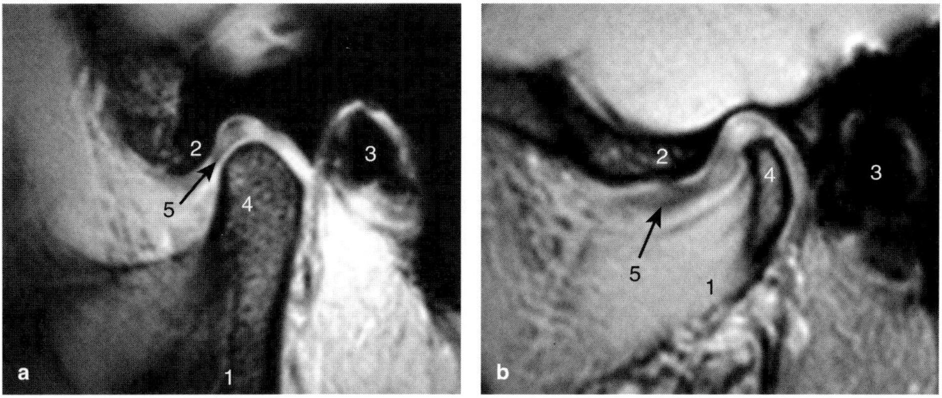

Abb. 2: **a** Gesundes Kiefergelenk bei geschlossenem Mund (MRT). **b** Erkranktes Kiefergelenk bei geschlossenem Mund (MRT): Der Gelenkknorpel (5) liegt vor dem Gelenkkopf (4). Zusätzlich ist der Gelenkkopf (4) entrundet (vgl. Abb. 2a). *1* = Unterkieferkörper, *2* = Tuberculum articulare, *3* = äußerer Gehörgang, *4* = Gelenkkopf, *5* = Gelenkknorpelscheibe

Sind bereits andauernde Beschwerden vorhanden, sollte nach der Diagnosestellung eine Therapie entsprechend den dargestellten Kriterien erfolgen.

Häufig erscheint bei der Therapie von Funktionsstörungen auch die Kombination mehrerer Behandlungsansätze und/oder eine Zusammenarbeit mit anderen Fachärzten hilfreich (*Hugger et al. 2002; Sturdivant u. Fricton 1991*). Hierbei spielen insbesondere der Hals-, Nasen-, Ohrenarzt, der Neurologe, der Orthopäde und der Gesichts- und Kieferchirurg eine Rolle. Eine enge Kooperation zwischen Zahnarzt und diesen Fachkollegen erscheint daher empfehlenswert, insbesondere bei unklaren und/oder persistierenden Beschwerden.

Literatur

Alanen, P.: Occlusion and temporomandibular disorders (TMD): still unsolved question? J Dent Res 81 (2002) 518–519

Anderson, G., J. K. Schulte, R. J. Goodkind: Comparative study of two treatment methods for internal derangement of the temporomandibular joint. J Prosthet Dent 53 (1985) 392–397

Argoff, C.: A review of the use of topical analgesics for myofascial pain. Curr Pain Headache Rep 6 (2002) 375–378

Auerbach, S., D. M. Laskin, L. M. Frantsve, T. Orr: Depression, pain, exposure to stressful life events, and long-term outcomes in temporomandibular disorder patients. J Oral Maxillofac Surg 59 (2001) 628–633

Beard, C., J. A. Clayton: Effects of occlusal splint therapy on TMJ dysfunction. J Prosthet Dent 44 (1980) 324–335

Crowley, C., T. Wilkinson, E. Piehslingher, D. Wilson, C. Czerny: Correlations between anatomic and MRI sections of human cadaver temporomandibular joint in the coronal and sagittal planes. J Orofac Pain 10 (1996) 199–216

Dao, T., G. J. Lavigne, A. Charbonneau, J. S. Feine, J. P. Lund: The efficacy of oral splints in the treatment of myofascial pain of the jaw muscles: a controlled clinical trial. Pain 56 (1994) 85–94

Dworkin, S. F., L. LeResche: Research diagnostic criteria for temporomandibular disorders. J Craniomandib Disord 6 (1992) 301–355

Forsell, H., E. Kalso, P. Koskela, R. Vehmanen, P. Puuka, P. Alanen: Occlusal treatments in temporomandibular disorders: a qualitative systematic review of randomized controlled trials. Pain 83 (1999) 549–560

Hobson, R.: Temporomandibular dysfunction syndrome associated with scuba diving mouthpieces. Br J Sports Med 25 (1991) 49–51

Hugger, A., S. Paak, F. Bollmann, U. Stuttgen: Patients' assessment of efficiency of physiotherapeutic treatment modalities in temporomandibular disorders (TMD). J Oral Rehabil 29 (2002) 883

Katzberg, R.: Temporomandibular joint imaging. Radiology 170 (1989) 297–307

Kirk, W., D. K. Calabrese: Clinical evaluation of physical therapy in the management of internal derangement of the temporomandibular joint. J Oral Maxillofac Surg 47 (1989) 113–119

Kreiner, M., E. Betancor, G. T. Clark: Occlusal stabilization appliances. Evidence of their efficacy. J Am Dent Assoc 132 (2001) 770–777

Liedberg, J., A. Panmekiate, A. Petersson, M. Rohlin: Evidence-based evaluation of three imaging methods for the temporomandibular disc. Dentomaxillofac Radiol 25 (1996) 234–241

Okeson, J.: Orofacial pain. Quintessence Publishing Illinois 1996

Rudge, F.: Decompression sickness affecting the temporomandibular joint. Aviat Space Environ Med 61 (1990) 1139–1140

Rugh, J., L. Dahlstrom: Psychological management of the orofacial pain patient. In: Stohler, C., D. S. Carlson (eds.): Biological and psychological aspects of orofacial pain. University of Michigan Press Ann Arbor 1994

Schindler, H., E. Stengel, W. E. L. Spieß: Neuromuskuläre Wirkungen von Aufbißschienen. Dtsch Zahnärztl Z 54 (1999) 332–338

Schulenberg, E., W. Sümning, B. Schwahn: Parafunktionen als ätiologischer Faktor kraniomandibulärer Dysfunktionen. Dtsch Zahnärztl Z 52 (1997) 620–623

Singer, E., R. Dionne: A controlled evaluation of Ibuprofen and Diazepam for chronic orofacial muscle pain. J Orofac Pain 11 (1997) 139–146

Stockstill, J., A. J. Gross, W. D. McCall, Jr.: Interrater reliability in masticatory muscle palpation. J Craniomandib Disord 3 (1989) 143–146

Sturdivant, J., J. R. Fricton: Physical therapy for temporomandibular disorders and orofacial pain. Curr Opinion Dent 1 (1991) 485

Taddey, J.: Scuba diving and TMD. Cranio 11 (1993) 73–74

Takenami, Y., T. Kuboki, C. O. Acero, K. Maekawa, A. Yamashita, Y. Azuma: The effects of sustained incisal clenching on the temporomandibular joint space. Dentomaxillofac Radiol 28 (1999) 214–218

4 Otitis externa bei Tauchern – immer eine Entzündung?

C.-M. Muth

Taucher sind bei der Ausübung ihres Sports bestimmten gesundheitlichen Risiken ausgesetzt. Während dabei die schweren Zwischenfälle erfreulich selten auftreten, sind Probleme in HNO-ärztlichen Bereich sehr weit verbreitet. Hier sind vor allem die Barotraumen der luftgefüllten Hohlräume des Kopfes, wie z. B. der Nebenhöhlen oder des Mittelohres, aufzulisten, doch auch das äußere Ohr führt nicht selten zu Problemen beim Tauchen. In diesem Zusammenhang ist speziell die Gehörgangsentzündung oder Otitis externa zu nennen. Für die betroffenen Taucher ist das Auftreten einer solchen Entzündung des äußeren Gehörgangs auch deshalb ärgerlich, weil solche Ereignisse meist in einem Tauchurlaub auftreten. Aus diesem Grunde ist es sowohl für Taucher als auch für die die Taucher betreuenden Ärzte wichtig, die Problematik der Otitis externa zu kennen.

Die Gehörgangsentzündung kann in verschiedene Formen unterschieden werden. Die beiden für Taucher wichtigsten Formen sind die umschriebene Form, Otitis externa circumscripta, und die diffuse Entzündung des Gehörgangs, die Otitis externa diffusa.

4.1 Anatomische Grundlagen

Zum besseren Verständnis der Gehörgangsentzündung soll zunächst kurz auf die Anatomie des äußeren Ohres eingegangen werden (*Boenninghaus 1986*). Dieses besteht aus der Ohrmuschel und dem Gehörgang (Abb. 1). Die Ohrmuschel zeigt dabei einen dreischichtigen Aufbau, bestehend aus einer dünneren Hautvorderseite, einem elastischen Knorpel als Stützgerüst und der dickeren Haut der Ohrmuschelrückseite. Während die Haut der Vorderseite relativ unverschieblich mit dem Knorpel verbunden ist, ist die Haut der Rückseite mit einer Fettschicht versehen und gut verschieblich. Das Ohrläppchen, Lobulus, enthält keinen Knorpel, sondern überwiegend Fett. Im Bereich des Eingangs des Gehörgangs befindet sich an der Vorderseite ein kleiner, knorpeliger Vorsprung, der Tragus. In diesem Bereich finden sich reichlich Haare und Talgdrüsen, wobei die übrige Ohrmuschel nur spärlich behaart ist.

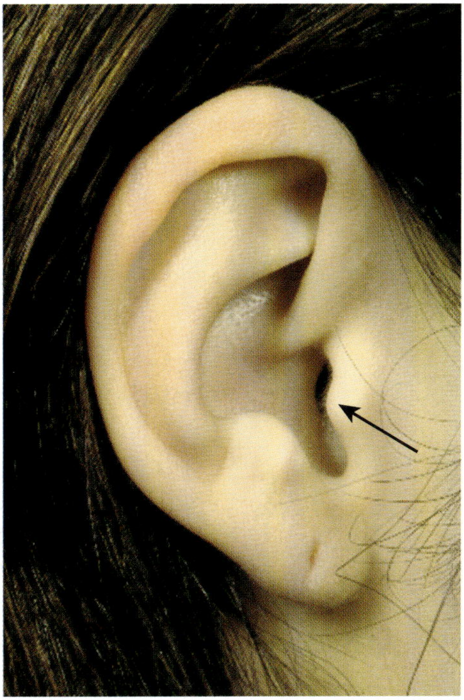

Abb. 1: Das äußere Ohr (Foto: Ch. Klingmann, Heidelberg). Der *schwarze Pfeil* zeigt auf den Tragus

Der Gehörgang selbst ist in seinem äußeren Anteil ebenfalls knorpelig, um im weiteren Verlauf durch einen knöchernen Kanal zu verlaufen. Die den Gehörgang auskleidende Haut besteht aus verhornendem Plattenepithel, das von außen nach innen deutlich an Dicke verliert, so dass es kurz vor dem Trommelfell aus nur noch wenigen Zellschichten besteht. Die Haut ist zudem kaum verschieblich und besonders im mittleren Abschnitt fest mit dem Knochen verbunden. In diesem Bereich finden sich kaum Talgdrüsen und die Haut ist sehr leicht verletzlich. Im vorderen Abschnitt des Gehörgangs finden sich hingegen die sog. Ceruminaldrüsen, die das Ohrenschmalz (Cerumen) bilden.

Die Aufgabe des Cerumen ist, die empfindliche Gehörgangshaut zu fetten und zu pflegen, denn es hat antibakterielle Eigenschaften.

Die äußeren Gehörgänge reinigen sich in aller Regel selbst. Durch die nach außen wachsenden Zellschichten wird das Ohrenschmalz zusammen mit abgelösten Hautschuppen und Haaren aus dem Ohr befördert. Während sich der Gehörgang also normalerweise selbst reinigt, kann es in Verbindung mit Staub oder abgeschilferten Hautzellen zu einer Pfropfbildung kommen. Als kleiner Hinweis sei hier erwähnt, dass es sich empfiehlt, von Zeit zu Zeit die Gehörgänge durch einen HNO-Arzt inspizieren und dort fachmännisch reinigen zu lassen.

4.2 Otitis externa circumscripta

Diese sehr umschriebene Form der Gehörgangsentzündung wird auch Gehörgangsfurunkel genannt. Ihr liegt eine bakterielle Infektion eines Haarfollikels (Haarwurzel) im äußeren Anteil des Gehörgangs zugrunde. Als Folge dieser Entzündung (häufigster Erreger: *Staphyloccocus aureus*, aber auch andere Keime) kommt es zu einer umschriebenen Knotenbildung mit zentraler Einschmelzung unter Eiterbildung. Gleichzeitig mit der Abszessbildung schwillt der betroffene Bereich mehr oder weniger stark an, was im Bereich des knöchernen Anteils des Gehörgangs, durch die straff am Knochen anliegende Haut, zu heftigen Schmerzen führen kann. Diese Schmerzen verstärken sich beim Druck auf den Tragus und beim Kauen. Bei der Inspektion des Ohres findet man eine umschriebene Rötung und Schwellung, die den Blick auf tiefer liegende Anteile der Gehörgangswand verhindern kann.

Die häufigste Ursache für die Entstehung solcher Gehörgangsfurunkel sind Manipulationen am Gehörgang, wie z. B. das Einführen von Fingern in den Gehörgang (*Bell 1985*) oder die Anwendung von Ohrstäbchen.

Die Therapie eines solchen Gehörgangsfurunkels gehört in die Hand des HNO-Arztes, der durch Einlage von antibiotikahaltigen Streifen in den Gehörgang die bakterielle Entzündung behandelt

(*Sander 2001*). Unter Umständen kann es auch erforderlich sein, das Furunkel durch eine Stichinzision zu eröffnen, um den Eiter abfließen zu lassen. Des Weiteren kann es notwendig sein, neben der lokalen Antibiotikabehandlung (*Ganz 1989*) auch systemisch, d. h. in Tablettenform, Antibiotika zu verabreichen.

4.3 Otitis externa diffusa

Von der umschriebenen Form der Gehörgangsentzündung ist die diffuse Form abzugrenzen. Sie ist bei Schwimmern und Tauchern typisch, so dass sie den Beinamen „Badeotitis" trägt (im englischen auch „swimmer's ear" oder – eigentlich fälschlich – auch „diver's ear" genannt) (*Hoadley u. Knight 1975; Strauss u. Dierker 1987*). Schwimmer und Taucher sind vor allem deshalb häufig betroffen, weil der ständige Wasserkontakt zum Auswaschen des Cerumens führt. Beim Schwimmen und Tauchen läuft nämlich fast immer Wasser ins Ohr. Dieses weicht zunächst die Gehörgangshaut auf, was ein Eindringen von Bakterien ermöglicht (*Wright u. Alexander 1974*). Ist dieses Wasser zudem salzhaltig, kommt es beim Trocknen des Gehörgangs zur Auskristallisation von Salz, das der Gehörgangshaut Wasser entzieht. Auch das halogenhaltige (Chlorwasser) Schwimmbadwasser führt zu einer solchen Austrocknung und Reizung der Gehörgangshaut. Gleichzeitig wird die schützende Fettschicht (Ohrenschmalz) ausgewaschen. Beide Faktoren führen dazu, dass die empfindliche Gehörgangshaut spröde und rissig wird. In Gegenden, die feucht und warm sind, z. B. in tropischen Zonen, in denen das Wasser relativ viele Schwebeteilchen enthält, kann es im ungeschützten Gehörgang zur bakteriellen Infektion (oder seltener auch zur Pilzinfektion) kommen (*Haider u. Stanek 1992*). Darüber hinaus findet man bei Schwimmern und Tauchern vermehrt Wucherungen des Gehörgangs, sog. Exostosen, die bei starker Ausprägung eine Entzündung des Gehörgangs begünstigen können.

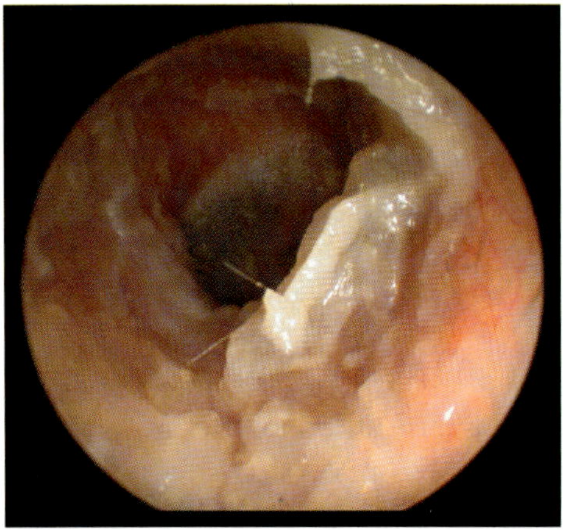

Abb. 2: Typisches Bild einer floriden Otitis externa diffusa (Foto: Ch. Klingmann, Heidelberg). Man erkennt eine gerötete und geschwollene Gehörgangshaut. Der Gehörgang ist mit schmierigem Sekret ausgefüllt. Das Trommelfell ist nicht betroffen

Eine Otitis externa diffusa beginnt meist mit Juckreiz und einem Druckgefühl, das kennzeichnend für das frühe, sog. **präinflammatorische** Stadium ist. Im weiteren Verlauf kommt es zur Schwellung des Gehörgangs, die zu heftigen Schmerzen führen und den Gehörgang komplett verschließen kann.

Neben Ohrenschmerzen sind auch Schmerzen bei Ziehen des Ohrläppchens oder bei Druck auf den kleinen Knorpel vor dem Ohr (Tragus) Anzeichen einer solchen Entzündung (s. Abb. 1). Häufig ist schon bloßes Kauen mit Schmerzen verbunden. Bei fortschreitender Entzündung kommt es zur Eiterbildung im gesamten Gehörgang und Fieber (Abb. 2). Die Betroffenen fühlen sich schwer krank.

Die Behandlung der diffusen Form der Gehörgangsentzündung gehört ebenfalls in die Hand eines HNO-Arztes. Am wirksamsten ist die Einbringung von antibiotikahaltigen Salbenstreifen (*Ganz 1989*) durch den HNO-Arzt. Bei sehr schwerem Krankheitsverlauf mit Entstehung von Fieber oder Übergreifen der Schwellung auf die Umgebung des Gehörgangs ist eine systemische Antibiotikagabe indiziert. Leider treten bei Tauchern Gehörgangsentzündungen bevorzugt im Tauchurlaub auf, sehr häufig in medizinisch schlecht versorgten Regionen. Das liegt einerseits an der täglichen Frequenz der durchgeführten Tauchgänge und andererseits an den klimatischen Bedingungen. Wegen der fehlenden medizinischen Betreuung vor Ort, bei gleichzeitig aber unter Umständen notwendiger Therapie, kann es daher angezeigt sein, entsprechende Medikamente in der Reiseapotheke mitzunehmen. Nicht zuletzt wegen der Verschreibungspflichtigkeit mancher Präparate sollte man vor einem solchen Urlaub eine Reiseapotheke mit dem HNO-Arzt absprechen.

In diesem Zusammenhang ist deutlich darauf hinzuweisen, dass Ohrentropfen, die nur einen schmerzstillenden Wirkstoff enthalten, keine ursächliche Wirkung haben und daher nicht zur Abheilung beitragen. Gehörgangsentzündungen sind meistens durch Bakterien verursacht, weshalb Therapeutika einen antibiotisch wirksamen Bestandteil enthalten müssen. Ein Wirkstoff zur Reduzierung der Schwellung stellt einen weiteren wichtigen Bestandteil solcher Ohrentropfen dar. Es empfiehlt sich aus diesem Grund ein Blick zu den Ophthalmika, also Präparaten aus dem Bereich der Augenheilkunde; so ist z. B. das Präparat Dexa Polyspectran oder Dexa Gentamycin Kombi gut geeignet. Eine bei bakterieller Infektion sehr wirksame und empfehlenswerte Alternative stellen auch Tropfen dar, die das Antibiotikum Ofloxacin enthalten. Taucher sind daher auch gut beraten, alternativ Floxal®-Augentropfen im Reisegepäck zu haben (*Sumitsawan et al. 1995*) – wohlgemerkt: gegen Ohrentzündungen und zum Träufeln in den Gehörgang! Floxal-Augentropfen haben den Vorteil, dass sie auch bei einer Trommelfellverletzung eingesetzt werden dürfen, während andere Präparate in solchen Fällen absolut kontraindiziert sind.

Selbstverständlich gilt bei einer Gehörgangsentzündung absolutes Tauchverbot! Dabei sei Tauchern dringend empfohlen, bei den ersten Anzeichen einer Gehörgangsentzündung eine Tauchpause einzulegen, statt bis zum Vollbild der Erkrankung die Zähne zusammenzubeißen. Natürlich besteht auch und gerade dann ein Tauchverbot, wenn Ohrentropfen mit schmerzstillenden Wirkstoffen angewendet wurden.

4.4 Prophylaxe einer Gehörgangsentzündung

Cave: Manipulationen, insbesondere mit dem bohrenden Finger oder mit Wattestäbchen, sind zu unterlassen! Leider gibt es weitere Maßnahmen, die nicht zuletzt auch von wohlmeinenden, aber des Tauchens unkundigen Ärzten gelegentlich empfohlen werden, die jedoch unbedingt zu unterlassen sind. So ist es zwar nahe liegend, dass, wenn eindringendes Wasser in den Gehörgang die Hauptursache ist, zu empfehlen, das Eindringen zu verhindern (*Robinson 1989*). Die hier empfohlenen Maßnahmen sind aber de facto kontraindiziert. So ist der oft empfohlene ölgetränkte Wattebausch im Gehörgang ebenso verboten, wie industriell gefertigte Verschlüsse des Gehörgangs, wie sie z. B. für Schwimmer angeboten werden. Die Begründung ist banal: Gemäß des physikalischen Gesetzes von Boyle und Mariotte wird mit dem Abtauchen das Gas im Mittelohr komprimiert – und zwar proportional zum ansteigenden Umgebungsdruck. Dadurch kommt es u. a. zum Einziehen des Trommelfells, was den Gehörgangsverschluss in Folge tiefer in den Gehörgang zieht bzw., wenn dies nicht möglich ist, gleichzeitig einen relativen Unterdruck zwischen Trommelfell und Verschluss bewirkt, so dass es zu einer Verletzung des Gehörgangs und des Trommelfells kommen kann.

An dieser Stelle sei aber auch ausdrücklich darauf hingewiesen, dass es mittlerweile ein Hilfsmittel auf dem Markt gibt, das einerseits das Eindringen von Wasser in den Gehörgang sehr wirkungsvoll verhindert, andererseits aber dennoch einen Druckausgleich ermöglicht. Es handelt sich hier um eine spezielle Tauchermaske der Firma Oceanic, die unter dem Handelsnamen „Oceanic pro ear“ vertrieben wird (Abb. 3a,b). Bei dieser Maske werden die Ohrmuscheln mit dicht sitzenden Kappen abgedeckt, die jeweils über einen flexiblen Schlauch mit dem Maskenkörper verbunden sind. Auf diese Weise gelingt der Druckausgleich problemlos.

Taucher können sich jedoch auch auf anderem Wege schützen! Neben dem Schutz des Ohres vor Zugluft und der Trocknung des Gehörgangs ohne Manipulation (z. B. mit dem Fön) ist dabei die wichtigste Maßnahme das regelmäßige Ausspülen der Gehörgänge nach jedem Tauchgang mit sauberem Süßwasser. Hierbei ist je-

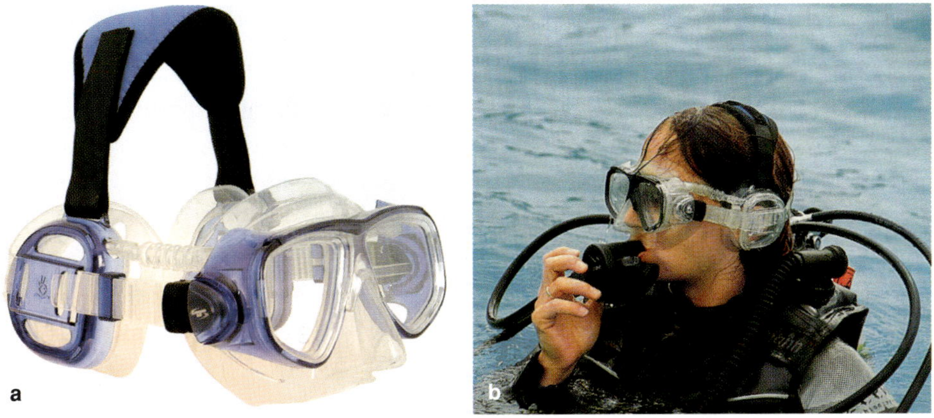

Abb. 3a,b: Tauchermaske Oceanic pro ear der Firma Oceanic. Hier wird wirkungsvoll ein Eindringen von Wasser in den Gehörgang beim Tauchen verhindert, gleichzeitig bleibt die Fähigkeit zum Druckausgleich erhalten.

doch in den meisten Urlaubsregionen, vor allem aber im tropischen Klima, nicht das Wasser aus der Wasserleitung zu benutzen, sondern sauberes Trinkwasser, da es sich in vielen Fällen beim Wasser aus dem Hahn um entsalztes Meerwasser handelt. Speziell in den Tropen kann zudem das feuchtwarme Klima auch in der Wasserleitungen zur Keimbesiedelung führen.

In den meisten Gegenden der Welt reichen diese Maßnahmen schon aus. Im tropischen Klima (Malediven, Karibik, Pazifikinseln) kann eine zusätzliche Desinfektion des Gehörgangs angeraten sein. Anders als bei üblichen Desinfektionsmaßnahmen der Haut, z. B. vor einer Spritze beim Arzt, eignet sich eine Lösung, die ausschließlich aus Alkoholen besteht, aber nicht. Alkohol wäscht nämlich den Fettfilm im Gehörgang aus, so dass er zusätzlich austrocknet. Außerdem wird die empfindliche Gehörgangshaut durch Alkohol gereizt. Alkoholische Essigsäurelösungen sind hier zu bevorzugen, da Essig ebenfalls keimtötend wirkt, gleichzeitig aber den pH-Wert der Gehörgangshaut normal hält, was einer Keimbesiedelung entgegen wirkt. Solche prophylaktischen Tropfen können daher vom HNO-Arzt rezeptiert und in der Apotheke angemischt werden.

Mitunter werden auch prophylaktische Ohrentropfen empfohlen, die Borsäure als Bestandteil enthalten. Hier ist darauf hinzuweisen, dass Borsäure als Arzneibestandteil nicht mehr zulässig ist und solche Ohrentropfen nicht mehr verordnet werden sollten.

Unter Tauchern sind solche Mischungen durchaus bekannt und manche werden wie Geheimtipps gehandelt. Dabei gibt es Mischungen, die sich über die Jahre als sehr wirksam und gut verträglich erwiesen haben. Allerdings sei deutlich darauf hingewiesen, dass verschiedene Menschen je nach individueller Empfindlichkeit unterschiedlich reagieren können. Es empfiehlt sich daher, die Taucher darauf hinzuweisen, die Tropfen zunächst zu Hause auszuprobieren. Auch sollte vor der Verordnung eine Inspektion des Gehörgangs stehen. Bewährte Tropfen sind:

Mischung nach Branse-Passek und Muth

(Schreibweise für Apotheker):

- Acid Acet glac mind 99 0,5
- Aqua purif 2,5
- Alcohol Isopropylicus ad 50.

Oder in alternativer Schreibweise (identisches Rezept):

- Eisessig 0,5
- gereinigtes Wasser 2,5
- Isopropanol ad 50,0

Ehm'sche Lösung

- Ac. Acet. Glac. 5,0
- Aqua dest. 10,0
- Isopropylalkohol (95 %) 85,0
- bzw. Ac. Acetic. 2,0; Alumin. Acetic 2 % ad 20,0

Heidelberger Ohrentropfen (Klingmann)

- Glycerini puriss 10,0
- Spirit vini ad 30,0
- Anwendung: 3-mal tägl. 5 Tropfen in beide Ohren

Der Gehörgang ist nach Anwendung solcher Lösungen zwar desinfiziert, aber noch ungeschützt. Daher soll nach der Anwendung der Taucherohrentropfen unbedingt noch jeweils ein Tropfen Öl (Oliven- oder Mandelöl aus der Apotheke) in den Gehörgang geträufelt werden. Taucherohrentropfen und Öl sollen, wenn nicht anders verordnet, nur 1-mal täglich am Ende des Tages angewandt werden.

Prinzipiell wäre die Gehörgangsentzündung bei Tauchern mit diesen Ausführungen abgeschlossen, wenn es nicht eine Reihe von Kasuistiken gäbe, bei denen zwar der charakteristische Schmerz auftritt, die ebenfalls typischen Entzündungszeichen aber völlig fehlen. So kommt es bei nicht wenigen Tauchern während des Tauchurlaubs mit hoher Tauchfrequenz und somit mehreren Tauchgängen in relativ kurzer Folge zu Beschwerden, die zunächst an die Otitis externa denken lassen. Typisch sind die Schmerzen beim Kauen, beim Zug am Ohrläppchen und beim Druck auf den Tragus. Bei der anschließenden Inspektion des Gehörgangs stellt sich dieser dann aber vielfach reizlos oder allenfalls leicht gereizt dar, so dass sich von diesem Befund die Schmerzen nicht erklären lassen. In einer retrospektiven Untersuchung mit 61 Tauchern mit der oben beschriebenen Symptomatik war zudem die rechte Seite signifikant häufiger betroffen (*Muth et al. 1999*).

Diese Konstellation von typischem Schmerz bei fehlenden Entzündungszeichen ist nur auf den ersten Blick erstaunlich. Bei näherer Betrachtung erklärt sie sich aus dem typischen Tauchverhalten und der damit verbundenen besonderen Belastung besonders der Kiefergelenke. Hier ist zunächst zu beachten, dass das Temporomandibulargelenk (TMJ, Kiefergelenk) sich topografisch in unmittelbarere Nähe zum Gehörgang befindet. Aus diesem Grunde strahlen Schmerzen, die ihren Ursprung im Gehörgang haben (Otitis externa) ebenso in das Kiefergelenk aus wie umgekehrt. Auch wegen der unmittelbaren Nachbarschaft sind Kaubewegungen, wie oben beschrieben, bei der Otitis externa schmerzauslösend.

Dieses TMJ ist nun, wie in einem weiteren Beitrag bereits sehr ausführlich besprochen (s. Kap. 3), aufgrund der anatomischen Gegebenheiten relativ belastungsempfindlich. Eine ungleichmäßige und vor allem wiederholte Belastung kann zu einer Überlastungsreaktion im Sinne einer Reizung führen, die dann die oben aufgelistete Symptomatik verursachen kann. Eine solche Belastung ist z. B. das Halten des Atemreglers (Lungenautomat) im Mund (*Hobson 1991*), wobei hier zu beachten ist, dass diese Belastung an sich nicht nur insgesamt unphysiologisch, sondern zudem noch asymmetrisch ist.

Die Asymmetrie der Belastung ergibt sich aus der typischen Schlauchführung des Atemreglers, denn in der überwiegenden Zahl der Fälle wird der Mitteldruckschlauch, der die Verbindung zwischen dem eigentlichen Druckminderer am Flaschenventil (1. Stufe) mit dem Mundstück (Lungenautomat, 2. Stufe) darstellt, über die rechte Schulter geführt (Abb. 4). Dieser befindet sich dabei zudem nicht in der Waagerechten, sondern kommt seinem Abtrieb und der Schwerkraft folgend meist von rechts unten, so dass auch am Mundstück ein gewisser Zug nach unten herrscht. Zu der in vielen zahnärztlichen und kieferorthopädischen Publikationen beschriebenen grundsätzlichen unphysiologischen Belastung beider Kiefergelenke (*Hobson 1991*) kommt nun noch eine asymmetrische Bisskraftverteilung hinzu, was, bei entsprechend hoher und regelmäßiger Belastung, eine entsprechende Reizung vor allem des betroffenen, also rechten Kiefergelenks bewirken kann (Abb. 5).

Diese Belastung erfolgt zwar grundsätzlich bei jedem Tauchgang, im Regelfall ist die Zahl der Tauchgänge in einem relativ kurzen Zeitintervall aber nur im Tauchurlaub entsprechend hoch. Während nämlich nur wenige Taucher in heimischen Gewässern täglich zum Tauchen gehen, sind zwei bis drei Tauchgänge pro Tag über 7 bis 21 Tage im Tauchurlaub keine Seltenheit. Fehlen also bei typischer Schmerzsymptomatik bei der Inspektion der Gehörgänge die klassischen Entzündungszeichen, ist differentialdiagnostisch an eine Überlastung der Kiefergelenke zu denken.

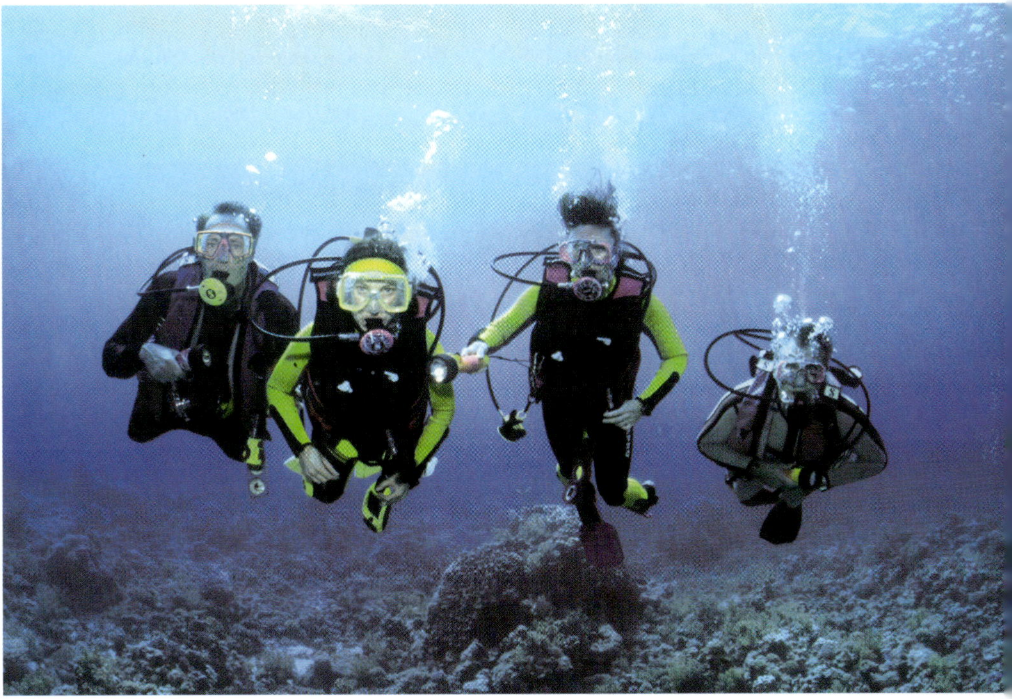

Abb. 4: Gruppe von Tauchern. Man beachte die Führung der Lungenautomaten! (Foto: Paul Munzinger)

Die Therapie in einem solchen Fall besteht zunächst in der Tauchpause. Zusätzlich sind schmerzstillende und entzündungshemmende Medikamente wie z. B. Ibuprofen, Diclofenac oder COX_2-Hemmer zu verordnen. Selbstverständlich sind die Gehörgänge auch im Verlauf wiederholt zu inspizieren, um hier nichts zu übersehen. Bei Beschwerdefreiheit spricht indes nichts gegen die Wiederaufnahme des Tauchens.

Auch in diesem Fall besteht die Möglichkeit der vorbeugenden Maßnahmen. Moderne Lungenautomaten sind inzwischen meist mit einem zweiten Mitteldruckschlauch und einem zweiten Mundstück versehen (Oktopus); dieser Oktopusautomat wird nicht selten über die linke Seite geführt. Hier besteht die Möglichkeit, dass

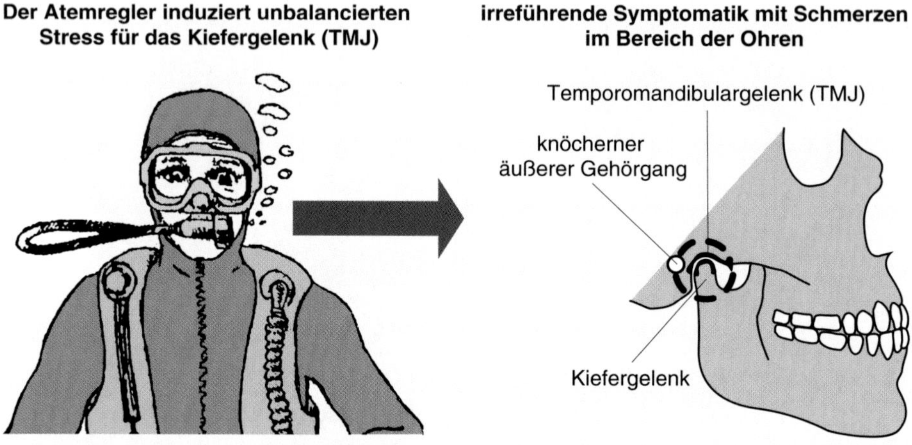

Abb. 5: Grafische Darstellung des Zusammenhangs zwischen Lungenautomat und Kiefergelenksbelastung (aus *Muth et al. 1999*). Siehe Text. Zu beachten: die Schlauchführung ist idealisiert dargestellt

Taucher bei einem sehr intensiven Tauchverhalten abwechselnd bei einem Tauchgang aus dem von rechts kommenden und beim nächsten Tauchgang aus dem von links kommenden Lungenautomaten atmen, um so die Belastung für die Kiefergelenke gleichmäßiger zu verteilen.

Zusätzlich sollte darauf geachtet werden, dass die Mitteldruckschläuche so waagerecht wie möglich geführt werden, um den Zug auf die betroffene Seite und die damit verbundene noch verstärkte Bissasymmetrie zu vermeiden. Schließlich bietet die Industrie inzwischen ergonomisch geformte Mundstücke an, die den Aufbiss über eine größere Fläche verteilen und mit denen die zweiten Stufen des Lungenautomaten nachgerüstet werden können.

4.5 Fazit

Gehörgangsentzündungen bei Tauchern sind relativ häufig, lassen sich aber bei Kenntnis der Zusammenhänge und der geeigneten

Maßnahmen weitestgehend vermeiden. Doch nicht alles, was primär als Gehörgangsentzündung imponiert, ist tatsächlich eine Entzündung des Gehörgangs. Auch Fehlbelastungen der Kiefergelenke können eine sehr ähnliche Symptomatik verursachen, was differentialdiagnostisch zu bedenken ist. Auch hier ist bei entsprechender Kenntnis der Zusammenhänge eine Vermeidung möglich.

Literatur

Bell, D. N.: Otitis externa. A common, often self-inflicted condition. Postgrad Med 78 (1985) 101–104, 106

Boenninghaus, H. G.: Hals-Nasen-Ohrenheilkunde, 7. Auflage. Springer Berlin 1986

Ganz, H.: Local antibiotic therapy of bacterial ear infections. HNO 37 (1989) 386–388

Haider, T., G. Stanek: Untersuchung zur Frage der Otitis externa bei tropischen Tauch- und Badeaufenthalten. Wien Klin Wochenschr 104 (1992) 39–41

Hoadley, A. W., D. E. Knight: External otitis among swimmers and nonswimmers. Arch Environ Health 30 (1975) 445–448

Hobson, R. S.: Temporomandibular dysfunction syndrome associated with scuba diving mouthpieces.Br J Sports Med 25 (1991) 49–51

Muth, C. M., W. Delb, H. Iro: Symptomatology of external otitis in recreational divers related to the diving equipment? Proceedings of the 25th Annual Meeting of the EUBS, Haifa and Eilat 1999, 201–204

Robinson, A. C.: Evaluation for waterproof ear protectors in swimmers. J Laryngol Otol 103 (1989) 1154–1157

Sander, R.: Otitis externa: a practical guide to treatment and prevention. Am Fam Physician 63 (2001) 927–936, 941–942

Strauss, M. B., R. L. Dierker: Otitis externa associated with aquatic activities (swimmer's ear). Clin Dermatol 5 (1987) 103–111

Sumitsawan, Y., P. Tharavichitkul, W. Prawatmuang, B. Ingsuwan, P. Sriburi: Ofloxacin otic solution as treatment of chronic suppurative otitis media and diffuse bacterial otitis externa. J Med Assoc Thai 78 (1995) 455–459

Wright, D. N., J. M. Alexander: Effect of water on the bacterial flora of swimmers' ears. Arch Otolaryngol 99 (1974) 15–18

Behandlung von Tauchunfällen

2

5 Die Heidelberger Tauchersprechstunde

Ch. Klingmann

Es gibt wohl keinen Taucher, der nicht schon einmal Probleme mit dem Druckausgleich, Ohrenschmerzen nach dem Tauchen oder Beschwerden in Nase und Nasennebenhöhlen hatte. Das Trommelfell, die Nase mit den Nasennebenhöhlen und der Rachen liegen jedoch nicht gerade auf dem „Präsentierteller". Aus diesem Grund hat sich die HNO als eigenständiges Fachgebiet entwickelt. Obwohl die Zahl der Sporttaucher jedes Jahr zunimmt und man heute mit ca. 1,5 Millionen Gelegenheits- oder Ganzjahrestauchern rechnet, ist die Tauchmedizin noch lange nicht in die universitäre Ausbildung zum Arzt integriert. Daher ist es sehr schwierig, einen HNO-Arzt mit tauchmedizinischen Kenntnissen ausfindig zu machen.

5.1 Die Gründung der Heidelberger Tauchersprechstunde

Um Tauchern mit Beschwerden auf dem HNO-Gebiet eine Anlaufstelle zu bieten, wurde an der Hals-Nasen-Ohren-Universitätsklinik Heidelberg (Ärztlicher Direktor: Prof. Dr. H. Weidauer) im Dezember 2001 die Heidelberger Tauchersprechstunde gegründet. In dieser Sprechstunde werden Taucher mit akuten Erkrankungen nach dem Tauchen behandelt; ein Schwerpunkt liegt jedoch in der Beurteilung der Tauchtauglichkeit und der Beseitigung von Erkrankungen auf dem HNO-Gebiet, um die Tauchtauglichkeit wieder zu erlangen. Darüber hinaus wird diese Einrichtung von Ärzten genutzt, die Fragen zu speziellen HNO-ärztlichen Problemen im Bereich der Tauchmedizin haben. Ein großes Glück stellt die Tatsache dar, dass es in Heidelberg eine Druckkammer gibt, mit der in enger Zusammenarbeit verunfallte Taucher behandelt werden können oder, nach der ersten Akuttherapie am Ferienort, die weitergehende Behandlung fortgesetzt werden kann. Der Vorteil in der heimatnahen Behandlung liegt nicht nur in der Bequemlichkeit für den Taucher, in seiner gewohnten Umgebung behandelt zu werden, sondern vor allem in der Möglichkeit, die gesamten diagnostischen Mittel einer Universitätsklinik ausschöpfen zu können.

5.2 Patientenkollektiv

Von der Gründung der Heidelberger Tauchersprechstunde im Dezember 2001 an bis zum Februar 2004 haben 125 Taucher (70 männlich/55 weiblich) die Universitäts-HNO-Klinik aufgesucht. Bezeichnend ist weniger die Anzahl der untersuchten Taucher, sondern vielmehr ihre Krankengeschichte. Die Taucher haben häufig eine wahre Odyssee an Arztbesuchen hinter sich, bevor sie sich in Heidelberg vorstellen. Die Zahl der Arztbesuche vom Hausarzt bis zum HNO-Facharzt ist hoch und die Auskünfte und Ratschläge, die nicht zum Erfolg führten, würden mehrere Seiten füllen. Die durchschnittliche Anfahrtsstrecke der Taucher lag bei 95 km (10–600 km), abgesehen von fünf Tauchern, die sich aus Tokio, den Seychellen, Ägypten und den Malediven direkt in Heidelberg vorstellten (Abb. 1). Bei diesen fünf Tauchern handelte es sich durchweg um Tauchlehrer, die in den verschiedenen Feriengebieten beruflich tätig sind und ihre Arbeit aufgrund verschiedenster Erkrankungen auf dem HNO-Gebiet nicht mehr ausüben konnten. In solchen Fällen spielt die Entfernung natürlich eine untergeordnete Rolle, vielmehr geht es um die Wiederherstellung der Erwerbsfähigkeit.

Das Durchschnittsalter der Taucher betrug 37 Jahre (15–64 Jahre). Interessant ist, dass Taucher jeden Ausbildungsstands vorstellig wurden (Abb. 2). Während manche Taucher Beschwerden schon

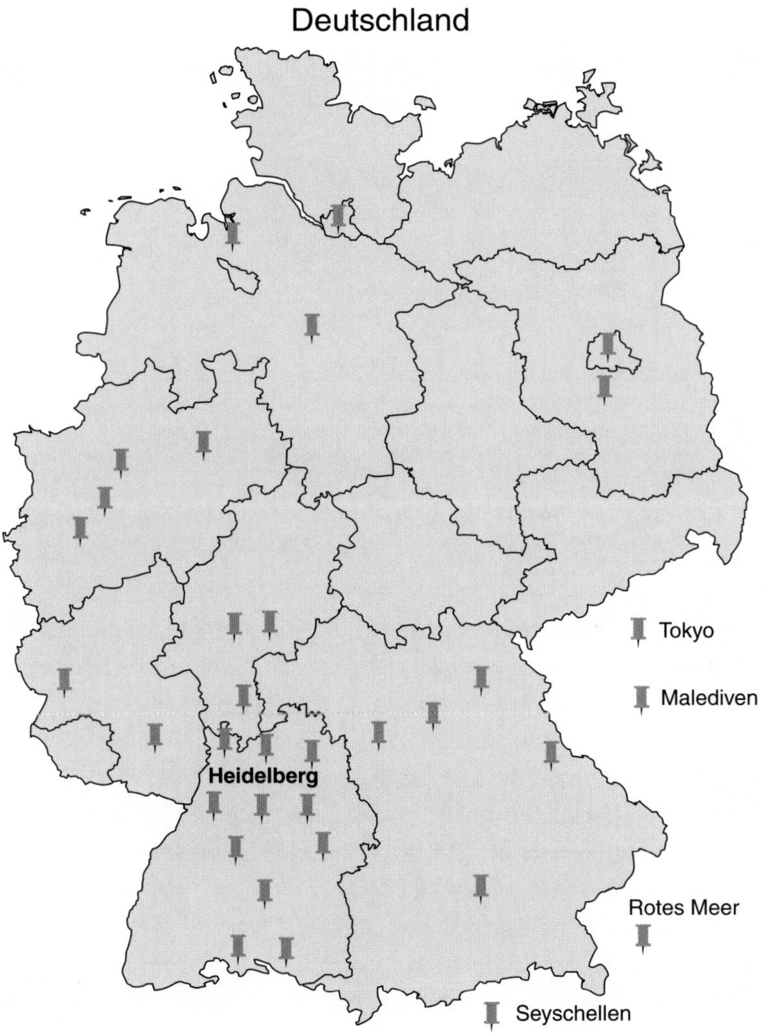

Abb. 1: Ein Großteil der behandelten Taucher kommt aus Heidelberg, einige jedoch aus ganz Deutschland und sogar aus Übersee

während der Ausbildung entwickelten, traten bei anderen die Symptome erst im Lauf von Jahren auf.

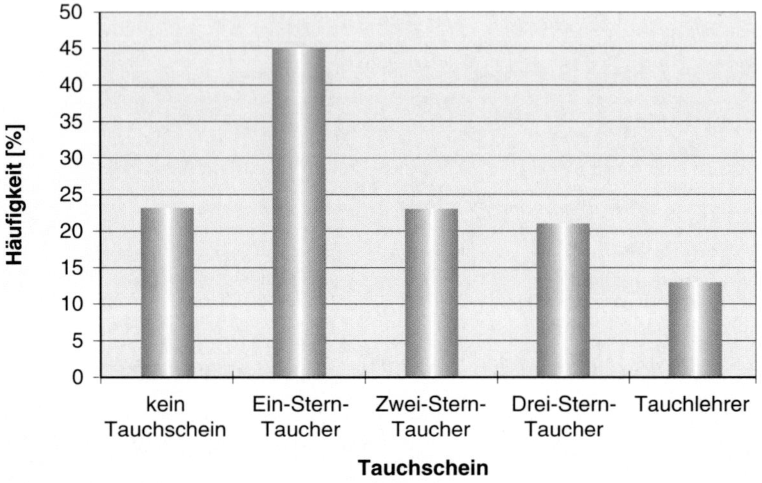

Abb. 2 Erfahrung der Taucher: 23 Tauchanfänger, 45 Taucher mit Grundausbildung*, 23 Taucher mit fortgeschrittener Ausbildung**, 21 sehr erfahrene Taucher*** und 13 Ausbilder

Im Vordergrund der Behandlung in Heidelberg liegt die Wiedererlangung der Tauchtauglichkeit. Vier von fünf Tauchern stellten sich wegen Beschwerden während des Tauchens oder zur Beurteilung der Tauchtauglichkeit nach Tauchunfällen vor, während sich nur jeder fünfte Taucher mit einem akuten Tauchunfall in die Behandlung begab (Abb. 3).

Trotz der Bereitschaft der Taucher, eine weite Anfahrtsstrecke in Kauf zu nehmen, wurde versucht, einen Teil der gewonnenen Erfahrungen an die Betroffenen über das Internet weiterzugeben und somit die eine oder andere Anfahrt zu ersparen. So wurde unter **www.tauchersprechstunde.de** zu Beginn des Jahres 2003 die Homepage der Heidelberger Tauchersprechstunde ins Netz gestellt und somit die Möglichkeit geboten, Wissenswertes rund um die tauchmedizinischen Aspekte der Hals-Nasen-Ohrenkunde zu erfahren. In den ersten zwölf Monaten haben schon mehr als 30 000 Anwender diese Plattform besucht (Abb. 4).

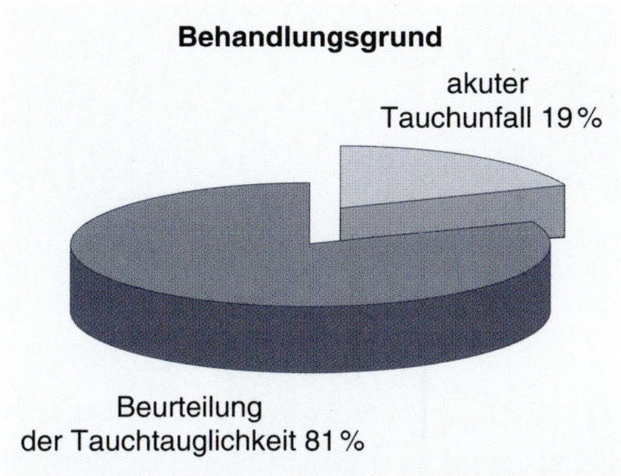

Abb. 3: Das Diagramm zeigt, dass die Beurteilung der Tauchtauglichkeit auf dem HNO-ärztlichen Fachgebiet im Vordergrund steht, und zwar vor der Behandlung akuter Unfälle

Abb. 4: Die Heidelberger Tauchersprechstunde im Internet

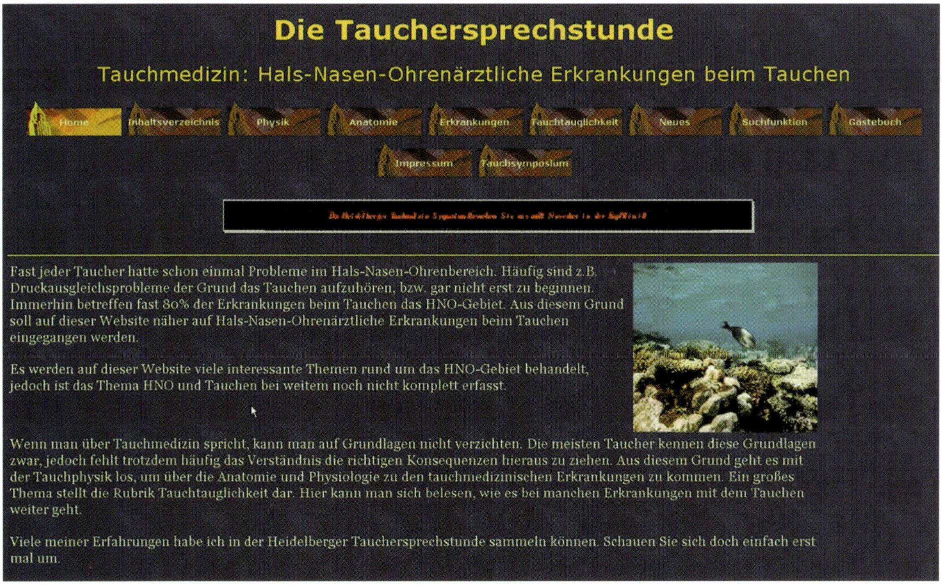
Die Tauchersprechstunde
Tauchmedizin: Hals-Nasen-Ohrenärztliche Erkrankungen beim Tauchen
Home
Inhaltsverzeichnis
Physik
Anatomie
Erkrankungen
Tauchtauglichkeit
Neues
Suchfunktion
Gästebuch
Impressum
Tauchsymposium
Fast jeder Taucher hatte schon einmal Probleme im Hals-Nasen-Ohrenbereich. Häufig sind z.B. Druckausgleichsprobleme der Grund das Tauchen aufzuhören, bzw. gar nicht erst zu beginnen. Immerhin betreffen fast 80% der Erkrankungen beim Tauchen das HNO-Gebiet. Aus diesem Grund soll auf dieser Website näher auf Hals-Nasen-Ohrenärztliche Erkrankungen beim Tauchen eingegangen werden.
Es werden auf dieser Website viele interessante Themen rund um das HNO-Gebiet behandelt, jedoch ist das Thema HNO und Tauchen bei weitem noch nicht komplett erfasst.
Wenn man über Tauchmedizin spricht, kann man auf Grundlagen nicht verzichten. Die meisten Taucher kennen diese Grundlagen zwar, jedoch fehlt trotzdem häufig das Verständnis die richtigen Konsequenzen hieraus zu ziehen. Aus diesem Grund geht es mit der Tauchphysik los, um über die Anatomie und Physiologie zu den tauchmedizinischen Erkrankungen zu kommen. Ein großes Thema stellt die Rubrik Tauchtauglichkeit dar. Hier kann man sich belesen, wie es bei manchen Erkrankungen mit dem Tauchen weiter geht.
Viele meiner Erfahrungen habe ich in der Heidelberger Tauchersprechstunde sammeln können. Schauen Sie sich doch einfach erst mal um.

5.3 Verteilung der Erkrankungen

Jeder Taucher weiß, dass die Ohren die Achillesferse unseres Körpers für das Tauchen darstellen. Dies spiegelt sich auch in der Anzahl der Taucher mit Beschwerden im Bereich des Außenohrs, Mittelohrs und Innenohrs wider: 81 % der Taucher gaben Beschwer-

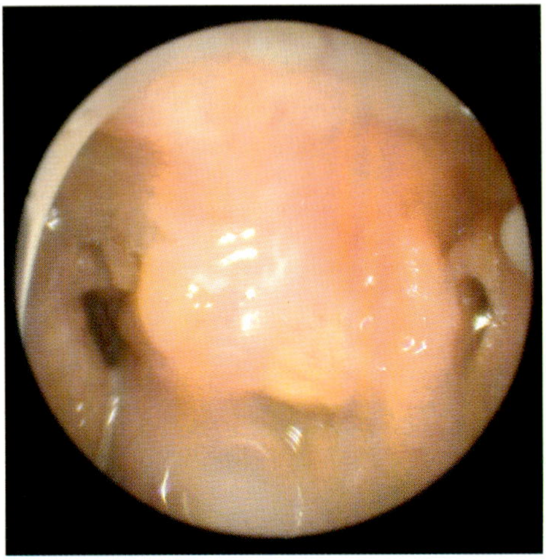

Abb. 5: Zyste im Bereich des Nasenrachens. Man erkennt eine runde Raumforderung im Bereich des Nasenrachens. Die Taucherin klagte seit drei Jahren über zunehmende Druckausgleichsbeschwerden auf der linken Seite. Man kann gut erkennen, dass der Tubenwulst auf der linken Patientenseite (rechts im Bild) etwas eingedrückt ist

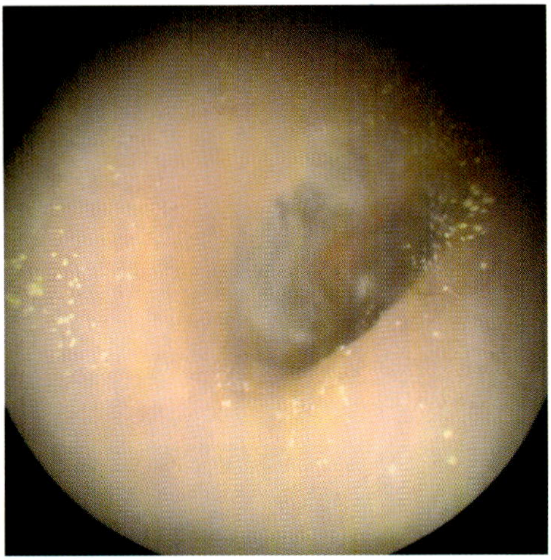

Abb. 6: Pilzbefall des Gehörgangs. Man erkennt die Auskleidung des Gehörgangs mit Pilzmyzelen. Sie sehen ähnlich aus wie Pusteblumen und entstehen durch Zerstörung der normalen Standortflora, z. B. durch Applikation von Antibiotika. Symptome sind Schmerzen, Juckreiz und Nässen des Gehörgangs

den in diesem Bereich an. Absolute Spitzenreiter sind Probleme mit dem Druckausgleich. Immerhin stellten sich 25 % der Taucher wegen einer behinderten Mittelohrbelüftung vor. Um die Ursache der behinderten Mittelohrbelüftung zu finden, ist eine ausführliche HNO-ärztliche Untersuchung notwendig. Dabei ist eine äußerst gründliche Inspektion wichtig, da sich manchmal nur geringe Anzeichen einer Veränderung finden. Deshalb sollte die Untersuchung unbedingt mit dem Endoskop und dem Mikroskop erfolgen. In den meisten Fällen findet sich bei Tubenbelüftungsstörungen jedoch keine nachweisbare Ursache, so dass ein intensives Tubentraining, unter Umständen mit medikamentöser Hilfe, angezeigt ist.

Selten sind jedoch Zysten im Bereich des Nasenrachens (Abb. 5) die Ursache, so dass mit Hilfe einer kleinen Operation in örtlicher Betäubung die Tauchtauglichkeit wieder hergestellt werden kann.

Andere Ursachen können eine vergrößerte Rachenmandel (im Volksmund Polypen) oder ein allergischer Schnupfen sein.

Beschwerden im Bereich des Außenohrs kamen seltener vor, vermutlich weil sich die Behandlung von Tauchern und Nichttauchern nicht unterscheidet und somit keine Notwendigkeit besteht, eine spezialisierte Sprechstunde aufzusuchen. Interessant zeigte sich ein therapieresistenter Befall des Gehörgangs mit Pilzen (Abb. 6), die nur durch eine langwierige und stetige Behandlung in den Griff zu bekommen war.

Eine überdurchschnittlich hohe Anzahl an Tauchern zeigte Beschwerden im Bereich des Innenohrs. Immerhin 26 % der Taucher wurden wegen Schwindel, Hörverlust, Tinnitus oder Seekrankheit behandelt. Die Erkrankungen des Innenohrs sind deshalb besonders wichtig, da es in diesem Bereich zu bleibenden Schädigungen kommen und eine permanente Tauchuntauglichkeit resultieren kann. So wurden mehrere Taucher mit einer kompletten Ertaubung eines Ohrs behandelt. In solchen Fällen muss vom Tauchen abgeraten werden, da ein erneuter Tauchunfall der Gegenseite zu schwerwiegenden Behinderungen führen kann. Dem Leser sei empfohlen, versuchsweise einem Fernsehfilm oder den Nachrichten mit geschlossen Augen zu folgen: Er wird feststellen, dass dies problemlos möglich ist. Dasselbe Manöver mit verschlossenen Ohren zeigt auf, wie abhängig wir von unserer auditiven Wahrnehmung sind. Man sollte nie sein Hörvermögen aufs Spiel setzen und bei den geringsten Symptomen eines Innenohrschadens nach dem Tauchen sofort einen Taucherarzt und/oder HNO-Arzt aufsuchen.

Ungefähr 15 % der behandelten Taucher stellten sich mit Beschwerden im Bereich der Nase und der Nasennebenhöhle vor. Das Spektrum reicht vom einfachen allergischen Schnupfen bis hin zur chronischen Nasennebenhöhlenentzündung oder der Beurteilung der Folgen einer Mittelsgesichtsfraktur nach einem Autounfall. In Einzelfällen stellten sich Taucher nach einem Tauchunfall vor, der nicht in das HNO-Gebiet fiel, z. B. zur Untersuchung, ob ein offenes

Foramen ovale vorliegt, oder zur Beurteilung der Tauchtauglichkeit nach leichteren oder schweren Tauchunfällen. Aus diesem Grund besteht eine enge Zusammenarbeit mit der neurologischen Universitätsklinik sowie dem Druckkammerzentrum Heidelberg.

5.4 Behandlung akuter Tauchunfälle

Vor allem die Möglichkeit einer hyperbaren Sauerstofftherapie am selben Ort ermöglicht die Behandlung auch schwerer Tauchunfälle mit neurologischer Symptomatik. Heidelberg hat sich u. a. in den letzten Jahren zu einem Zentrum für die Behandlung der Dekompressionserkrankung des Innenohrs herauskristallisiert. Diese Erkrankung scheint wesentlich häufiger vorzukommen als bisher angenommen und muss so schnell wie möglich in einer Druckkammer behandelt werden. Da die Unterscheidung zu einem Barotrauma des Innenohrs unmöglich sein kann, wurde ein neues Therapiekonzept entwickelt, das in der Rubrik tauchmedizinische Erkrankungen ausführlicher beschrieben wird.

Durch die Spezialisierung auf HNO-ärztliche tauchmedizinische Erkrankungen ist es möglich geworden, bisher seltene Erkrankungen in größeren Fallzahlen zu behandeln und die Therapie zu modifizieren.

Die meisten Unfälle auf HNO-ärztlichem Gebiet werden allerdings nicht in einer Druckkammer behandelt. Meistens genügt eine konservative Therapie mittels Naturheilverfahren (Inhalieren) in Kombination mit verschiedenen Medikamenten. Nicht immer ist jedoch eine operative Therapie zu vermeiden.

5.5 Wiedererlangung der Tauchtauglichkeit

Wie bei den Tauchunfällen auch, ist in der Regel eine konservative Therapie ausreichend. Häufig zeigt sich, dass eine ausführliche Erklärung von Verhaltensmaßregeln unter Wasser schon zu einem

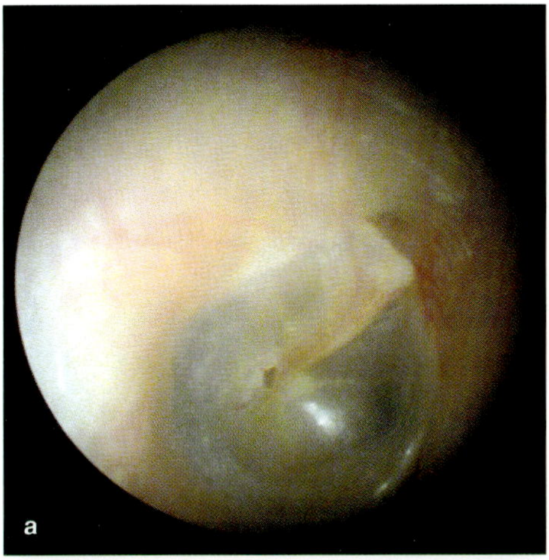

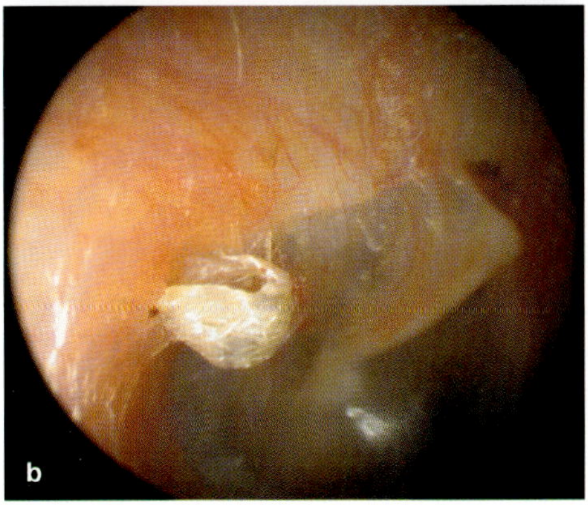

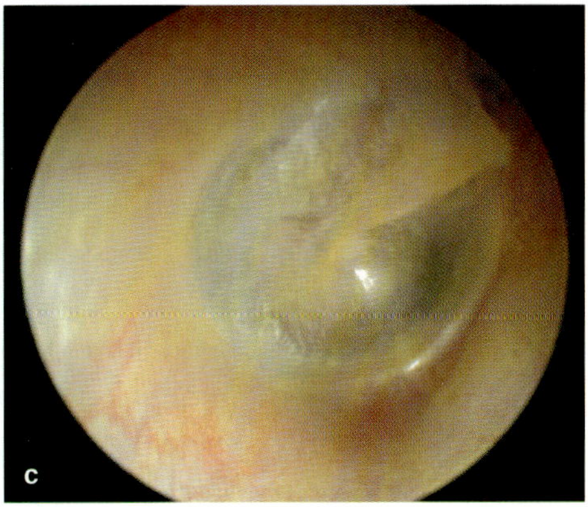

Abb. 7a–c: a Taucherin nach Tauchgang auf zwei Meter Tiefe im Schwimmbad. Es zeigt sich eine kleiner Einriss der Trommelfells neben dem Hammergriff. Eine operative Therapie war aufgrund des kleinen Defekts nicht notwendig. **b** Fünf Wochen nach dem Tauchgang erkennt man ein Auswandern des Lochs in Richtung Gehörgang. Das Loch selbst ist nicht erkennbar, da sich eine Kruste gebildet hat, die sich nicht entfernen ließ. Der Trommelfelldefekt ist noch nicht verschlossen. **c** Nach weiteren 2 Monaten ist das Trommelfell komplett verheilt, ohne dass eine Narbenbildung zu erkennen ist. Es besteht wieder eine uneingeschränkte Tauchtauglichkeit

großen Teil die Symptome lindern oder beseitigen kann. Auch Tauchlehrer profitieren regelmäßig von der genauen Erläuterung der physikalischen und medizinischen Bedingungen unter Wasser, so dass eine Veränderung des Tauchstils manche Probleme zumindest erleichtert hat. Manchmal muss die Therapie jedoch durch eine kurzfristige Anwendung von Nasentropfen oder eine langfristigere Anwendung von örtlichen Kortisonsprays auf die richtige Bahn gebracht werden.

Abhängig vom Befund lässt sich nicht immer eine operative Therapie vermeiden. Bei 10 % der Taucher wurden operative Maßnahmen zur Wiedererlangung der Tauchtauglichkeit durchgeführt. Zu diesem Zweck wurden operative Stabilisierungen des Trommelfells (Abb. 7a–c) oder eine Sanierung der Nasennebenhöhlen durchgeführt. Mancher Eingriff ließ sich auch ambulant in örtlicher Betäubung vornehmen.

5.6 Resümee

Unsere Erfahrungen in Heidelberg haben gezeigt, dass die Heidelberger Tauchersprechstunde mit großer Begeisterung aufgenommen wurde. Vielen Tauchern gelang es, ihr Hobby wieder auszuüben oder weiter zu betreiben. Für diesen Erfolg sind die Taucher auch bereit, eine lange Anfahrtsstrecke auf sich zu nehmen. Der hohe Spezialisierungsgrad der Tauchersprechstunde in Heidelberg gibt auch Ärzten anderer Fachrichtungen die Gelegenheit, sich mit Fragen nach Heidelberg zu wenden. Durch die große Zahl der ausgefallenen Problemstellungen und Erkrankungen sowie deren regelmäßige wissenschaftliche Auswertung ist es gelungen, eine Einrichtung auf internationalem Niveau zu schaffen. Diese Einrichtung lebt unter anderem von der Kooperation mit anderen Kliniken und Zentren sowie von der Unterstützung durch die betroffenen Taucher selbst.

5.7 Welche Taucher sollen nach Heidelberg?

- Grundsätzlich können nur Taucher mit HNO-ärztlichen Problemen oder akute Tauchunfälle behandelt werden. Es kann keine allgemeine tauchärztliche Untersuchung durchgeführt werden, da diese Untersuchung unsere Leistungsmöglichkeit sprengen würde. Taucher mit dem Wunsch nach einer Tauchtauglichkeitsuntersuchung sollten sich durch einen befähigten Arzt und/oder

Taucherarzt untersuchen lassen. Eine Liste findet sich im Internet unter www.gtuem.org.

- Jeder Patient mit Hals-Nasen-Ohren-ärztlichen Beschwerden beim Tauchen kann und soll sich vorstellen.
- Ärzte sind herzlich eingeladen, mit uns Kontakt aufzunehmen.
- Die Untersuchung im Rahmen der Tauchersprechstunde ist keine kassenärztliche Leistung und kann nicht über Krankenschein abgerechnet werden.
- Eine Terminvereinbarung sollte vorzugsweise über Email erfolgen (christoph_klingmann@med.uni-heidelberg.de) oder per Telefon (06221/56 67 10 oder 56 67 52). Weiteres findet sich auch im Internet unter www.tauchersprechstunde.de.

6 Die Taucherhotline – 24 Stunden Bereitschaft des Verbandes Deutscher Sporttaucher (VDST e.V.)

H. J. Roggenbach

Der Verband Deutscher Sporttaucher (VDST e.V.) ist der größte deutsche Tauchsportverband und nationales Mitglied des Weltverbandes CMAS (Confederation mondial des Activites subaquatiques). Er wurde 1954 gegründet und besteht inzwischen aus ca. 900 angeschlossenen Tauchsportvereinen mit insgesamt ca. 80 000 Mitgliedern. 75 000 davon sind Vereinsmitglieder und ca. 5000 sind sog. freie Mitglieder, die keinem Verein angeschlossen sind. Am 01. 01. 2000 wurde die Taucherhotline eingeführt. Hierbei handelt es sich um eine Einrichtung, die von ehrenamtlichen erfahrenen Tauchmedizinern betreut wird und jedem Vereinsmitglied des VDST zur Beratung offen steht.

6.1 Vorstellung des Verbandes

Vor Einführung der Hotline gab es zahlreiche Kritiker unter den Vereinsmitgliedern, die die Hotline ablehnten und einen drastischen Rückgang der Mitgliederzahlen voraussagten. Hierzu ist es jedoch nicht gekommen, wie Tab. 1 zeigt.

Die Einführung der Hotline hat sich positiv auf die Entwicklung der Mitgliederzahlen ausgewirkt. Es hat sich herausgestellt, dass das Versicherungspaket zusammen mit dem tauchmedizinischen Notfalldienst für die meisten Einzelmitglieder und für viele Vereinsmitglieder der Grund für die Mitgliedschaft waren.

Tabelle 1: Entwicklung der Mitgliederzahlen

Jahr	Vereinsmitglieder	Einzelmitglieder
1990	34 000	10
1996	59 000	
1998	64 000	350
2000	66 000	1600
2001	70 000	3000
2003	ca. 75 000	ca. 5000

6.2 Versicherungsverhältnisse im VDST e.V.

Das Dienstleistungsangebot des VDST e.V. umfasst folgende Leistungen:

- Weltweit gültige Sportversicherung (Tauchunfall-, Haftpflicht- und Rechtsschutzversicherung),
- Auslandsreisekrankenversicherung,
- monatlich das kostenlose Mitgliedermagazin „Sporttaucher",
- Vergünstigungen bei den VDST-Tauchschulen im In- und Ausland,
- Vergünstigungen bei Beurkundungen und beim Kauf von Taucherpässen,
- Information und Beratung in Fragen des Tauchsports,
- kostenlose LTU-Card.

Der wesentliche Gesichtspunkt ist natürlich das Versicherungsangebot, das jedem Mitglied automatisch zugute kommt, denn die Vereine bezahlen den Anteil der Versicherungsprämie zusammen mit dem Mitgliedsbeitrag an den VDST e.V. Im Einzelnen gibt es:

- die Sportversicherung (Inland),
- die Auslandsreisekrankenversicherung (Ausland),
- die Taucherhotline (Ausland, als Serviceleistung auch Inland).

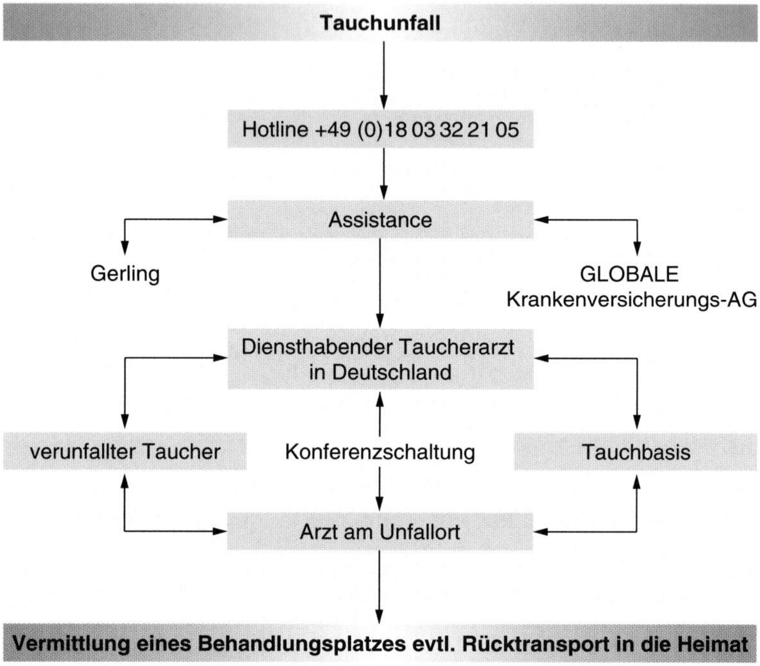

Abb. 1: Ablaufschema bei der Taucherhotline

Die Sportversicherung (Inland) gab es schon immer im VDST e. V. wie übrigens auch in anderen Sportverbänden. Sie wird in Zusammenarbeit mit den jeweiligen Landessportbünden finanziert. Die Auslandsreisekrankenversicherung war eine „Zugabe" des Gerling-Konzerns für eine sehr günstige Versicherungsprämie. Die wesentliche Taucherhotline wirft keine großen Verwaltungskosten auf, denn die Hotlineärzte arbeiten ehrenamtlich. Es wird lediglich eine geringe Kostenentschädigung für Telefonkosten gezahlt. Die Hotline funktioniert im In- und Ausland. Die Inlandfälle werden allerdings als sog. Servicefälle betrachten, d. h. die Versicherungsleistungen werden nicht über die Europ Assistance, sondern über den Gerling-Konzern in Köln abgewickelt und über die Sportversicherung abgerechnet.

6.3 Funktionsweise der Taucherhotline

Die zentrale Anlaufstelle bei Tauchunfällen ist die Europ Assistance in München (Abb. 1) über eine Hotlinetelefonnummer, die der Mitgliedskarte des Betroffenen entnommen werden kann. Die Assistance vermittelt dann an den diensthabenden Taucherarzt und stellt den Kontakt zu dem Betroffenen her, evtl. auch über eine Konferenzschaltung. Der Dienst tuende Taucherarzt entscheidet dann in Zusammenarbeit mit dem Arzt und dem Basisleiter vor Ort über die weiteren Maßnahmen wie Krankenhauseinweisung, Zuweisung an das nächste HBO-Zentrum oder auch Rücktransport ins Heimatland. Falls ein Dolmetscher erforderlich ist, wird dieser in die Konferenzschaltung eingebunden.

Der Hotline stehen 25 Ärzte zur Verfügung. Diese sind langjährige und erfahrene Taucherärzte GTÜM e.V., aktive Taucher und in den meisten Fällen auch Tauchlehrer des VDST e.V. Der Telefonbereitschaftsdienst geht jeweils über eine Woche und wird von zwei Kollegen versehen, einem sog. Ersten Dienst und einem Hintergrunddienst. Die Hotlineärzte arbeiten ehrenamtlich. Sie bearbeiten einen gemeldeten Tauchunfall auch über mehrere Tage oder Wochen, bis der Fall endgültig gelöst ist. Zu ihren Aufgaben gehören weiter das Ausfüllen des Tauchunfallerfassungsbogens und die Erstellung eines Unfallprotokolls, wenn der Fall abgeschlossen ist.

6.4 Tauchunfallstatistik der Jahre 2000–2003

Es hat im VDST e. V. schon eine Tauchunfallstatistik gegeben, und zwar über die Jahre 1974–1991 (Abb. 2). Sie wurde seinerzeit durch den Tauchwissenschaftler Dr. Max Hahn in Zusammenarbeit mit dem jeweiligen Verbandsarzt jährlich erstellt. Es gab auch schon den sog. Unfallerfassungsbogen, der allerdings den heutigen Erkenntnissen nicht mehr entspricht. So wurde z. B. eine Sparte der Tauchunfälle unter „Barotrauma Lunge/Kopf" zusammengefasst,

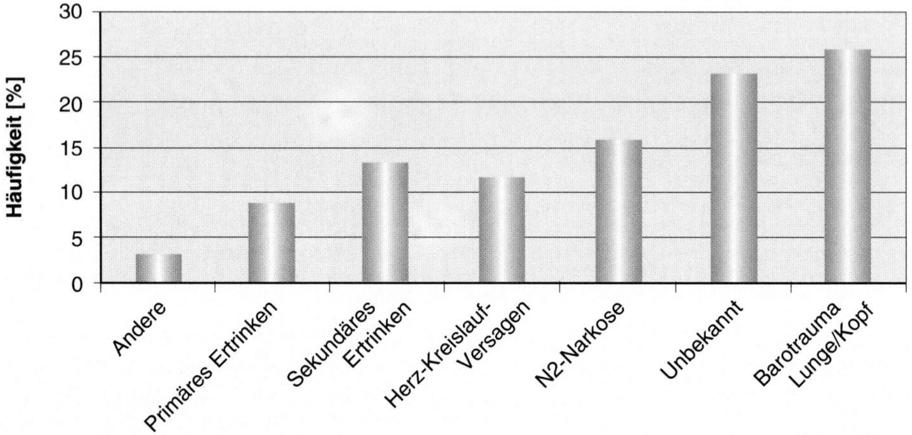

Abb. 2: Tauchunfallstatistik (Todesfälle) der Jahre 1974–1991

andererseits gab es keine exakte Differenzierung zwischen primärem und sekundärem Ertrinken.

Seit Einführung der Hotline hatten wir über die zentrale Erfassungsstelle der Europ Assistance in München bessere Möglichkeiten, die Unfalldaten lückenlos zu erfassen. Problematisch war dabei, dass diejenigen Unfälle, die von den Geschädigten direkt, d. h. ohne Kontakt des Hotlinearztes, an die Versicherung gemeldet wurden, häufig nur unvollständige Daten enthielten. Bei diesen Fällen war der Unfallerfassungsbogen nur unvollständig oder auch gar nicht ausgefüllt. Die der Versicherung bzw. der Assistance gemeldeten Tauchunfälle und die mit dem Tauchsport in Zusammenhang stehenden Unfälle, z. B. Verletzungen durch Tauchgeräte und Verletzungen durch Meerestiere, werden jährlich ausgewertet, und zwar nach folgenden Kriterien:

- DCS I
- DCS II
- Barotrauma HNO
- Barotrauma Lunge
- AGE
- Bewusstlosigkeit
- Primäres Ertrinken
- Sekundäres Ertrinken
- Prophylaxe
- Tod
- Verletzungen
- Sonstiges

Die Sparte „Prophylaxe" stellt Fälle dar, die z. B. nach einem Notaufstieg der HBO-Therapie zugeführt wurden, um eine DCS zu verhindern.

Den Todesfällen sind wir, soweit dies möglich war, einzeln nachgegangen. Bei den meisten Fällen konnten wir die ursächlichen Zusammenhänge aufklären.

Aus den folgenden Tabellen gehen die Ergebnisse der Jahre 2000–2002 hervor.

6.4.1 Auswertung des Jahres 2000

Im Jahre 2000 wurden insgesamt 88 Diagnosen erfasst bei 88 gemeldeten Fällen. 73 Fälle waren eigentliche Tauchunfälle. Die tödlichen Unfälle sind in diesem Jahr noch nicht aufgeschlüsselt worden (Tab. 2).

Tabelle 2: Auswertung des Jahres 2000

Diagnosen	n
DCS I	11
DCS II	18
Barotrauma HNO	28
Barotrauma Lunge	2
AGE	2
Bewusstlosigkeit	–
Primäres Ertrinken	4
Sekundäres Ertrinken	–
Prophylaxe	–
Tod	6
Verletzungen	15
Sonstiges	2
Gesamt	**88**
Eigentliche Tauchunfälle	**73**

6.4.2 Auswertung des Jahres 2001

Beim Gerling-Konzern in Köln und bei der Europ Assistance in München konnten insgesamt 90 erfasste Fälle ausgewertet werden. Die klassischen Tauchunfälle wie Barotrauma, DCS I und DCS II waren mit 60 Ereignissen vertreten. Mit erfasst wurden auch 18 Verletzungsfälle und eine Reihe von nicht einzuordnenden bzw. diagnostisch unklaren Fällen. In 2001 gab es 4 Todesfälle, bei 2 davon handelte es sich um Tauchunfälle im eigentlichen Sinne, bei 2 weiteren lagen als Ursache für den Tod organische Erkrankungen vor (Herzinfarkt bzw. Verdacht auf Herzinfarkt). Im Jahre 2001 wurden insgesamt 98 Diagnosen erfasst bei 90 gemeldeten Fällen (Tab. 3).

Tabelle 3: Auswertung des Jahres 2001

Diagnosen	n
DCS I	10
DCS II	26
Barotrauma HNO	20
Barotrauma Lunge	4
Bewusstlosigkeit	2
Primäres Ertrinken	3
Sekundäres Ertrinken	1
Prophylaxe	6
Tod	4
Verletzungen	18
Sonstiges	4
Gesamt	**98**
Eigentliche Tauchunfälle	**43**

Geschlechterverteilung	
Männlich	69
Weiblich	21

Altersgruppen	
0 – 19	3
20 – 29	11
30 – 39	25
40 – 49	18
50 – 59	2
60 – 69	2
Keine Angaben	29

Bei den 4 Todesfällen (2 unter Wasser, 2 nach dem Auftauchen) fanden wir ursächliche Zusammenhänge:

- Fall 1, männlich, 66 Jahre: Spanien, Herz-Kreislauf-Stillstand nach 30 min Tauchzeit. V. a. Herzinfarkt.
- Fall 2, männlich, 47 Jahre: Rotes Meer, wegen technischer Probleme beim Nachttauchgang Aufstieg. Durch starke Dünung auf das Riff gespült. Ertrinkungstod nach völliger Erschöpfung.
- Fall 3, männlich, 43 Jahre: Wuppertalsperre, der Tote wird am Folgetag nach seinem Einzeltauchgang tot an der Oberfläche treibend gefunden. Tod durch Ertrinken bei unklarer Ursache.
- Fall 4, männlich, keine Altersangaben. Dominikanische Republik, Ertrinken unklarer Ursache während des Tauchgangs. Erfolgreiche HLW, später Tod im Multiorganversagen, sekundäres Ertrinken.

Bei der Betrachtung aller Daten fällt auf, dass wir 2001 weniger Todesfälle hatten als im Jahr 2000. Die Gesamtzahl der erfassten Unfälle ist mit 90 im Jahr 2001 nur scheinbar angestiegen gegenüber 81 im Jahr 2000. Das liegt daran, dass wir 2001 auch „prophylaktische" Fälle erfasst haben, d. h. Fälle, bei denen eigentlich kein Tauchunfall vorlag, bei denen aber z. B. wegen eines Notaufstiegs zur Prophylaxe eines Tauchunfalls eine HBO-Therapie durchgeführt worden ist.

6.4.3 Auswertung des Jahres 2002

Im Jahre 2002 wurden insgesamt 80 Fälle aufgenommen, nur bei 63 Fällen handelte es sich um eigentliche Tauchunfälle. (Tab. 4).

Todesfälle:

- 25.03.2002, Philippinen, 62-jähriger Mann: V.a. Apoplexie während des Tauchgangs. Anamnestisch TIA und TEA, AVK der supraaortalen Äste.
- 03.06.2002, Österreich, Attersee, 34-jähriger Mann: TEC mit EAN 32. Tod direkt nach dem Auftauchen, Diagnose nach dem Totenschein: Lungenriss.
- 13.07.2002, Ostsee, 43-jährige Frau: Vor dem Abtauchen am Seil festgehalten, offenbar in Panik geraten, Bewusstlosigkeit, abgetrieben und ertrunken.

Tabelle 4: Auswertung des Jahres 2002

Diagnosen	n
DCS I	17
DCS II	24
Barotrauma HNO	13
Barotrauma Lunge	3
AGE	5
Bewusstlosigkeit	2
Primäres Ertrinken	–
Sekundäres Ertrinken	–
Prophylaxe	9
Tod	3
Verletzungen	6
Sonstiges	1
Gesamt	**80**
Eigentliche Tauchunfälle	**63**

Geschlechterverteilung	
Männlich	56
Weiblich	20
Keine Angaben	4

Altersgruppen	
0–19	–
20–29	6
30–39	21
40–49	20
50–59	8
60–69	2

6.5 Zusammenfassung

In Tabelle 5 sind alle Daten zusammengefasst, die in den ersten 3 Jahren der Hotline 2000–2002 erhoben wurden. Es sind dort insgesamt 258 Schadensfälle aufgelistet, die in den betreffenden 3 Jahren der Versicherung gemeldet wurden. Wenn es sich auch nicht immer um die klassischen Tauchunfälle gehandelt hat, so stehen diese Fälle jedoch alle in Zusammenhang mit der aktiven Ausübung des

Diagnosen	2000	2001	2002
DCS I	11	10	17
DCS II	18	20	24
Barotrauma HNO	28	26	13
Barotrauma Lunge	2	4	3
AGE	2	–	5
Bewusstlosigkeit	–	2	2
Tod	6	4	3
Verletzungen	15	18	6
Prim. Ertrinken	4	3	–
Sek. Ertrinken	–	1	–
Prophylaxe	–	6	9
Sonstiges	2	4	1
Gesamt	**88**	**94**	**83**

Tabelle 5: Übersicht der Jahre 2000–2002

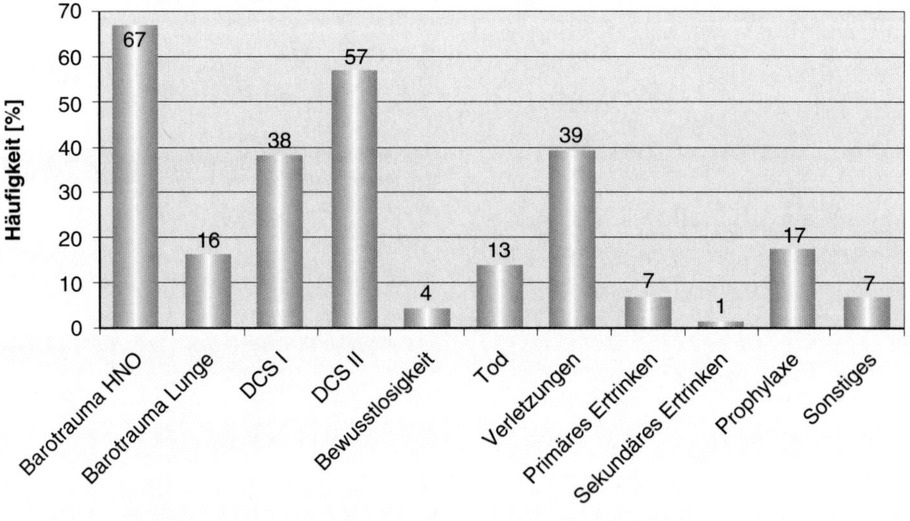

Abb. 3: Prozentuale Verteilung der Tauchunfälle 2000–2003

Tauchsports. Bei den „Verletzungen“ sind z. B. die zahlreichen und typischen Traumata der Unterwasserrugbyspieler ebenso erfasst wie die häufigen Ereignisse, die im Umgang mit der Tauchausrüstung (z. B. PTG, das auf die Füße fällt usw.) passieren. Auch die Prophylaxefälle haben nichts mit einem eigentlichen Tauchunfall zu tun (Abb. 3).

In Zukunft ist geplant, in Deutschland oder sogar in den deutschsprachigen Ländern in enger Zusammenarbeit mit der Gesellschaft für Tauch- und Überdruckmedizin (GTÜM e.V.) einen gemeinsamen Tauchunfallerfassungsbogen zu schaffen, der dann von den verschiedenen Stellen, wie Tauchsportverbänden, nichtorganisierten Tauchvereinen und nichtorganisierten Tauchern sowie professionellen Tauchschulen an eine zentrale Erfassungsstelle weitergeleitet wird. Denkbar wäre hier die Geschäftsstelle der GTÜM e.V.

7 Hyperbare Sauerstofftherapie – eine Behandlungsmethode nicht nur für Tauchunfälle

Erfahrungen am Druckkammerzentrum der berufsgenossenschaftlichen Unfallklinik Murnau

A. Kemmer

Die hyperbare Sauerstofftherapie (HBO) ist ein seit vielen Jahren weltweit in die klinische Therapie eingeführtes und bewährtes Behandlungsverfahren. Die Anfänge der modernen HBO gehen in die Zeit des britischen Physiologen *Haldane* zurück. Er schuf Anfang des 20. Jahrhunderts die theoretischen Grundlagen zur Einführung des Sauerstoffs bei der Therapie von Tauchern und Überdruckarbeitern nach Dekompressionskrankheit. Um die Jahrhundertwende stellte *Hermann v. Schrötter* mit seinen Kollegen *Mager* und *Heller* Überlegungen zur Behandlung der Dekompressionserkrankungen mit „künstlichen Gasgemischen" an. Die Rekompressionstherapie in einer Druckkammer wurde nach und nach zum Standard in der Behandlung von Dekompressionsunfällen.

Bis zur Einführung der hyperbaren Sauerstofftherapie in Bereiche außerhalb der Tauchmedizin dauerte es noch viele Jahre. Erst 1959 setzte Boerema die hyperbare Sauerstofftherapie in der Kardiochirurgie zur Verlängerung der Operationszeit am offenen Herzen ein. In seiner berühmten Arbeit „Life without blood" gelang ihm der tierexperimentelle Nachweis, dass lebenswichtige Organfunktionen unter hyperbaren Sauerstoffbedingungen auch ohne Hämoglobin als Sauerstoffträger aufrecht erhalten werden könnten. 1960 behandelten Boerema und Brummelkamp in Amsterdam die ersten Gasbrandpatienten erfolgreich mit hyperbarem

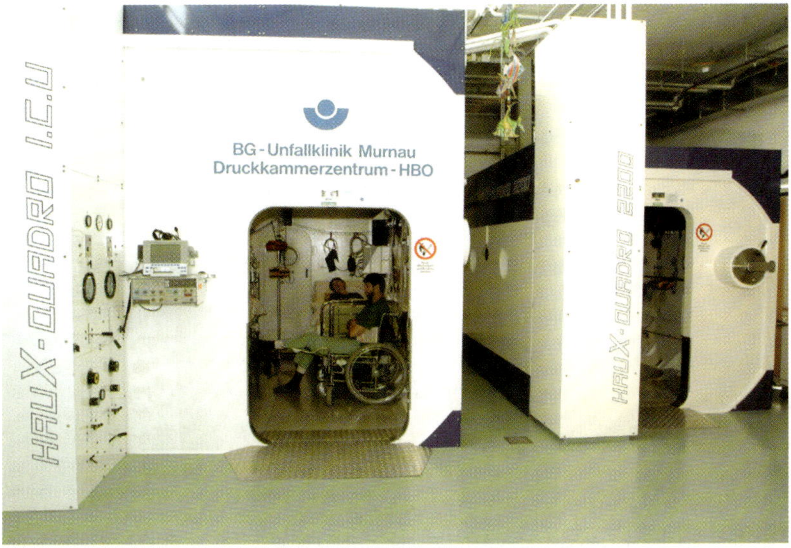

Abb. 1: Blick in eine Mehrpersonen-Druckkammer (BG-Unfallklinik Murnau)

Sauerstoff. In den Folgejahren wurde die hyperbare Oxygenierung bei einer steigenden Anzahl von Erkrankungen als primäre Therapie bzw. als wichtige adjuvante Behandlungsmethode neben anderen therapeutischen Maßnahmen eingeführt (Bouachour et al. 1996; Faglia et al. 1996; Weaver et al. 2002).

7.1 Definition und physikalische Grundlagen der HBO

Bei der hyperbaren Oxygenierung atmet ein spontan atmender oder kontrolliert beatmeter Patient in einer therapeutischen Druckkammer, unter einem im Vergleich zum normalen Luftdruck auf Meereshöhe erhöhten Umgebungsdruck von mehr als 2 bar, 100 % Sauerstoff (Abb. 1 und 2).

Die hyperbare Oxygenierung beruht auf klaren physikalischen und physiologischen Gesetzmäßigkeiten und ist keinesfalls mit alternativen Behandlungsformen wie der Sauerstoffmehrschritt-

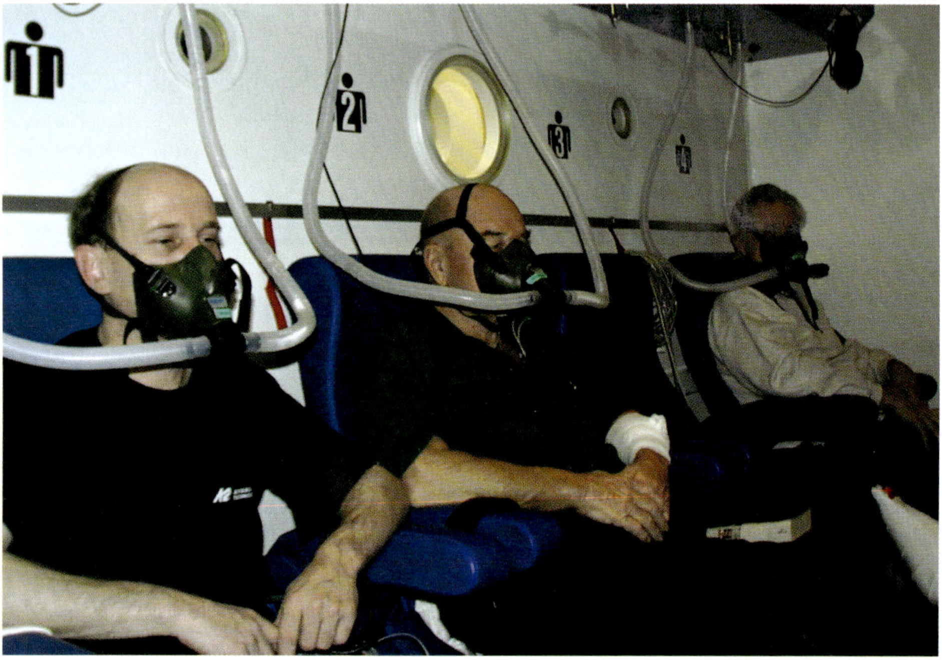

Abb. 2: Patienten in einer therapeutischen Druckkammer

therapie von *Ardenne*, der Ozontherapie oder der intraarteriellen Sauerstoffinsufflationstherapie zu verwechseln. Die wichtigsten Auswirkungen des bei der hyperbaren Sauerstofftherapie angewendeten erhöhten Umgebungsdruckes lassen sich mit einer Reihe von physikalischen Gesetzen beschreiben.

7.1.1 Gesetz von Boyle-Mariotte

Bei gleichbleibender Temperatur ist das Produkt aus Druck und Volumen einer definierten Gasmenge konstant. Dies bedeutet, dass es bei Anwendung von Überdruck zur mechanischen Kompression gasgefüllter flexibler Hohlräume kommt. Umgekehrt kommt es bei abnehmendem Druck zu einer entsprechenden Vergrößerung des Volumens und Verminderung der Gasdichte.

7.1.2 Gesetz von Dalton

Nach dem Gesetz von Dalton setzt sich der Gesamtdruck eines Gasgemisches aus den Partialdrücken der Komponenten zusammen. Dies bedeutet, dass unter Überdruckbedingungen der Sauerstoffpartialdruck schon bei Einatmung von Raumluft steigt. Bei Atmung von 100 % Sauerstoff steigt der Sauerstoffpartialdruck proportional zur Erhöhung des einwirkenden Umgebungsdrucks.

7.1.3 Gesetz von Henry

Das Gesetz von Henry beschreibt die Lösung von Gasen und Flüssigkeiten in Abhängigkeit vom einwirkenden Umgebungsdruck. Bei konstanter Temperatur ist die in einer Flüssigkeit gelöste Gasmenge direkt proportional zum Partialdruck des Gases und abhängig vom Löslichkeitskoeffizienten des Gases für die jeweilige Flüssigkeit. Die Moleküle eines Gasgemisches dringen somit ihrem Partialdruck entsprechend solange in die Flüssigkeit ein, bis ein Gleichgewichtszustand erreicht ist. Daraus ergibt sich, dass bei einer Steigerung des Sauerstoffpartialdrucks im Atemgas proportional die physikalisch gelöste Sauerstoffmenge im Blut ansteigt. Dies lässt sich therapeutisch zur Verbesserung der Gewebeoxygenierung nutzen. Beim Tauchen kann die druckabhängige Gaslöslichkeit im Zusammenhang mit einer zu schnellen Aufstiegsgeschwindigkeit dagegen zu einer Dekompressionskrankheit führen.

7.2 Physiologische Grundlagen der HBO-Therapie

Aus den vorgenannten physikalischen Gesetzmäßigkeiten ergeben sich bei Anwendung von Sauerstoff unter hyperbaren Bedingungen folgende hinreichend belegte Auswirkungen auf den menschlichen Organismus:

- Erhöhung des physikalisch gelösten Sauerstoffanteils im Plasma,
- antiödematöser und vasokonstriktiver Effekt,

- Wiederherstellung einer ausreichenden Diffusion von den Kapillaren zu den Zellen im betroffenen Gewebe,
- direkte bakterizide und bakteriostatische Wirkung,
- Verkleinerung von Gasblasen.

Der Transport von Sauerstoff erfolgt im Blut auf zwei unterschiedlichen Wegen:
- chemisch an das Hämoglobin gebunden und
- physikalisch im Plasma gelöst.

Unter physiologischen Bedingungen wird der bei weitem größte Anteil des Sauerstoffs im arteriellen Blut an das Hämoglobin gebunden transportiert. Die physikalisch im Plasma gelöste Sauerstoffmenge spielt bei Luftatmung unter normalem Umgebungsdruck mit ca. 0,3 ml O_2/100 ml Blut eine untergeordnete Rolle. Während der Gewebspassage diffundiert der Sauerstoff aufgrund der Partialdruckdifferenz aus dem Plasma in die Zellen. Die hämoglobingebundene Sauerstoffmenge wird hierbei nur in physikalisch gelöster Form an das Gewebe weitergegeben.

Unter hyperbaren Bedingungen kommt es proportional zum Umgebungsdruck zusätzlich zum hämoglobingebundenen Sauerstoff zu einer vermehrten physikalischen Lösung von Sauerstoff im Plasma. Die Menge des physikalisch gelösten Sauerstoffs erreicht dabei Werte, die dem durchschnittlichen Gesamtsauerstoffbedarf des Körpers entsprechen. Für die Sauerstoffversorgung der Gewebe verliert damit der hämoglobingebundene Sauerstoff seine Bedeutung.

Die Zunahme des physikalisch gelösten Sauerstoffanteils stellt hier jedoch nur einen Aspekt des Wirkprinzips der hyperbaren Oxygenation dar. Durch die Erhöhung des Konzentrationsgefälles von Sauerstoff zwischen Blut und Gewebe kommt es pro Zeiteinheit zu einer vermehrten O_2-Diffusion ins Gewebe. Andererseits kann eine verlängerte Diffusionsstrecke durch eine Zunahme des Konzentrationsgefälles kompensiert werden (Abb. 3).

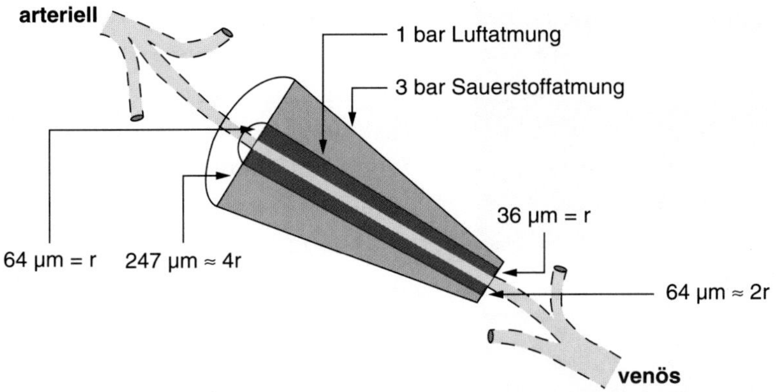

Abb. 3: Diffusionsstrecke für normobaren und hyperbaren Sauerstoff im Gewebe

In der klinischen Praxis bedeutet dies, dass durch HBO auch in mangeldurchbluteten Geweben oder bei Steigerung des Diffusionswiderstandes (Membranstörungen) bzw. Verlängerung der Diffusionsstrecke eine normale zelluläre Sauerstoffversorgung gewährleistet wird. So können Gewebeanteile, die unter Normalbedingungen nicht ausreichend mit Sauerstoff versorgt werden, unter HBO überleben. Voraussetzung hierfür ist jedoch eine, wenn auch eingeschränkte, so zumindest vorhandene, minimale Mikrozirkulation.

Ein Beispiel sind schwere Weichteilverletzungen mit **akuten traumatischen Ischämien.** Schwere traumatische Läsionen führen zu einer Störung der Makro- und Mikrozirkulation mit ausgeprägter Ödembildung bzw. Ausbildung eines Kompartmentsyndroms. Das Gewebeödem verschlechtert die Diffusionsbedingungen für den Sauerstoff nachhaltig. In der Folge kommt es einerseits direkt, andererseits durch Verlängerung der Diffusionsstrecke und durch die Erhöhung des Gewebedrucks zur Gewebehypoxie, die wiederum das Ödem vergrößert. Dadurch bilden sich weitere ischämische Gewebebereiche v. a. in der Grenzzone der Verletzung. Folge dieses

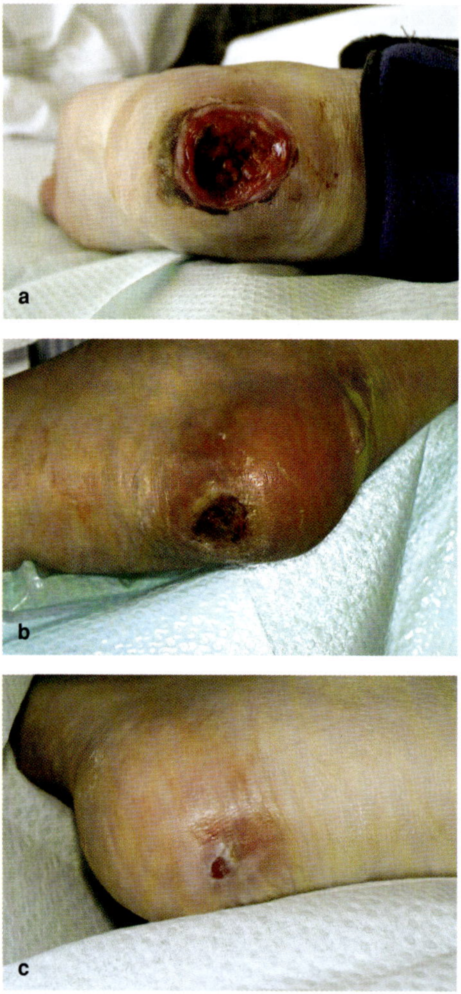

Abb. 4a - c: Diabetisches Fußsyndrom, unter HBO-Behandlung

Circulus vitiosus ist die Ausbildung von Muskelnekrosen. In hypoxischem Gewebe ist zudem die körpereigene Abwehr gestört und die Infektionsgefahr deutlich erhöht.

Über die Steigerung des physikalisch gelösten Anteils an Sauerstoff im Plasma werden unter HBO auch Gewebsareale mit Sauerstoff versorgt, deren Oxygenierung durch die Stase der Mikrozirkulation gestört ist. In der Grenzzone kommt es zu einer **Gewebshyperoxie** und somit zu einer sauerstoffbedingten Vasokonstriktion. Folge der Vasokonstriktion bei gleichzeitiger ausreichender Oxygenierung des geschädigten Gewebes ist eine Verringerung des Gewebsödems. Gleichzeitig können grenzwertig perfundierte Gewebsareale durch die dreifach größere Diffusionsstrecke des Sauerstoffs vor einer Hypoxie bewahrt werden. Der therapeutische Effekt der HBO wird insbesondere bei Ödemen im Zusammenhang mit Crush-Verletzungen und II°-Verbrennungen sowie bei der Behandlung des diabetischen Fußsyndroms therapeutisch genutzt (Abb. 4).

7.3 Risiken und Nebenwirkungen

Ernsthafte Nebenwirkungen unter einer HBO-Therapie sind sehr selten. Sie sind zum einen durch den erhöhten Umgebungsdruck,

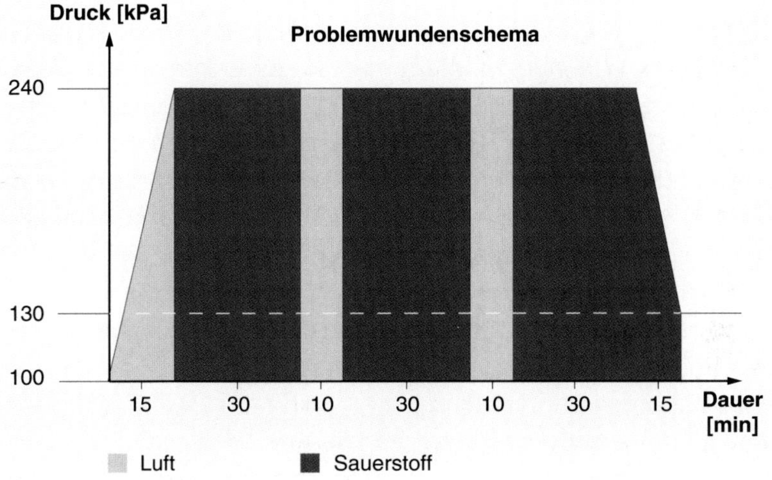

Abb. 5: Typisches HBO-Behandlungsprofil

zum anderen durch die Wirkung der unphysiologisch hohen Partialdrücke des Atemgases bedingt. Insbesondere ist die potentielle Toxizität von hyperbarem Sauerstoff zu beachten.

Durch die intermittierende Applikation (Abb. 5) von hyperbarem Sauerstoff für jeweils 20 Minuten und zwischengeschalteten 5-minütigen Pausen mit normaler Luftatmung sowie die seltene Anwendung von Behandlungsdrücken über 250 kPa lässt sich das Risiko von zerebralen Nebenwirkungen jedoch deutlich minimieren.

Die häufigste durch den Überdruck auftretende Komplikation bei einer HBO-Therapie ist ein Mittelohrbarotrauma. Durch sorgfältig ausgeführtem Druckausgleich bzw. die Anlage einer Paukendrainage bei bewusstlosen beatmeten Patienten kann diese Komplikation jedoch vermieden werden (*Kemmer et al. 2002*).

Die klinische Anwendung der hyperbaren Sauerstofftherapie, insbesondere bei schwer erkrankten Patienten, erfordert vom Tauch- und Hyperbarmediziner eine fundierte Ausbildung sowie Kenntnisse der Nebenwirkungen und Risiken der HBO.

7.4 Indikationen für die HBO-Therapie

Internationale Fachgesellschaften wie die amerikanische Undersea and Hyperbaric Medical Society (UHMS) oder die Deutsche Gesellschaft für Tauch- und Überdruckmedizin (GTÜM) haben Zusammenstellungen derjenigen Krankheitsbilder veröffentlicht, für die sich die HBO als primär entscheidende Behandlungsform darstellt oder bei denen sie sich als wichtige adjuvante Therapieform als nützlich erwiesen hat.

International anerkannte Indikationen für eine hyperbare Sauerstofftherapie (nach GTÜM/UHMS) sind:

- Dekompressionserkrankung,
- Kohlenmonoxidvergiftung,
- Gasbrand,
- nekrotisierende Weichteilinfektion,
- akute traumatische periphere Ischämie,
- Crush-Trauma, Kompartmentsyndrom,
- Verbrennungen II. Grades,
- therapieresistente Osteomyelitis,
- gefährdete Haut- und/oder Weichteiltransplantate,
- therapierefraktäre Wunden mit Gewebshypoxie,
- Osteoradionekrosen/Weichteilradionekrosen,
- intrakranielle Abszesse,
- akute hypoxische Innenohrfunktionsstörungen.

Zu den wichtigsten Akut- und Notfallindikationen der HBO gehören die **Dekompressionserkrankung** und die **Gasembolie**. Sie betreffen neben Tauchern auch Personen, die im Überdruck exponiert sind (Caissonarbeiter) und können auch als Folge extremen Druckverlusts in der Luftfahrt auftreten.

Eine Dekompressionserkrankung wird als tauchtypische Unfallsituation durch den raschen Abfall des Umgebungsdrucks hervorgerufen. In Abhängigkeit vom Entstehungsmechanismus kann man bei Tauchunfällen die Dekompressionskrankheit (DCS) und die arteriellen Gasembolien (AGE) unterscheiden. In der Praxis sind DCS und AGE jedoch oft nicht voneinander abzugrenzen. Auch die durchzuführenden Erstmaßnahmen sowie die weiterführende spezifische Druckkammertherapie ist für beide Erkrankungen gleich. Pathophysiologisches Kennzeichen ist das Auftreten von freien Gasblasen im Blut und in Geweben.

Die klinische Symptomatik eines schweren Dekompressionsunfalls hängt wesentlich von der Verteilung der entstandenen Gasblasen im Gefäßsystem und dem Befall der jeweiligen Gewebe ab. Die Symptome reichen von ausgesprochen leichten Symptomen mit geringen Beschwerden bis hin zu schweren neurologischen Ausfällen mit Lähmungserscheinungen im Sinne einer Para- oder Hemiplegie oder sogar einer kompletten Tetraplegie. Das Auftreten erster Symptome erfolgt in der Mehrzahl der Fälle innerhalb der ersten Stunde nach der Exposition. Eine Latenz von mehreren Stunden ist jedoch möglich.

7.5 Therapie

Bei Gasembolien sowie der Dekompressionserkrankung (Tauchunfall) ist die hyperbare Sauerstofftherapie die einzige kausale Therapieform und daher weltweit als Behandlungsstandard anerkannt. Richtlinien zur Therapie des Tauchunfalls wurden erst kürzlich von der Deutschen Gesellschaft für Tauch- und Überdruckmedizin (GTÜM e. V.) als „Leitlinie Tauchunfall" (2003) veröffentlicht (www.gtuem.org/fortbildung.htm).

In der Akutsituation steht die Sicherung der Vitalfunktionen, wie bei jedem anderen Notfall auch, im Vordergrund. Bereits die Notfallversorgung mit 100 % normobarem Sauerstoff am Unfallort und auf dem Transport zielt auf die Beeinflussung der Stabilität der Gasbläschen ab (Abb. 6). Der erhöhte Diffusionsgradient zwischen Gewebe und Blut sowie zwischen Gasbläschen und Blut führt bei

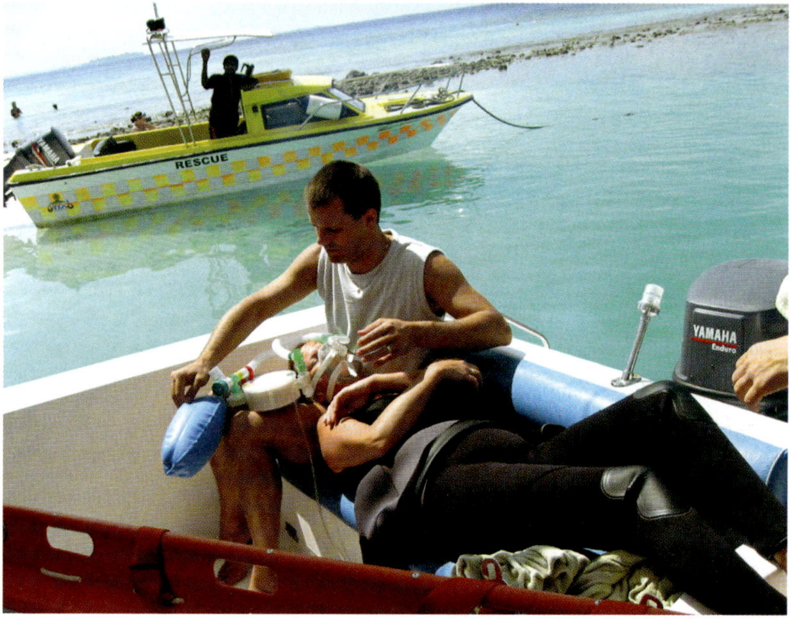

Abb. 6: Initiale Sauerstofftherapie bei einem Tauchunfall

der Atmung normobaren Sauerstoffs zur deutlich schnelleren Elimination des Inertgases aus dem Körper als es bei Luftatmung. Daher schrumpfen die Bläschen durch Abgabe von Inertgas. Nicht selten verschwinden leichte Symptome allein nach Atmung von normobarem Sauerstoff.

7.5.1 Druckkammerbehandlung

Die weltweit anerkannte Standardtherapie eines schweren Tauchunfalls ist die Druckkammerbehandlung (Abb. 7). Da entsprechende validierte Studien zur Art der Druckkammerbehandlung des schweren Tauchunfalls fehlen, erfolgt die Therapie in erster Linie nach Erfahrungsgrundsätzen. Die Behandlung nach Tabelle 6 USN bzw. eine Modifizierung dieser Tabelle mit initialer Sauerstoffatmung bei 280 kPa hat sich hier weltweit als Standard durchgesetzt.

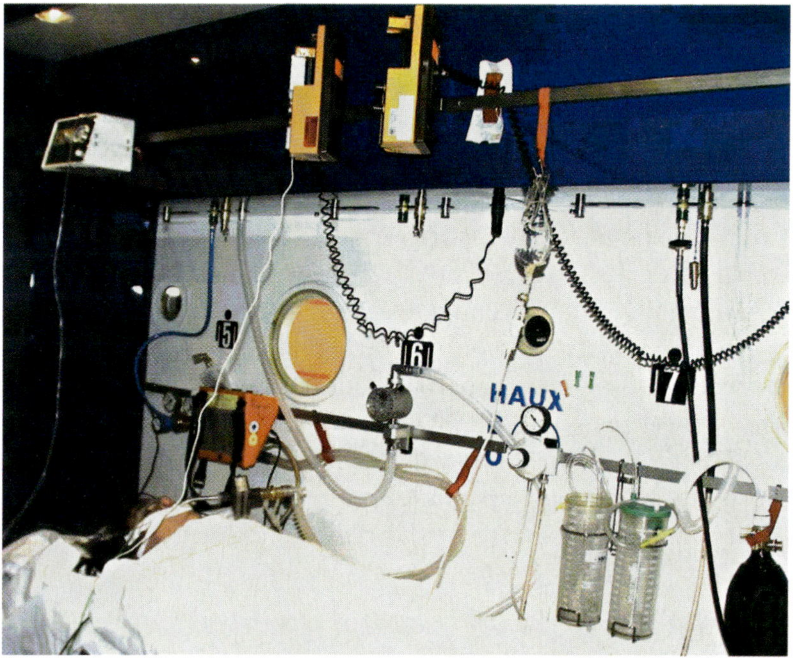

Abb. 7: Druckkammerbehandlung eines schweren Tauchunfalls

Dies gilt zunächst für alle Tauchunfälle im Sporttauchbereich unabhängig vom verwendeten Atemgas und der maximalen aufgesuchten Tauchtiefe.

Theoretische Überlegungen, insbesondere hinsichtlich der Löslichkeit und Diffusionsgeschwindigkeit anderer Gasgemische, brachten Helium-Sauerstoff-Gemische als Therapiegas in die Diskussion. Im Tierexperiment konnte gezeigt werden, dass Gasblasen unter Behandlung mit Heliox schneller schrumpften als unter reiner Sauerstofftherapie (Hyldegaard et al. 1991). Eigene Erfahrungen in der Behandlung von Tauchunfällen mit schwersten neurologischen Ausfällen zeigen gewisse Vorteile der initialen Behandlung dieser Patienten mit Mischgastabellen, hier insbesondere der Behandlung mit einem Helium-Sauerstoff-Gemisch 50:50 bei einem Behandlungsdruck von 300 kPa (Comex 30).

7.5.2 Begleitende Therapie – Physiotherapie

Bei schweren neurologischen Verlaufformen mit Lähmungserscheinungen muss eine frühzeitige Physiotherapie entsprechend dem klinischen Erkrankungsbild eingeleitet werden. Wenngleich die Vorteile einer solchen Behandlung während der Druckkammerbehandlung gegenüber der Durchführung zwischen den Druckkammerbehandlungen nicht erwiesen sind, sprechen eigene Erfahrungen in der Behandlung von inzwischen mehr als 10 Patienten für die Empfehlung, die Physiotherapie auch während der Behandlung in der Druckkammer durchzuführen (Abb. 8). Dies setzt natürlich einen druckkammertauglichen Physiotherapeuten voraus.

Bestehen nach der ersten Druckkammerbehandlung weiterhin Symptome, so ist frühzeitig eine weiterführende Diagnostik in Form einer Computertomografie und/oder einer Magnetresonanztomografie zur differenzierten Abklärung der Ursachen durchzuführen.

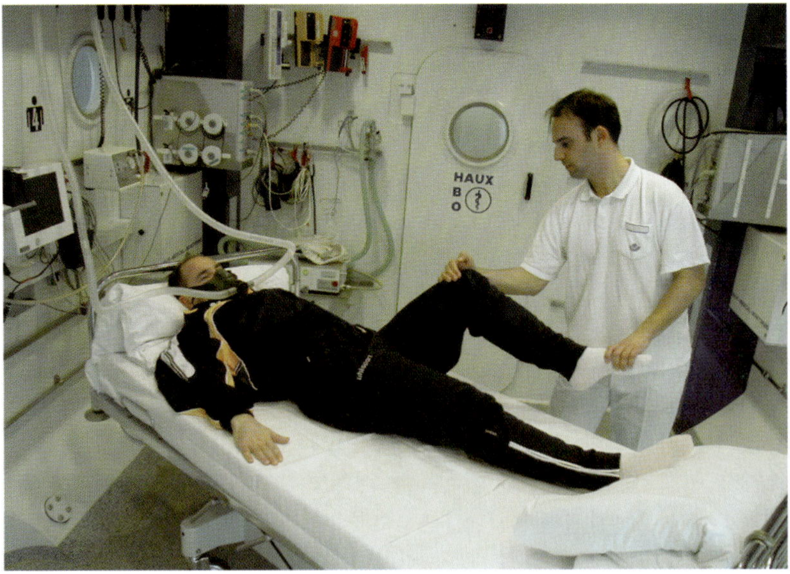

Abb. 8: Physiotherapie in der Druckkammer

Wenn es trotz regelrecht durchgeführter Druckkammerbehandlungen nach anfänglicher Besserung während eines Zeitraums von 5 Tagen zu keiner weiteren Verbesserung der Symptomatik kommt, so wird die Druckkammertherapie abgebrochen und die für das neurologische Krankheitsbild empfohlene Rehabilitationsmaßnahme fortgeführt.

7.6 Situation der HBO in Deutschland

In Deutschland genießt die hyperbare Sauerstofftherapie infolge eines tragischen Druckkammerunfalls in Hannover im Jahre 1986 sowie einer sehr einseitigen Ausrichtung der HBO auf Innenohrfunktionsstörungen in den vergangenen 10 Jahren bei weitem nicht den gleichen Stellenwert wie im europäischen Ausland. Infolge der zahlenmäßig drastisch ausufernden Behandlungen bei Patienten mit chronischem Tinnitus wurde die gesamte ambulante hyperbare Sauerstofftherapie im Jahre 1996 durch den Bundesausschuss Ärzte und Krankenkassen als Therapieform zu Lasten der gesetzlichen Krankenkassen abgelehnt. Dies führte zu einer drastischen Reduktion der Zahl der Druckkammerzentren in Deutschland. Die Folge ist ein heute sich abzeichnender Versorgungsengpass vor allem für die akuten Indikationen zur hyperbaren Sauerstofftherapie.

Literatur

Boerema, I., W. H. Brummelkamp: Behandeling van anaerobe infecties met inademing van zuurstof onder een druk van 3 atmosferen. Ned Tijdschr Geneesk 104 (1960) 2548–2550

Boerema, I.: Life without blood. J Cardiovasc Surg 1 (1936) 133–146

Bouachour, G. et. al.: Hyperbaric oxygen therapy in the management of crush injuries: A randomized double-blind placebo-controlled clinical trial. J Trauma 41 (1996) 333–339

Faglia, E., F. Favales, A. Aldeghi et al.: Adjunctive systemic hyperbaric oxygen therapy in treatment of severe prevalently diabetic foot ulcer. A randomized study. Diabetes Care 19 (1996) 1338–1343

Hyldegaard, O., M. Moller, J. Madsen: Effect of He-O^2, O^2 and N^2O-O^2 breathing on injected bubbles in spinal white matter. Undersea Biomed Res 18 (1991) 361–371

Kemmer, A., P. Scholze, H. Schöppenthau, K. Endermann: Intensivtherapie unter hyperbaren Bedingungen. Caisson 17 (2002) (Suppl): 46

Leitlinie Tauchunfall der Gesellschaft für Tauch- und Überdruckmedizin e. V. Anästh Intensivmed 44 (2003) 372–376

Weaver, L.K., R. O. Hopkins, K. J. Chan et al.: Hyperbaric oxygen for acute carbon monoxide poisoning. N Engl J Med 347 (2002) 1057–1067

8 Hyperbare Sauerstofftherapie – quo vadis?

R. Busch

Die Anfänge der klinischen Anwendung der hyperbaren Oxygenation in Europa sind eng mit dem Namen *Boerema* und seiner herzchirurgischen Tätigkeit in den Niederlanden verbunden, auch wenn die „Taucherkrankheit“ im engeren Sinne und die Leben rettende Rekompression mit Druckluft zu diesem Zeitpunkt lange bekannt waren. Aus den 50er und 60er Jahren des 20. Jahrhunderts datieren wesentliche Entdeckungen zu den physiologischen Effekten der HBO. Dennoch führte die HBO, zuletzt im Jahre 1976 durch einen „Druckkammerunfall“ zurückgeworfen, in Deutschland lange Zeit ein Nischendasein.

8.1 Innenohrphase

Der Stellenwert der hyperbaren Sauerstofftherapie änderte sich erst Mitte der 80er Jahre, als zunehmend andere Indikationen neben den klassischen Notfällen in den Mittelpunkt des Interesses rückten. So konnte z. B. gezeigt werden, dass die HBO einen positiven Effekt bei akuten Innenohrschädigungen durch Knall- und Lärmtrauma hat. Später konnten solche Effekte (z. B. die Erholung des Summenaktionspotentials des Hörnerven) auch im Tiermodell nachgewiesen werden. Diese Erkenntnisse führten in den frühen 90er Jahren des 20. Jahrhunderts zu einem gewaltigen „Boom“ der HBO und die Therapieform hatte endlich einen lukrativen Markt gefunden. In diese Zeit fällt auch eine z. T. unkontrollierte Indikationsausweitung, die weder durch Studien noch durch saubere physiologische Herleitungen begründbar war. In einem seinerzeit heftig umstrittenen Editorial für das Organ der GTÜM e.V. „Caisson" beschreibt der damalige Vorsitzende Dr. *U. van Laak* die HBO als „an den Ohren aufgehangen" und kritisiert die einseitige Ausrichtung mancher Therapieeinrichtungen als reine „Tinnituskammern".

Zwei sicherlich überwiegend gesundheitspolitisch zu verstehende pauschal ablehnende Beschlüsse von Gremien, die über die Zulassung von Therapieverfahren zu Lasten der gesetzlichen Krankenkassen zu entscheiden haben, prägten die Entwicklung der folgenden Jahre. Das ursprünglich dichte Netz verfügbarer Therapieeinrichtungen wurde spürbar dünner; eine Entwicklung, die auch heute noch nicht abgeschlossen ist und jede „Druckkammerliste" bereits bei Drucklegung zu Makulatur macht.

8.2 Konsequenzen für den Taucher

Schon seit Jahrzehnten ist bekannt, das die Chancen eines raschen und vollständigen Verschwindens aller Symptome eines Tauchunfalls mit zunehmendem Zeitintervall zwischen (symptomatischem) Tauchunfall und Beginn der Druckkammertherapie sinken. Nicht zuletzt wird dies jährlich durch die vom Divers Alert Network (DAN) vorgelegten Statistiken eindrucksvoll gezeigt. In den nächsten Jahren ist damit zu rechnen, dass die erforderlichen Transportwege vom Tauchgewässer zur nächsten einsatzbereiten Druckkammer und die dadurch bedingten Latenzen länger werden. Die Behandlungsergebnisse werden in der Folge wahrscheinlich schlechter werden. Dennoch wird diese Entwicklung derzeit von den meisten Kostenträgern billigend in Kauf genommen.

8.3 Lösungsansätze

Da die Gesundheitspolitik in der Bundesrepublik weitgehend Ländersache ist, scheiden pauschale Lösungen von vornherein aus. Nur wenigen Bundesländern steht zum Beispiel das Rechtsmittel eines verbindlichen „Sicherstellungsauftrags“ zur Verfügung. Also ist auf lokaler Ebene Phantasie gefragt. Eine Untersuchung des Roten-Kreuz-Krankenhauses in Kassel gemeinsam mit dem dort beheimateten Druckkammerzentrum konnte eindrucksvoll belegen, das allein die durch weite Verlegungsflüge entstehenden Kosten die erforderlichen Mittel zur Sicherstellung einer 24-h-Therapiebereitschaft im Jahresmittel deutlich übersteigen. Dies ist ein Ansatzpunkt, um mit den Kostenträgern im Rahmen von Überlegungen zur (politisch gewollten) Verzahnung von ambulanten sowie stationären Leistungen und unter dem Stichwort „Integrierte Versorgung“ in konstruktive Gespräche zu kommen. Der gute Wille wird von allen Seiten signalisiert.

8.4 Prognose

Die Zeiten der Tauchunfallbehandlung auf der grünen Wiese gehen vermutlich mittelfristig zu Ende. Ein Behandlungszentrum muss nicht nur über tauch- und hyperbarmedizinische Kenntnisse verfügen, sondern zudem auch intensivmedizinisches und neurologisches Know-how vorhalten können. Dies gelingt am besten in enger räumlicher und logistischer Verzahnung mit einem Krankenhaus. Die Leitlinien zur Tauchunfallbehandlung durch die GTÜM e. V. sind ein wichtiger Meilenstein auf dem Weg in eine evidenzbasierte Tauchunfallbehandlung. Dies darf jedoch nicht dazu führen, dass langfristig bundesweit nur drei Therapieeinrichtungen zur Verfügung stehen. Lokale und überregionale Anstrengungen mögen dieses Szenario hoffentlich verhindern.

Literatur

Allmeling, M., Böhm, F., Welslau, W.: Handbuch Tauch- und Hyperbarmedizin. Ecomed-Verlag Landsberg 1996

Busch, R.: Tauchunfallstatistiken. In: Roggenbach, H. J. (Hrsg): Tauchmedizinische Fortbildung 5. Nagelschmidt-Verlag Stuttgart 2002

Elliot, D. H., Bennett P. B.: Underwater accidents. In: The physiology and medicine of diving. Saunders Philadelphia 1997

Haux, G. F. K.: History of hyperbaric chambers. Best Publishing Co Flagstaff 2000

Haux, G. F. K.: Wie aus der HB die HBO wurde. Archimedes-Verlag München 1997

Leitlinien zur Behandlung des Tauchunfalls GTÜM e.V. 2003. Veröffentlicht unter http://www.awmf.org

Report on Diving Accidents and Fatalities. The annual review of recreational scuba diving injuries and deaths based on 1996 data. Divers Alert Network (DAN) USA 1998

van Laak, U.: Editorial. Organ der Ges. für Tauch- und Überdruckmedizin e.V. Caisson 1 (1997)

Tauchtauglichkeit

3

9 Trommelfellverschluss zur Wiedererlangung der Tauchfähigkeit

C. Reisser

Bei Tauchern ist ein sicherer Abschluss des Mittelohrs gegenüber dem äußeren Gehörgang und damit dem umgebenden Wasser besonders wichtig. Nur ein geschlossenes und stabiles Trommelfell kann einen solchen Abschluss sicherstellen.

Wird bei einem Taucher ein Trommelfelldefekt festgestellt, so ist dieser Befund eine absolute Kontraindikation für das Tauchen. Erst wenn ein solcher Trommelfelldefekt wieder verschlossen ist, kann die Tauchfähigkeit wiedererlangt werden.

9.1 Welche Funktion hat das normale Trommelfell?

Das Trommelfell trennt das äußere Ohr (bestehend aus der Ohrmuschel und dem äußeren Gehörgang) vom Mittelohr. Es dient der Schallaufnahme und der Weiterleitung des Schalls über die Gehörknöchelchen zum Innenohr. Die 0,2 mm dicke Membran wird bei Druckschwankungen zwischen dem äußeren Gehörgang und dem Mittelohr dem Druckgradienten folgend gedehnt. Nur durch einen Ausgleich der Druckdifferenz zwischen dem Mittelohr und dem äußeren Gehörgang kann dabei ein dem Druckgradienten folgendes Einreißen des Trommelfells verhindert werden.

Für eine normale Funktion des Trommelfells ist ein regulärer Druckausgleich über die Eustachische Röhre (Tuba auditiva) entscheidende Voraussetzung.

9.2 Welche Ursachen für Trommelfelldefekte gibt es?

Ein Trommelfelldefekt ist entweder Folge einer direkten Verletzung des Trommelfells oder entsteht aufgrund einer Störung des Druckausgleichs im Mittelohr mit nachfolgender Entzündung und Trommelfellperforation.

Direkte Verletzungen durch Fremdkörper (Wattestäbchen) oder durch plötzliche Drucksteigerung (Explosionstrauma, Barotrauma) sind in der Regel nur während der Verletzung durch die Dehnung von Rezeptoren im Trommelfell selbst schmerzhaft und können entweder spontan heilen oder führen zu einem dauerhaften Trommelfelldefekt.

Eine spontane Heilung ist bei besonders großen Defekten, bei randständigen Defekten und bei einer gestörten Tubenfunktion nicht zu erwarten, da unter physiologischen Bedingungen die Luft im Mittelohr ständig resorbiert wird und im Falle eines fehlenden Druckausgleichs über die Eustachische Röhre die Luft nur über den Trommelfelldefekt nachströmen kann. Dadurch wird die Bildung einer zunächst nur zarten narbigen Membran kontinuierlich verhindert und der Defekt bleibt bestehen.

Eine Störung des Druckausgleichs kann aufgrund der ständigen Resorption der Luft im Mittelohr zu einem so starkem Unterdruck im Mittelohr führen, so dass das Trommelfell zunächst retrahiert und in der Folge durch den Unterdruck seröse Flüssigkeit aus der Mittelohrschleimhaut „herausgesogen" wird. Diese Flüssigkeit führt zunächst zu einer Schalleitungsstörung und bietet nachfolgend Bakterien einen Nährboden, der so zur Grundlage einer Mittelohrentzündung werden kann. Die bei der Mittelohrentzündung verstärkt durchblutete Schleimhaut sezerniert weitere Flüssigkeit, wodurch im Mittelohr ein Überdruck entsteht, der ohne rechtzeitige Behandlung häufig zu einem spontanen Einreißen des Trommelfells mit einem nachfolgenden Trommelfelldefekt führt.

9.3 Welche Symptome bestehen bei einem Trommelfelldefekt?

Abhängig von der Größe des Defekts kommt es über die Verringerung der schallaufnehmenden Fläche des Trommelfells zu einer Schalleitungsschwerhörigkeit.

Weiterhin tritt bei Infekten der oberen Luftwege vermehrt Ohrfluss auf, da die Mittelohrschleimhaut beim respiratorischen Infekt genauso wie die Nasenschleimhaut aktiv seröse Flüssigkeit sezerniert, die über den Trommelfelldefekt herausläuft.

Umgekehrt können Flüssigkeiten aus dem äußeren Gehörgang durch den Trommelfelldefekt in das Mittelohr gelangen und dort zu lokalen Infekten führen. Durch wiederholte Infektionen des Mittelohrs kann die Durchblutung der Mittelohrschleimhaut und damit die Ernährung der Gehörknöchelchen verringert werden, was typischerweise im Bereich des Gelenks zwischen Amboss und Steigbügel (zwei Mittelohrknöchelchen) zur Auflösung und Resorption von Gehörknöchelchengewebe führen kann.

Diese Unterbrechung der Gehörknöchelchenkette führt zusätzlich zu einer Verstärkung der Schalleitungsschwerhörigkeit. Derartige Infektionen führen nur selten zu Schmerzen, da die Schmerzempfindung des Mittelohrs vor allem durch Dehnungsrezeptoren des Trommelfells ausgelöst wird und diese bei bestehendem Trommelfelldefekt nicht gedehnt werden (Abb. 1).

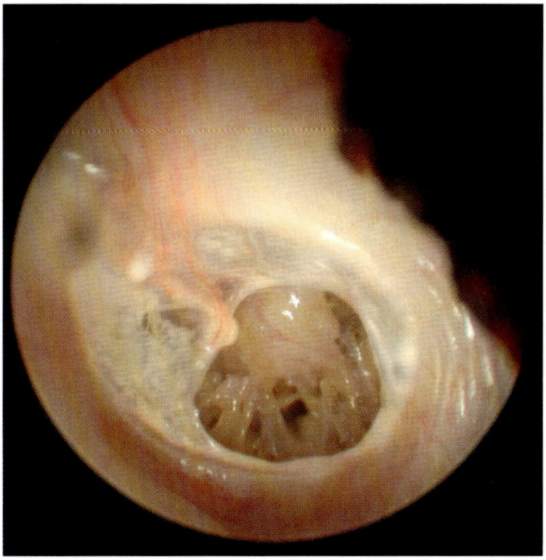

Abb. 1: Großer Zweiquadrantendefekt des linken Trommelfells. Man kann durch den Defekt in das Mittelohr hineinblicken

9.4 Welche Behandlungsmöglichkeiten bei Trommelfelldefekten gibt es?

Selbst größere Trommelfelldefekte können bei normaler Tubenbelüftung spontan heilen. Diese Narben sind allerdings in der Regel so dünn, dass bereits geringe Druckschwankungen zu einem erneuten Einreißen des Trommelfells führen können. Beim Tauchen treten noch stärkere Druckschwankungen auf.

Bei kleinen Defekten kann die spontan verheilte Narbe jedoch ausreichend stabil sein, so dass bei kleinen Defekten solch eine „spontane Heilung" durch die Anfrischung der Defektränder und die Abdeckung des Defekts mit einem Silikonscheibchen als Schienung unterstützt werden kann.

Größere Defekte werden durch eine Anfrischung der Defektränder verbunden mit der Unterlegung eines Transplantats versorgt. Als Transplantate eignen sich körpereigene Muskel- bzw. Knorpelhaut sowie Knorpelgewebe selbst. Beides ist in unmittelbarer Umgebung des äußeren Ohrs bzw. an der Ohrmuschel ausreichend vorhanden.

Das Transplantat wird dabei nach Auslösung der Gehörgangshaut unter den Rand des Trommelfelldefekts geschoben und nach Rückverlagerung der Gehörgangshaut durch Silikonscheibchen und eine Schwämmchentamponade des Gehörgangs stabilisiert. Bei zusätzlichen Defekten der Gehörknöchelchenkette können diese im gleichen Eingriff rekonstruiert werden. Solch ein Eingriff kann in örtlicher Betäubung durchgeführt werden, eine Operation in Narkose ist aber ebenso möglich. Ein längerer stationärer Spitalsaufenthalt ist bei einem operativen Trommelfellverschluss in der Regel nicht notwendig. Zur Unterstützung der Tubenfunktion wird eine zusätzliche (lokale oder systemische) Therapie der Nase durchgeführt. Denn auch hier ist eine wesentliche Voraussetzung für die reguläre Einheilung eines Transplantats ein normaler Druckausgleich, da durch die Resorption der Luft im Mittelohr bei gestörter Tubenfunktion die Luft am Transplantat vorbei weiter ihren Weg ins Mittelohr finden würde.

In der wissenschaftlichen Literatur werden außerdem experimentelle Therapien von Trommelfelldefekten mit epithelialen Wachstumsfaktoren beschrieben.

9.5 Ist die Wiedererlangung der Tauchfähigkeit von der Wahl des Transplantats abhängig?

Diese für einen Taucher entscheidende Frage wurde durch Belastungstests verschiedener Materialien untersucht, die zur Deckung von Trommelfelldefekten verwendet werden (*Zahnert et al. 2000*). Es konnte gezeigt werden, dass Transplantate aus Muskel- oder Knorpelhaut bei vergleichbarer Druckbelastung eine geringfügig höhere Auslenkung und Knorpelgewebe, abhängig von der Knorpeldicke, eine deutlich geringere Auslenkung des „Ersatztrommelfells" erlauben. Dazu umgekehrt proportional ist die Hörfähigkeit bei Transplantaten aus Muskel- oder Knorpelhaut deutlich besser als bei Knorpelgewebe (abhängig von der Knorpeldicke).

Nach dem Gesetz von Boyle-Mariotte steigt der Druck auf den Körper und damit auch auf das Trommelfell in Abhängigkeit von der Wassertiefe. Letztlich ist bei einer gestörten Tubenfunktion unabhängig vom gewählten Transplantat die Gefahr einer Zerreißung des Trommelfells vergleichbar, so dass bei Tauchern kein zwingender Grund zur Wahl eines bestimmten Transplantats besteht.

9.6 Wann besteht nach einem Trommelfellverschluss wieder uneingeschränkte Tauchtauglichkeit?

Tauchfähigkeit besteht ab dem Moment, wenn das Trommelfelltransplantat regelrecht eingeheilt und die Mittelohrbelüftung über eine regelrechte Tubenfunktion gewährleistet ist. Dies ist bei einem ungestörten Heilungsverlauf frühestens fünf Wochen nach der Operation der Fall. Drei Wochen nach dem Eingriff wird die am Ende der Operation eingelegte Schwämmchentamponade aus dem Gehörgang entfernt. Die Entscheidung bezüglich der Tauchfähigkeit hängt neben dem sicher verschlossenen Trommelfell auch von anderen Faktoren wie der lokalen Wundheilung und der eventuell überschießenden Bildung von Granulationsgewebe ab.

Bei verzögerter Wundheilung führt in der Regel eine lokale Therapie zu einer raschen Normalisierung des Befunds und damit (bei regelrechter Tubenfunktion) zur Wiedererlangung der Tauchfähigkeit. In Zweifelsfällen ist eine Provokation der Trommelfellstabilität in der Druckkammer bzw. im Rahmen eines Tauchversuchs unter kontrollierten Bedingungen angezeigt.

Zusammenfassend ist für einen erfolgreichen Trommelfellverschluss zur Wiedererlangung der Tauchfähigkeit vor allem die regelrechte Tubenfunktion entscheidend. Bevor wieder Tauchfähigkeit bescheinigt werden kann, muss ein Hals-Nasen-Ohrenarzt neben der Tubenfunktion die regelrechte Einheilung des verwendeten Transplantats und die Abheilung des äußeren Gehörgangs festgestellt haben.

Literatur

Zahnert, T., K. B. Huttenbrink, D. Murbe, M. Bornitz: Experimental investigations of the use of cartilage in tympanic membrane reconstruction. Am J Otol 21 (2000) 322–328

10 Tauchtauglichkeit nach Stapesplastik?

J. Strutz

Eine Tauchtauglichkeit besteht nur dann, wenn während der Kompressions- oder Dekompressionsphase eine gesundheitliche Gefährdung für den Taucher aufgrund einer bestehenden Grunderkrankung auszuschließen ist. Die häufigsten medizinischen Probleme beim Tauchen sind im HNO-Gebiet angesiedelt (*Strutz 2000*). Hierzu gehören in erster Linie das Ohrsystem mit Gehörgang, Mittelohr und Innenohr sowie das Nasen-Nasennebenhöhlen-System. Mit anderen Worten: Gehörgang, Trommelfell, Mittelohr und Mittelohrbelüftung müssen in einem reizlosen bzw. funktionstüchtigen Zustand sein (*Strutz 1988*), genauso wie ein reizloses und funktionstüchtiges Nasennebenhöhlensystem für eine Tauchtauglichkeit Voraussetzung ist.

10.1 Was ist eine Stapesplastik?

Im Mittelohr existieren drei Gehörknöchelchen, nämlich Hammer, Amboss und Steigbügel. Der Steigbügel wird in der medizinischen Fachsprache als Stapes bezeichnet (Abb. 1).

Die häufigste genetisch fixierte Erkrankung des Mittelohrs stellt die Otosklerose dar, bei der es zu einem Knochenumbau der Innenohrkapsel kommt. Diese Knochenumbauherde finden sich bevorzugt in unmittelbarer Nähe zum Steigbügel (Abb. 2). Die Folge eines Knochenumbaus am Steigbügel ist die zunehmende Fixation mit konsekutiver Beeinträchtigung der Schwingungsfähigkeit. In dieser Situation sind also die Trommelfellschwingungen, die über Hammer und Amboss zum Steigbügel weitergeleitet werden, blockiert,

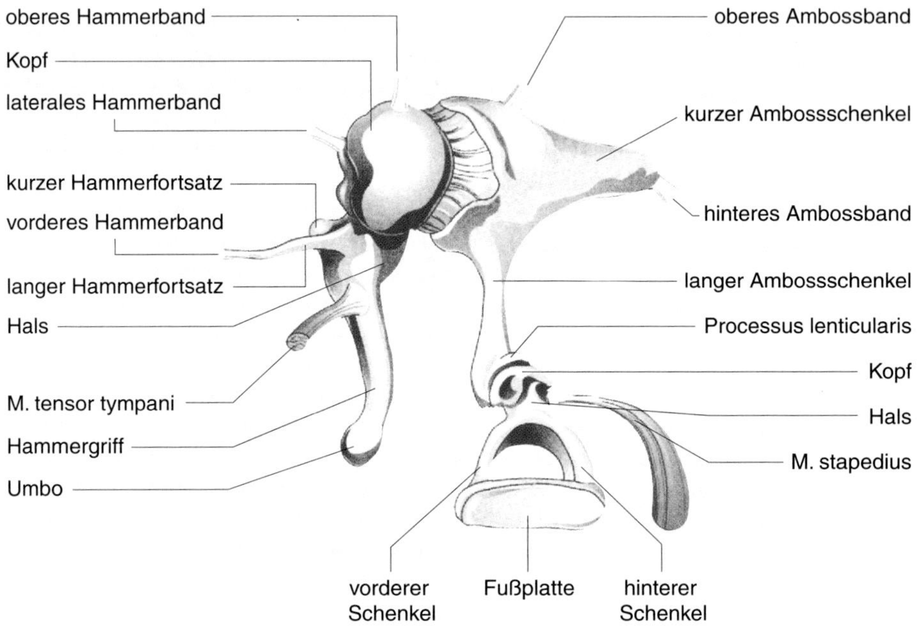

Abb. 1: Anatomie der drei Gehörknöchelchen: Hammer, Amboss und Steigbügel in anatomisch korrekter Position. Blick vom Mittelohr in Richtung Gehörgang

mit der Folge einer Schallleitungsschwerhörigkeit. Betroffen sind bevorzugt Frauen (70 % Frauen, 30 % Männer). Interessanterweise fällt ein verstärkter Knochenumbau bei der Frau in der Schwangerschaft auf, wenn Östrogene und Gestagene einen hohen Hormonspiegel aufweisen. Beträgt die Schallleitungskomponente und damit die Dämpfung des festwachsenden Steigbügels mehr als 15 dB, empfiehlt der Ohrenarzt in aller Regel die operative Korrektur: Hierbei wird der festgewachsene Steigbügel teilweise oder vollständig entfernt. Zur Wiedererlangung der Schwingungsfähigkeit wird eine Steigbügelprothese eingepflanzt, die am Amboss fixiert wird und in das Innenohr hineinreicht (Abb. 3). Damit ist die Schallübertragung vom Trommelfell auf das Innenohr wieder gewährleistet.

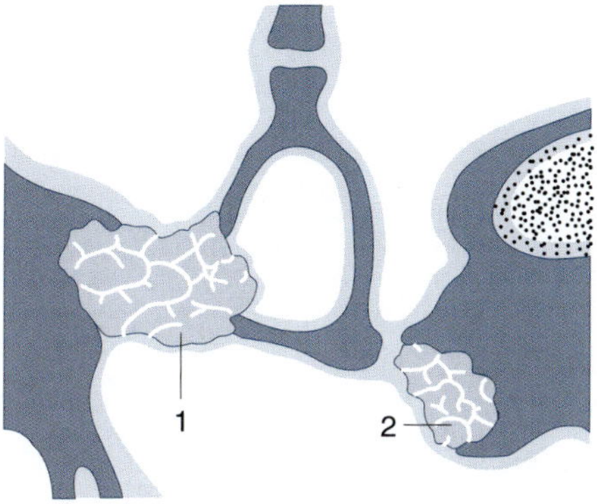

Abb. 2: Otoskleroseherd am vorderen Steigbügelschenkel (*1*). Ein weiterer Otoskleroseherd findet sich in unmittelbarer Nähe zum Vorhof (*2*)

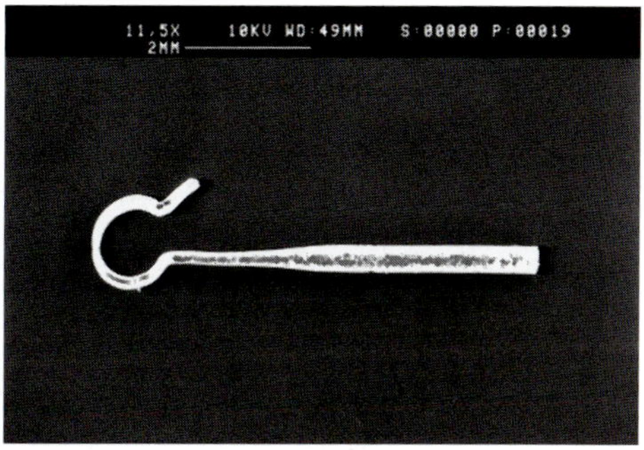

Abb. 3: Steigbügelprothese aus Titan mit einem Durchmesser von 0,4 mm

Die Steigbügelprothese ragt in das Innenohr, genauer gesagt in den sog. Vorhof, und soll etwa 0,3 mm in das Innenohr hineinreichen. Unmittelbar unterhalb des Steigbügels finden sich jedoch zwei Gleichgewichtsorgane, nämlich der Utrikulus und der Sakkulus (Abb. 4). Diese beiden Gleichgewichtsorgane sind für das Messen von Linearbeschleunigungen zuständig. Wir spüren diese Organe, wenn wir in einem Fahrstuhl fahren (vertikale Horizontalbeschleunigung) oder wenn wir in einem Auto stark beschleunigen bzw. bremsen (horizontale Linearbeschleunigung).

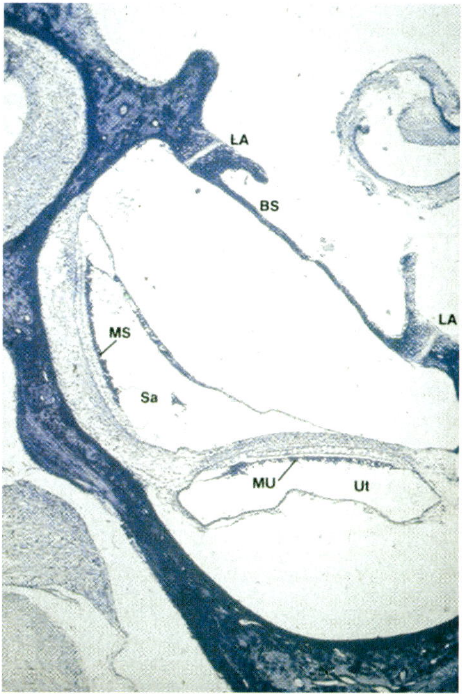

Abb. 4: Histologischer Schnitt durch die Stapesfußplatte (*B.S.*) mit Darstellung des Vorhofes und der beiden Gleichgewichtsorgane Sakkulus (*Sa*) und Utrikulus (*Ut*)

Deshalb muss zur Beurteilung einer Tauchtauglichkeit nach Stapesplastik folgende Frage beantwortet werden:

Kann bei einer Druckbelastung des Trommelfells in der Kompressionsphase (bei noch nicht durchgeführtem Druckausgleich) die eingesetzte Stapesprothese so weit in Richtung Utrikulus oder Sakkulus verlagert werden, dass eine direkte mechanische Stimulation dieser Gleichgewichtsorgane erfolgen kann? Dies hätte nämlich zur Folge, dass der Taucher subjektiv einen Schwindel bemerken würde und seine Orientierung im dreidimensionalen Raum der Unterwasserwelt verloren ginge. Zusätzlich stellt sich die Frage, ob in der Dekompressionsphase durch die Verlagerung des Trommelfells ein Herausziehen der eingesetzten Stapesprothese aus dem Innenohr möglich ist.

10.2 Mechanik der Aufhängebänder der Gehörknöchelchenkette

Die drei Gehörknöchelchen Hammer, Amboss und Steigbügel haben die Aufgabe, die Trommelfellschwingungen verlustfrei auf das Innenohr zu übertragen. Dazu müssen die Gehörknöchelchen quasi schwerelos im Mittelohr aufgehängt sein. Zusätzlich müssen sie an unterschiedliche Druckverhältnisse anpassfähig sein, um z. B. ein gleich gutes Gehör beim Besteigen eines Berges oder beim Wandern am Toten Meer zu erreichen.

Für die schwerelose Aufhängung sind insbesondere die Bänder des Hammers verantwortlich. Das obere Hammerband trägt im Wesentlichen das Gewicht von Hammer und Amboss (*Hüttenbrink 1989*). Das vordere Hammerband und die hintere Hammerfalte bilden in etwa die Drehachse von Hammer und Amboss (*Helmholtz 1868*). Ganz besonders wichtig ist das laterale Hammerband, das eine Verlagerung der Gehörknöchelchenkette bei einem Überdruck im Gehörgang verhindert. Das laterale Hammerband begrenzt also die Einwärtsverlagerung des Hammers bei Druckbelastung (Abb. 5). Zusätzlich wird diese Verlagerung durch das straff gespannte Trommelfell verhindert. Das Trommelfell ist deshalb mit vielen elastischen und insbesondere mit Kollagenfasern ausgestattet. Schließlich kommt eine dritte Komponente ins Spiel, wenn die Druckbelastung im Gehörgang (im Verhältnis zum Mittelohr) weiter zunimmt. Hier kommt es zu einer Gleitbewegung zwischen Hammerkopf und Amboss, das Hammer-Amboss-Gelenk wird quasi entkoppelt.

Diese drei Komponenten verhindern also eine wesentliche Verlagerung der Ossikelkette in Richtung Innenohr.

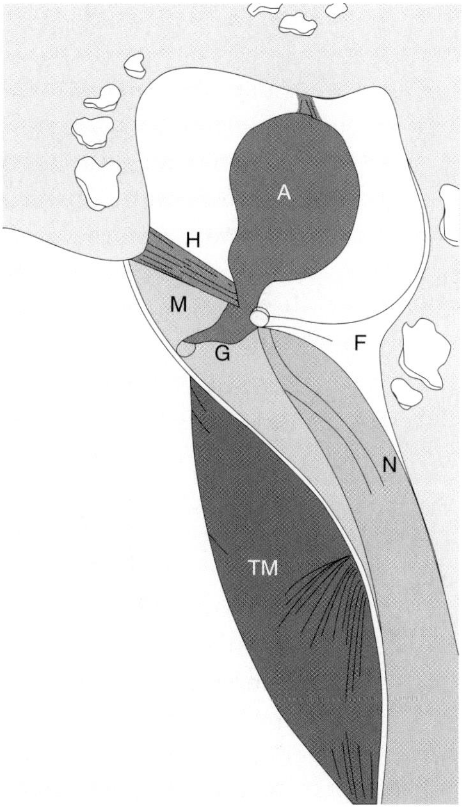

Abb. 5: Schematische Darstellung der Aufhängungsbänder des Hammergriffes. Das laterale Hammerband (*H*) verhindert die Verlagerung des Hammergriffes bei Druckzunahme im Gehörgang. *TM* = Trommelfell

10.3 Dimensionen

Wie groß ist tatsächlich die Schwingungsamplitude des Trommelfells oder die Verlagerung des Hammergriffs und schließlich die Verlagerung des Steigbügels bei Druckbelastung im Gehörgang, ohne dass ein Druckausgleich im Mittelohr erfolgt?

Die Amplitude der Gehörknöchelchenschwingung ist außerordentlich gering. Sie bewegt sich im Ångström-Bereich (*Bèkèsy 1960*), d. h., sie liegt im Bereich der Größe eines Wasserstoffatoms. Die maximale Verlagerung des Hammergriffs bei Luftdruckbelastung des Trommelfells beträgt dagegen 1–1,5 mm. Demgegenüber ist die Verlagerung des Steigbügels bei Luftdruckänderung durch die oben genannten drei Schutzmechanismen gering. Sie beträgt etwa 30 µm (*Hüttenbrink 1988*).

10.4 Resümee

Aufgrund der drei Schutzmechanismen der Gehörknöchelchenkette ist deren Verlagerung in Richtung Innenohr bei Druckbelastung des Gehörganges im Verhältnis zum Mittelohr gering. Aus diesem Grunde ist die Gefahr einer direkten mechanischen Berührung und einer Reizung der beiden Gleichgewichtsorgane Utrikulus und Sakkulus sehr gering. Nur wenn die Stapesprothese sehr lang gewählt wurde, kann diese Gefahr nicht ausgeschlossen werden. Deshalb besteht auch nach einer Stapesplastik eine Tauchtauglichkeit. Hierbei gilt jedoch die Empfehlung, den ersten Tauchversuch unter kontrollierten Bedingungen im Becken durchzuführen.

10.5 Variation einer Stapesplastik: Malleovestibulopexie

In bestimmten Situationen ist der Ohrchirurg gezwungen, eine Variation der oben beschriebenen Stapesplastik durchzuführen: Hierbei wird eine verlängerte Stapesprothese bei fehlendem Amboss direkt am Hammergriff fixiert. Wie bei der Stapesplastik ragt die Stapesprothese direkt in das Innenohr. Damit besteht eine direkte Verbindung vom Hammergriff zum Innenohr (Abb. 6).

Da ein Amboss fehlt, können die oben genannten Schutzmechanismen der Begrenzung einer Prothesenverlagerung nicht greifen: Schließlich beträgt die Verlagerung des Hammergriffs bei Luftdruckänderung 1–1,5 mm.

Hierbei besteht also die große Gefahr einer direkten mechanischen Stimulation der Gleichgewichtsorgane Utrikulus und Sakkulus bei Druckbelastung. Der Taucher würde eine plötzlich auftretende Scheinbewegung der Umwelt bemerken, seine Orientierung im Raum wäre aufgehoben. Zusätzlich würde in der Dekompressionsphase die Möglichkeit bestehen, dass die Prothese das Innenohr verlässt, mit der Gefahr einer Innenohrfistel und

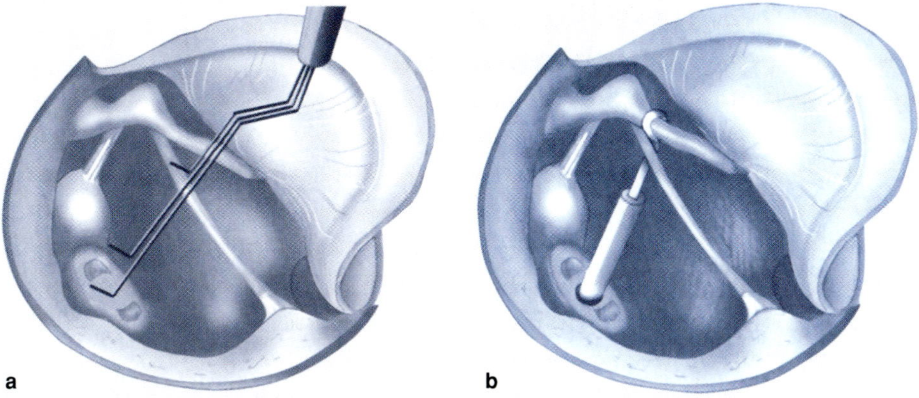

Abb. 6a, b: Malleovestibulopexie. Zunächst wird die notwendige Prothesenlänge ausgemessen, dann die Steigbügelfußplatte perforiert und eine Titanprothese durch das entstandene Loch in der Fußplatte in den Vorhof eingelegt. Die Titanprothese wird am Hammergriff fixiert

eines Hörsturzes. Deshalb besteht nach dieser Mittelohrrekonstruktion, bei der eine Malleovestibulopexie durchgeführt wurde, eine strikte Tauchuntauglichkeit.

Literatur

Bèkèsy, G. von: Experiments in hearing. R. E. Krieger Publishing Company Huntington New York 1960

Helmholtz, H.: Die Mechanik der Gehörknöchelchen und des Trommelfells. Pflügers Arch 1 (1868) 1–60

Hüttenbrink, K. B.: Die Mechanik der Gehörknöchelchen bei statischen Drucken. I. Normales Mittelohr. Laryng Rhinol Otol 67 (1988) 45–52

Hüttenbrink, K. B. Die funktionelle Bedeutung der Aufhängebänder der Gehörknöchelchenkette. Laryngo Rhino Otol 68 (1989) 146–151

Strutz, J.: Otologische Aspekte beim Tauchen. HNO 36 (1988) 198–205

Strutz, J., Mann, W. Praxis der HNO-Heilkunde, Kopf- und Halschirurgie. Thieme Verlag Stuttgart 2000, S 250–282

11 Heuschnupfen und Tauchtauglichkeit

M. Helbig

Unter Heuschnupfen, Pollinosis oder saisonaler allergischer Rhinitis versteht man eine Fehlreaktion des körpereigenen Immunsystems, die durch Pflanzenpollen ausgelöst wird. Die Exposition des Organismus gegenüber Pollen mit den daraus resultierenden Symptomen wie Fließschnupfen, behinderter Nasenatmung, Niesreiz sowie tränender Augen findet nicht ganzjährig statt, sondern ist auf eine bestimmte „Saison" begrenzt.

Nicht zu verwechseln ist der Heuschnupfen mit der perennialen oder ganzjährigen allergischen Rhinitis. Hierbei handelt es sich beispielsweise um eine allergische Reaktion auf Hausstaubmilbenkot, Tierepithelien oder Berufsstäube. Auf die perenniale Allergie soll hier nicht weiter eingegangen werden.

11.1 Ursachen

Bei der Pollinosis handelt es sich um ein saisonales, also zeitlich begrenzt auftretendes Krankheitsbild. In Deutschland leiden ca. 10 % der Bevölkerung darunter. Verursacht wird der Heuschnupfen durch das Einatmen des Blütenstaubs (Pollen) von Bäumen, Sträuchern, Gräsern, Getreide oder Kräutern.

Die ca. 10–150 µm großen, oval bis rund geformten Pollen sind die Träger des männlichen Erbgutes der Pflanzen. Der Polleninhalt wird von einer mehrschichtigen Schutzhülle umschlossen, an deren Oberfläche sich charakteristische Ausziehungen und Vertiefungen befinden, die für jede Pollenart spezifisch sind.

Nach Art der Befruchtung unterscheidet man selbstbestäubende, insektenbestäubende und windbestäubende Pflanzen. Für den Allergiker sind vor allem windbestäubende Pflanzen von Bedeutung, da deren Pollen sehr klein sind, in hoher Menge produziert werden und teilweise über sehr große Distanzen hinweg – bei günstigen Windverhältnissen mehrere hundert Kilometer weit – verweht werden können. Die Pollenkonzentration in der Luft variiert dabei je nach Tageszeit und Wetterlage und erreicht ihr Maximum an trockenen, heißen und windigen Tagen in den Morgen- und Nachmittagsstunden.

Die Pollenflugzeiten haben je nach Pflanzenart sowie Klima- und regionalen Wetterverhältnissen unterschiedliche zeitliche Schwerpunkte. Häufig geben die Patienten mit einer Pollinosis typische Beschwerdemonate an. Aus Pollenflugkalendern lassen sich anhand der Beschwerdemonate bereits mutmaßliche Verursacher der Allergie eingrenzen. Sehr allgemein kann man in Deutschland von folgenden Expositionszeiten ausgehen:

- Baumpollen: Januar bis Mai;
- Gräser und Getreidepollen: April bis August;
- Kräuterpollen: Juni bis September.

11.2 Immunologische Grundlagen

Unter normalen Umständen lernt das Immunsystem ständig neue körperfremde Stoffe kennen und entwickelt Abwehrstrategien, um den Körper zu schützen. Um eine Immunantwort des Körpers auszulösen, ist das Zusammenspiel einer Reihe von Abwehrzellen erforderlich. Voraussetzung ist jeweils, dass ein körperfremder Stoff (Antigen) als ein solcher erkannt und ein immunologischer Prozess eingeleitet wird. Dieser sehr komplizierte und in vielen Details noch nicht vollständig verstandene Vorgang sei im Folgenden vereinfacht dargestellt:

Ein körperfremder Stoff wird durch die Haut oder die Schleimhaut aufgenommen. Dieses fremde Antigen wird jetzt von körpereigenen Zellen, den antigenpräsentierenden Zellen (APC), erkannt, in deren Zellinneres aufgenommen und in kleinere Bestandteile (Peptide) aufgespalten. Bestimmte Anteile bzw. Merkmale des Antigens werden dann an die Oberfläche der APC verlagert (es handelt sich genau genommen um eine Bindung an Haupthistokompatibilitätskomplex-Typ-II-Moleküle). Auf diese Weise werden Anteile des zuvor aufgenommenen und bereits aufgespaltenen Antigens nach „außen präsentiert“. Diese APC wandert nun in einen Lymphknoten. Dort kommt es zur Kontaktaufnahme mit den Helfer-T-Zellen Typ 1 (TH_1-Zellen), einer Zellgruppe der spezifischen Immunantwort. Diese Interaktion zwischen APC und TH_1-Zellen ist ein sehr komplexes Geschehen. Für jedes Antigen ist eine andere spezialisierte T-Helferzelle zuständig. Ist die TH_1-Zelle in der Lage, das ihr präsentierte Antigen zu erkennen, kommt es zur Ausschüttung einer Reihe von Signal- und Botenstoffen. Die aktivierte T-Helferzelle tritt dann in Kontakt mit B-Lymphozyten. Deren Hauptfunktion besteht in der Produktion von Antikörpern. In der Regel werden Antikörper (Immunglobuline, Ig) der Klasse IgM, IgG oder IgD produziert, die dann Aufgaben der spezifischen Immunabwehr (beispielsweise bei entzündlichen Erkrankungen) übernehmen.

Wie bereits erwähnt, kommt es im Rahmen einer allergischen Erkrankung zu einer Art „Fehlleitung“ des Immunsystems. Es handelt sich um eine erworbene Änderung der Reaktionsfähigkeit des Immunsystems gegenüber körperfremden, eigentlich unschädlichen Substanzen (z. B. Pflanzenpollen). Bei Allergien des oberen Atemtrakts handelt es sich um eine Überempfindlichkeitsreaktion vom Soforttyp (Typ I der immunologischen Überempfindlichkeitsreaktion nach Coombs und Gell):

Das körperfremde Allergen (Polle) wird zunächst, wie oben beschrieben, von der APC aufgespalten. Das Spaltprokukt (Peptid) wird an der Oberfläche der APC am Haupthistokompatibilitätskomplex-Typ-II-Molekül angelagert. An dieser Stelle erfolgt jetzt aber der entscheidende Unterschied. Es gibt nämlich eine zweite

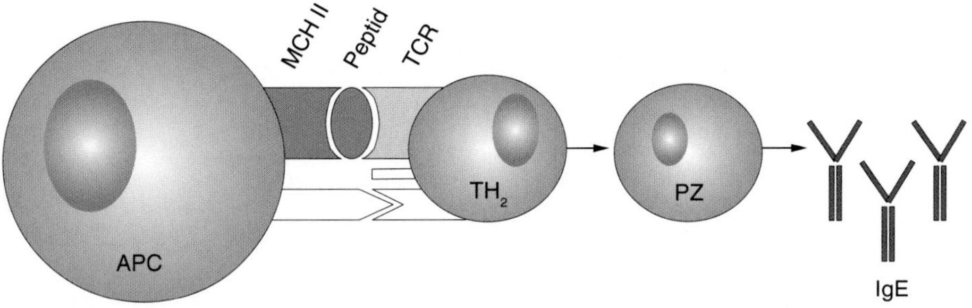

Abb. 1: Immunologische Grundlagen (stark vereinfachte Darstellung): In der antigenpräsentierenden Zelle (APC) wird das Allergen in Peptide aufgespalten. Die Peptide werden dann an den Hauptkomphistokompatibilitätskomplex Typ II (MHC II) der APC angelagert. Erkennt die T-Helferzelle Typ 2 (Th_2) das Peptid – dazu ist eine Bindung an deren T-Zell-Rezeptor (TCR) erforderlich – kommt es nach Aktivierung von Plasmazellen (PZ) und zur Produktion spezifischer Antikörpern der Klasse IgE

Art von T-Helferzellen, nämlich die TH_2-Zelle. Diese kann über eine Bindung an ihrem T-Zell-Rezeptor das Allergen erkennen. Die TH_2-Zelle sendet nun bestimmte Signal- und Botenstoffe aus, die dann in Kontakt mit den B-Lymphozyten treten. Die aktivierten B-Lymphozyten werden Plasmazellen genannt. Sie produzieren daraufhin spezielle, gegen das Allergen gerichtete Antikörper, nämlich Immunglobuline der Klasse IgE (Abb. 1).

Das allergenspezifische IgE lagert sich über hochaffine IgE-Rezeptoren an Mastzellen und eosinophile Granulozyten an. Kommt es jetzt zu einem erneuten, zweiten Allergenkontakt, bindet das Allergen an zwei IgE-Antikörper (Kreuzvernetzung), die der Mastzelle angelagert sind. Das führt zu einer Entleerung (Degranulation) der Mastzellen bzw. eosinophilen Granulozyten (Abb. 2).

11.3 Klinisches Erkrankungsbild

Die Mastzellen bzw. eosinophilen Granulozyten setzen bei Aktivierung eine Reihe von Stoffen in das Gewebe frei, die in Folge für das allergische Beschwerdebild verantwortlich sind:

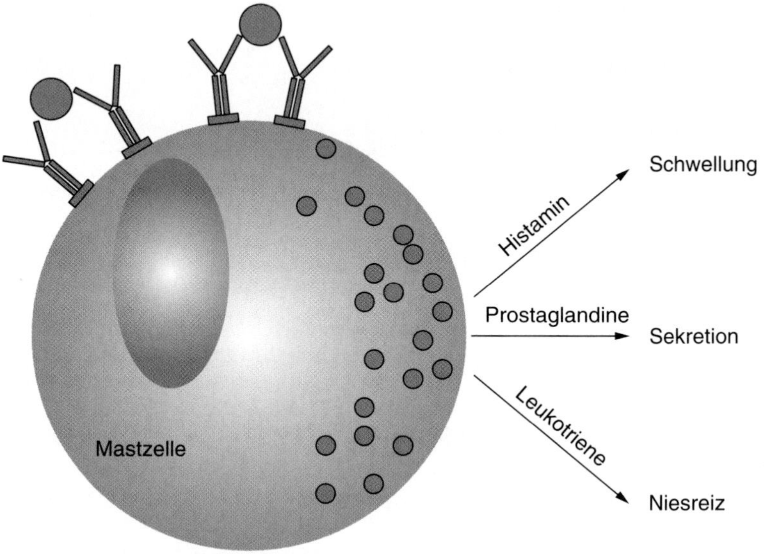

Abb. 2: IgE-Antikörper lagern sich an der Mastzelle an. Folgt ein erneuter Allergenkontakt, bindet das Allergen an diese Antikörper und es kommt zur Freisetzung von Mastzellprodukten, die für das allergische Beschwerdebild verantwortlich sind

Histamin führt zu einer Erweiterung der Gefäße und zur Einlagerung von flüssigen Blutbestandteilen in das Schleimhautgewebe (Ödembildung). Klinisch resultiert eine Schwellung der Schleimhäute mit verstärkter Sekretbildung.

Prostaglandine verstärken die Ödembildung und damit die Schleimhautschwellung. Klinisch bildet das die Grundlage für eine behinderte Nasenatmung und vor allem für eine verstärkte Sekretbildung.

Leukotriene führen ebenfalls zu einer Gefäßerweiterung in den Schleimhäuten sowie zu einer Reizung der Nerven. Folge ist unter anderem Juck- und Niesreiz im Bereich der Nasenschleimhäute. Über einen Reflexbogen kann es zudem zur Rötung der Augenbindehaut (Konjunktivitis) kommen.

Eine Reihe weiterer Signal- und Botenstoffe wird freigesetzt, die die oben genannten Symptome unterstützen und sogar verstärken können. Hinsichtlich der genaueren Wirkung und Funktion sei auf weiterführende Literatur verwiesen.

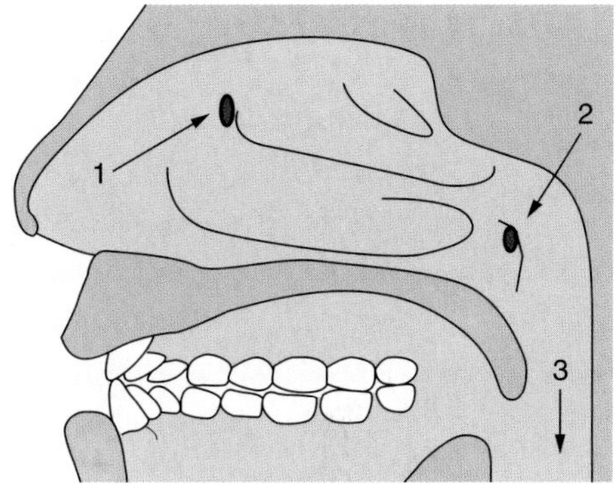

Abb. 3: Die Nasenschleimhäute und benachbarte Organsysteme. Unter der mittlern Nasenmuschel befindet sich der gemeinsame Zugangsweg zu den Nasennebenhöhlen (*1*). Im Nasenrachenraum endet die Eustachische Röhre (*2*). Der Nasenrachenraum steht ferner mit der Schleimhaut der tieferen Atemwege in Verbindung (*3*)

Langfristig führt eine fortbestehende allergische Entzündungsreaktion zu einer Hyperreaktivität und Überempfindlichkeit der Schleimhaut gegen spezifische (Allergene) und unspezifische (z. B. Temperatureinflüsse, Irritationen) Stimuli. Durch die permanente Reizung kann es zu Antriebsarmut, Müdigkeit und Einschränkung der beruflichen oder sozialen Aktivitäten kommen, was sich entscheidend auf die Lebensqualität auswirkt.

Infolge der allergisch bedingten Veränderungen an den Nasenschleimhäuten kann eine Mitbeteiligung der Nasennebenhöhlen resultieren, da diese durch anatomisch enge Zugangswege mit der Nasenhaupthöhle verbunden sind (Abb. 3). Eine Schleimhautschwellung führt zum Verschluss dieser drainierenden Wege und damit zu einer Verlegung der Nasennebenhöhlen. Eine akute Nasennebenhöhlenentzündung (Sinusitis acuta) kann entstehen, die von Kopfschmerz, Druckgefühl und Fieber begleitet wird und in einem schweren Krankheitsverlauf gipfeln kann. Das Nasensekret ist im Rahmen der statthabenden bakteriellen Infektion gelblich bis grün gefärbt. Kommt es dauerhaft zu einer Minderbelüftung der Nasennebenhöhlen, finden im Bereich der dortigen Schleimhäute Umbauvorgänge statt. Es resultiert eine chronische Schleimhautschwellung (Sinusitis chronica), die mit der Ausbildung von Polypen einhergehen kann.

Die Ohrtrompete (Eustachische Röhre) dient der Belüftung des Mittelohrs. Eine Schleimhautschwellung im Nasenrachen, die die Öffnung der Ohrtrompete verlegt, führt zur Belüftungsstörung des Mittelohrs. Damit ist die Basis für eventuelle Probleme beim Druckausgleich, einen wässrigen Paukenerguss oder ein akute Mittelohrentzündung gegeben.

Die Schleimhäute der Nase stehen mit den Schleimhäuten der tieferen Atemwege in Verbindung. Bei lang anhaltender, nicht therapierter allergischer Rhinitis kann es deshalb zur Mitbeteiligung der Bronchialschleimhäute im Sinne von Atembeschwerden bis hin zur Ausbildung eines allergischen Asthmas kommen (auch als „Etagenwechsel" bezeichnet). Aus diesem Grunde sei an dieser Stelle schon einmal auf die Notwendigkeit einer früh einsetzenden, gezielten, antiallergischen Therapie hingewiesen.

11.4 Diagnostik

11.4.1 Anamnese und Pollenflugkalender

Am Anfang jeder Allergiediagnostik steht die ausführliche Erhebung der Krankengeschichte (Anamnese). Hier ergeben sich Hinweise auf Art, Häufigkeit und Dauer des individuellen Krankheitsbildes, beschwerdeauslösende Situationen, das berufliche und häusliche Umfeld sowie örtliche, tages- oder jahreszeitliche Zusammenhänge. Ferner sollte nach Reaktionen auf Nahrungs- und Arzneimittel gefragt werden.

Patienten mit einer Pollenallergie klagen häufig über im Frühjahr oder Sommer auftretenden Fließschnupfen, eine verstopfte Nase, Niesreiz, Augentränen oder -jucken. Die Symptome dauern meistens mehrere Wochen an, lassen in der Regel während Regenperioden nach, um anschließend bei einer Gutwetterphase wieder aufzutreten. Meistens sind die Betroffenen in der Lage, die Be-

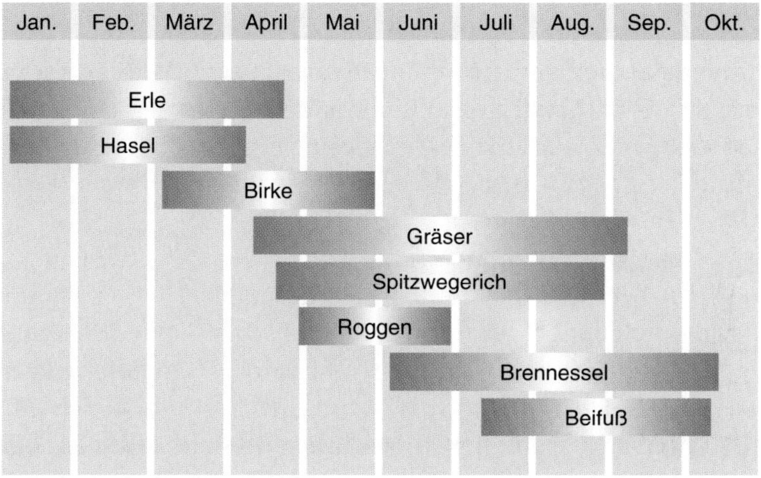

Abb. 4: Pollenflugkalender einiger klinisch relevanten Pollen. Die Blühzeiten können regional und wetterabhängig variieren

schwerden zeitlich exakt einzugrenzen. Unter Zuhilfenahme eines Pollenflugkalenders (Abb. 4) ist eine Eingrenzung auf die in Frage kommenden Allergene möglich.

11.4.2 Pricktest und andere Hauttests

Besteht der Verdacht auf eine allergische Erkrankung, werden mit Hilfe von Allergietests die Auslöser der Erkrankung ermittelt. Hauttestungen zeigen an, ob eine Sensibilisierung vorliegt.

Der gängigste und am einfachsten durchzuführende Test ist der Pricktest. Hierbei werden gelöste Pollenextrakte auf die Haut (meistens Unterarminnenseite) aufgebracht und die Haut anschließend mit einer speziellen feinen Nadel kurz angestochen. Besteht eine Allergie gegen eines der Pollenextrakte, entwickelt sich an dieser Stelle innerhalb von etwa 20 Minuten eine Rötung (Erythem) und eine Schwellung (Quaddel). Die Reaktion wird anhand der Größe der Quaddel und des Erythems beurteilt. Mit Hilfe dieser Testmethode lassen sich etwa 80 % aller Allergiker erfassen.

Eine Reihe weiterer Hautuntersuchungen, wie beispielsweise der Intrakutan-, der Scratch- oder der Reibetest, stehen zur Verfügung, sind aber in der Regel speziellen Fragestellungen vorbehalten, weshalb auf diese Testmethoden hier nicht weiter eingegangen wird.

11.4.3 Serologische Untersuchungen

Sind die Ergebnisse der Hauttests widersprüchlich oder können diese aus verschiedenen Gründen nicht durchgeführt werden, können Körpersekrete wie beispielsweise Blut auf Immunglobulin E (IgE) untersucht werden. Von besonderem Interesse ist das spezifische IgE, eine Antikörpergruppe, die einem speziellen Allergen zugeordnet werden kann.

11.4.4 Anteriore Rhinomanometrie und nasaler Provokationstest

Zur Objektivierung der Nasenatmungsbehinderung dient die anteriore Rhinomanometrie. Bei diesem speziellen Messverfahren werden der nasale Atemstrom und die Druckdifferenz zwischen Naseneingang und Nasenrachen vor und nach medikamentösem Abschwellen der Schleimhäute ermittelt. So können Rückschlüsse auf den Schwellungszustand der Nasenschleimhäute gezogen werden.

Der nasale Provokationstest dient dazu, die klinische Relevanz eines Allergens am „Erfolgsorgan", also hier an der Nasenschleimhaut, zu beweisen.

Bei diesem Testverfahren erfolgt zunächst eine rhinomanometrische Messung, um den Ausgangswert zu ermitteln. Anschließend wird das mutmaßliche Allergen in einer verdünnten Lösung auf die Schleimhaut der unteren Nasenmuschel aufgetragen und 20 Minuten danach eine erneute Rhinomanometrie durchgeführt.

Kommt es zu einer Reduktion der endonasalen Luftströmung und zu einer Erhöhung des Atemwiderstands gegenüber der Ausgangsmessung, so ist davon auszugehen, dass es durch Allergeneinfluss zu einer Schwellung der Nasenschleimhaut gekommen ist. Im Rahmen der nasalen Provokationstestung werden zudem Symptome wie Nasensekretion, Anzahl der Niesattacken, Tränenfluss, Augenrötung, Gaumenjucken, Hustenreiz sowie Hautveränderungen beobachtet und in die Bewertung miteinbezogen.

11.5 Therapie

Die Therapie der allergischen Rhinitis stützt sich auf die Behandlungsformen Allergenkarenz, medikamentöse Therapie und spezifische Immuntherapie.

11.5.1 Allergenkarenz

Die Karenz, also die bewusste Vermeidung der beschwerdeverursachenden Pollen, ist die sicherste Methode, einen Heuschnupfen zu therapieren. Die dauerhafte Karenz gestaltet sich jedoch recht schwierig, da dies für den Pollenallergiker bedeuten würde, während der Blütezeit der Pflanze, auf die er allergisch reagiert, in Klimazonen verreisen zu müssen, in denen die betreffenden Blühzeiten zeitlich anders verlaufen oder in denen die Pflanze im besten Fall gar nicht vorkommt.

Bei der Urlaubsplanung sollte darauf geachtet werden, dass die Pollenbelastung möglichst niedrig ist. Hier kann sich ein Aufenthalt im Küsten- oder Hochgebirgsbereich günstig auswirken.

Ansonsten sind folgende Hinweise hilfreich:

- Die größte Pollenausschüttung erfolgt in den Morgen- und Nachmittagsstunden, so dass in diesen Stunden das Lüften vermieden werden sollte. Der empfohlene Zeitraum für Zimmerlüftung liegt abends zwischen 19 und 24 Uhr.

- Ferner sollten längere Aufenthalte und sportliche Betätigungen im Freien während der Blühphase eingeschränkt werden.
- Tägliches Waschen der Haare vor dem Zubettgehen und das Ablegen der Straßenbekleidung außerhalb des Schlafzimmers kann die Pollenbelastung reduzieren.
- Beim Autofahren empfiehlt es sich, die Lüftung auszuschalten und die Fenster geschlossen zu halten. Pollenfilter für die Lüftungsanlagen vieler Automodelle sind ebenfalls erhältlich.
- Pollenflugvorhersagen werden in den aktuellen Tageszeitungen sowie in Rundfunk und Fernsehen verbreitet. Entsprechende Webseiten des Internets bieten Vorhersagen für einzelne Regionen des In- und Auslandes, wobei die Pollenflugdaten für jede Pollenart spezifisch abgefragt werden können.
- Wer als Pollenallergiker in Länder südlich des Äquators reist, sollte sich erkundigen, ob und wann „sein Allergen" dort vorkommt. Es muss beachtet werden, dass die Blühperioden um ein halbes Jahr versetzt sind und es aufgrund klimatischer Besonderheiten zu zusätzlichen Abweichungen von der hierzulande bekannten Pollenflugzeit kommen kann.

Zudem sei darauf hingewiesen, dass mit einer Pollenallergie Nahrungsmittelunverträglichkeiten einhergehen können, so dass auch auf die Ernährung zu achten ist. Diese sog. Kreuzallergien kommen beispielsweise bei Birkenpollenallergikern vor und betreffen in diesem Fall viele Obstsorten (z. B. Apfel, Birne, Kirsche, Kiwi, Pfirsich) sowie Hasel- und Walnüsse. Kreuzallergien sind auch für andere Pollenarten bekannt, können im Einzelfall jedoch stark variieren. In der Regel wissen Nahrungsmittelallergiker, welche Speisen sie vertragen und welche nicht, so dass sich auch hier die Karenz als wirkungsvollste Vorsichtsmaßnahme anbietet. Insgesamt stellt sich das Thema „Pollenallergie und Nahrungsmittelunverträglichkeit" sehr komplex dar, d. h., im Zweifelsfall sollte ein Allergologe konsultiert werden, der die weitere Diagnostik durchführen und bei der Ernährungsberatung unterstützend einwirken kann.

11.5.2 Medikamentöse Behandlungen

Die medikamentöse Behandlung ist eine symptomatische Therapie und dient lediglich zur Linderung oder im Idealfall zum Nichtauftreten der Heuschnupfensymptome. Bei der Wahl der Medikamente ist darauf zu achten, dass deren Wirkstoffprofile auf das individuelle Beschwerdebild abgestimmt werden. Folgende Therapeutika werden eingesetzt:

Mastzellstabilisatoren. In diese Medikamentengruppe gehören die Dinitrocromogylcinsäure (DNCG) und das Nedocromil.

Wirkprinzip: Die Präparate hemmen durch Blockade von Kalziumkanälen an der Zellwand die Ausschüttung (Degranulation) von Histamin, Prostaglandinen, Leukotrienen und anderen Stoffen aus den Mastzellen. Symptome wie Hypersekretion, Juck- und Niesreiz werden reduziert. Die Medikamente können nur prophylaktisch angewendet werden, denn wenn erst einmal eine Mastzelldegranulation stattgefunden hat, sind sie nicht mehr wirksam.

Indikation: Vor allem bei der allergischen Bindehautentzündung (Konjunktivitis) und leichten Formen der allergischen Rhinitis finden diese Medikamente ihren Einsatz.

Anwendung: Die Einnahme erfolgt in Form von Augentropfen oder Nasensprays. Aufgrund des langsamen Wirkungseintritts (nach mehreren Stunden) müssen die Präparate frühzeitig und regelmäßig eingenommen werden.

Da die Wirkdauer von DNCG maximal 6 Stunden beträgt, muss es 4- bis 6-mal täglich angewendet werden. Diese Tatsache führt dazu, dass die regelmäßige Einnahme von den Patienten häufig nicht eingehalten wird.

Nedocromil wird zweimal täglich eingenommen. Die Wirkung an der Nasenschleimhaut ist jedoch mäßig, so dass sich die Anwendung bei allergischer Rhinitis als weniger wirkungsvoll erwiesen hat. Im Gegensatz dazu ist eine gute Wirkung bei allergischer Konjunktivitis zu verzeichnen. Hervorzuheben ist die gute Verträglichkeit, denn schwerwiegende Nebenwirkungen sind nicht bekannt.

Tauchmedizinische Anmerkung: Einer Einnahme dieser Präparate vor Tauchgängen steht aus Hals-Nasen-Ohren-ärztlicher Sicht nichts entgegen.

Systemische Antihistaminika. Unter „systemisch" (den Gesamtorganismus betreffend) wirksamen Medikamenten versteht man Medikamente, die, in fester oder flüssiger Form verabreicht, zumeist über den Magen-Darm-Trakt aufgenommen und dann durch den Körper transportiert werden.

Innerhalb der Medikamentengruppe der Antihistaminika unterscheidet man zwischen der 1. und der 2. Generation. Im Rahmen der antiallergischen Therapie finden fast ausschließlich Präparate der 2. Generation Anwendung, wozu Cetirizin, Fexofenadin, Levocetirizin, Loratadin, Desloratadin und viele mehr gehören.

Wirkprinzip: Antihistaminika haben einen hemmenden Effekt auf die Histaminrezeptoren der Schleimhautzellen, woraufhin Histamin nicht mehr an der Schleimhautzelle binden kann und somit „wirkungslos" wird. Symptome wie Schwellung der Nasenschleimhaut mit Hypersekretion und Behinderung der Nasenluftpassage werden eingeschränkt. Antihistaminika der 1. Generation haben sich als nicht ausreichend rezeptorspezifisch herausgestellt und sind in der Lage, auch die Blut-Hirn-Schranke zu passieren, so dass unerwünschte Nebenwirkungen wie Müdigkeit, Konzentrationsstörungen und Übelkeit resultieren können. Aus diesem Grunde kommen die Antihistaminika der 1. Generation nur noch bei bestimmten Fragestellungen zum Einsatz.

Durch Veränderungen an der chemischen Struktur der Antihistaminika konnte die Rezeptorspezifität erhöht und gleichzeitig die Fähigkeit, die Blut-Hirn-Schranke zu passieren und damit Müdigkeit auszulösen, deutlich vermindert werden. Bei diesen Antihistaminika der 2. Generation lässt sich eine sedierende (auf das zentrale Nervensystem dämpfende) Wirkung meist nicht mehr oder nur in geringem Maße nachweisen. Die Antihistaminika wirken unter anderem auf Hypersekretion, Juck- und Niesreiz, weniger auf Schleimhautschwellungen.

Indikationen: Systemische Antihistaminika werden bei mittelschwerer akuter und chronisch allergischer Rhinitis und Konjunktivitis oder ödematöser Hautschwellung (Urtikaria) eingesetzt.

Anwendung: Die Wirkung oral verabreichter systemischer Antihistaminika setzt bereits nach etwa 15 Minuten ein. Die Wirkungsdauer ist von Medikament zu Medikament unterschiedlich. In der Regel ist eine 1- bis 2-malige tägliche Einnahme erforderlich.

Antihistaminika werden von der Leber verstoffwechselt, weshalb vor der ersten Einnahme Leberfunktionsstörungen ausgeschlossen werden sollten, da ansonsten die Gefahr der Überdosierung besteht. Ferner wurden bei einigen Medikamenten kardiotoxische Nebenwirkungen (im schlimmsten Fall Herzrhythmusstörungen) beobachtet.

Tauchmedizinische Anmerkung: Antihistaminika der 1. Generation sind aufgrund der sedierenden Wirkung vor Tauchgängen streng kontraindiziert. Antihistaminika der 2. Generation entfalten zwar nur eine geringe oder keine sedierende Wirkung, da jedoch bislang keine Studien zur veränderten Pharmakodynamik und -kinetik (Wirkung des Medikaments auf den Körper und umgekehrt) moderner Antihistaminika unter erhöhtem Umbebungsdruck vorliegen, sollte vor Tauchgängen auf die Einnahme dieser Medikamente verzichtet werden.

Topische Antihistaminika. Unter topisch wirksamen Medikamenten versteht man solche, die lokal begrenzt wirken und direkt auf bzw. an den Organen angewendet werden, an denen sich die Beschwerden manifestieren. Verabreicht werden die topischen Antihistaminika meistens in Form von Sprays (z. B. Nase) oder Tropfen (z. B. Auge). Angestrebt wird eine hohe lokale Wirkstoffkonzentration bei möglichst wenig systemischen Nebenwirkungen. Bei allen topisch wirksamen Medikamenten ist zu beachten, dass immer ein Teil der Wirkstoffe über die Schleimhaut resorbiert wird und damit in den Blutkreislauf gelangt, wobei die Resorptionsrate der jeweiligen Medikamente unterschiedlich ist. Zur Gruppe der topischen Antihistaminika gehören beispielsweise das Azelastin und das Levocabastin.

Wirkprinzip: Am Ort der Anwendung werden örtliche Histaminrezeptoren der Schleimhautzellen blockiert. Histamin kann in Folge nicht an den Zellen binden, wodurch Hypersekretion, Juck- und Niesreiz vermindert werden.

Indikationen: Die mittelschwere akute und chronische allergische Rhinitis und Konjunktivitis stellt die Hauptindikation dar, wobei topische Antihistaminika auch als Bedarfsmedikament bei plötzlichem Auftreten allergischer Beschwerden gerne angewandt werden.

Anwendung: Die Verabreichung erfolgt in Form von Nasensprays oder Augentropfen. Die Wirkung tritt bereits nach einigen Minuten ein.

Tauchmedizinische Anmerkung: Obwohl die topisch wirksamen Antihistaminika auf lokaler Ebene wirken, wird, wie bereits erwähnt, immer auch ein gewisser Anteil über die Schleimhaut resorbiert und gelangt damit in den Blutkreislauf. Somit besteht die gleiche Unsicherheit wie bereits für die systemischen Antihistaminika erläutert. Deshalb sollte auch bei den topischen Antihistaminika sicherheitshalber von einer Anwendung vor Tauchgängen abgesehen werden.

Systemische Kortikoide. Kortikoide sind natürliche Substanzen, die der Körper in der Nebennierenrinde selbst bildet. Seit Mitte der 50er Jahre werden Kortisonpräparate zu therapeutischen Zwecken eingesetzt.

Die in den Anfangszeiten breite, teilweise wahllose und überdosierte Anwendung mit gelegentlich gravierenden Nebenwirkungen

(Hautveränderungen, Osteoporose, Muskelabbau, Bluthochdruck, Entwicklung von Magengeschwüren, Blutbildveränderungen mit erhöhter Infektanfälligkeit, Fett- und Kohlenhydratstoffwechselveränderungen, Wachstumsstörungen, Augenschäden sowie psychischen Veränderungen wie Stimmungsschwankungen) führte später zu einer regelrechten „Kortisonangst". Aufgrund der mittlerweile weiterentwickelten Medikamente, einer verbesserten Indikationsstellung und dosierten Gabe sind heutzutage bei fachgerechter Anwendung irreversible, unerwünschte Nebenwirkungen zu vernachlässigen. Zur Gruppe, der im Rahmen von Allergien systemisch eingesetzten Kortikoide, gehören beispielsweise Prednisolon, Dexamethason, Betamethason und viele mehr.

Wirkprinzip: Kortikoide sind die potentesten Antiallergika. Sie haben eine Vielzahl von Wirkungen, wobei aus allergologischer Sicht der antientzündliche Effekt wesentlich ist: Entzündungs- und allergievermittelnde Zellen im Gewebe (eosinophile und basophile Granulozyten und T-Lymphozyten) werden herunterreguliert bzw. die Ausschüttung von Signal- und Botenstoffen (Prostaglandine und Leukotriene) wird unterdrückt. Auch die typische, allergisch bedingte Schwellung der Schleimhäute (Ödembildung) wird reduziert.

Indikationen: Der orale Einsatz systemischer Kortikoide ist nur im Einzelfall, beispielsweise bei sehr schwerem Verlauf der allergischen Rhinitis/des Asthmas oder als Starttherapie bei ausgeprägtem Befund, gerechtfertigt. Ferner werden systemische Kortikoide als Notfallmedikamente bei schweren allergischen Zwischenfällen (anaphylaktischer Schock) eingesetzt.

Anwendung: Die Wirkung oral verabreichter systemischer Kortikoide setzt zeitlich verzögert (nach frühestens 30 Minuten bis einigen Stunden; die volle Wirkung erst nach einigen Tagen) ein. Die Wirkungsdauer und die Tagesdosis hängen vom jeweiligen Präparat ab. Bei systemischer Anwendung über längere Zeit (> 7 Tage) und höheren Dosierungen (> 20 mg Kortisoläquivalent) kann eine

Unterdrückung der natürlichen Kortisonproduktion in der Nebenniere erfolgen, und oben beschriebene unerwünschte Nebenwirkungen können auftreten. In solchen Fällen ist die Gabe nur bei strenger Indikationsstellung unter ärztlicher Kontrolle indiziert.

Tauchmedizinische Anmerkung: Da diese Medikamente im Rahmen einer antiallergischen Therapie nur bei bestimmten, schwerwiegenden allergischen Krankheitsbildern indiziert sind und in der Regel nur über einen kurzen Zeitraum systemisch verabreicht werden, sollte man während dieser Zeit auf Tauchgänge verzichten.

Topische Kortikoide. Diese sehr potenten Antiallergika sollten bei der medikamentösen Behandlung einer allergischen Rhinitis eine zentrale Rolle spielen, da bei frühzeitiger und konsequenter Anwendung der Ausbildung der nasalen Überempfindlichkeit sehr gut vorgebeugt werden kann. Topische Kortikoide werden lokal in Form von Sprays angewendet. Sie sind auf ausreichende lokale Wirksamkeit bei geringer Bioverfügbarkeit und kurzer Eliminationshalbwertzeit ausgerichtet, um das Risiko von systemischen Nebenwirkungen auf ein Minimum zu reduzieren. Die volle Wirkung tritt erst nach einigen Tagen ein.

Zu den topischen Kortikoiden gehören unter anderem Beclomethason, Budenosid, Triamcinolon, Fluticason, Monetason und viele mehr.

Wirkprinzip: Das Wirkprinzip ist das gleiche wie bei den systemischen Kortikoiden, der Wirkungsschwerpunkt liegt aber auf lokaler Ebene.

Indikationen: Bei allen Verlaufsformen der allergischen Rhinitis sind die topischen Kortikoide einsetzbar.

Anwendung: Bei der Wahl des Präparats ist darauf zu achten, dass ein Medikament gewählt wird, das von der Nasenschleimhaut gut vertragen wird und bei dem die Bioverfügbarkeit (Anteil der Dosis, der in den systemischen Kreislauf eingeht) möglichst niedrig ist. Auch bei Langzeitanwendung moderner topischer Kortikoide ist mit systemischen Nebenwirkungen kaum zu rechnen. Für die topischen Kortisonpräparate gilt ebenfalls, dass die Wirkung langsam (nach mehreren Tagen) eintritt, so dass sie frühzeitig eingesetzt werden sollten.

Tauchmedizinische Anmerkung: Aufgrund der guten Wirksamkeit und bei minimalen systemischen Nebenwirkungen sind diese Präparate sehr zu empfehlen und können vor einem Tauchgang bedenkenlos eingenommen werden.

Topische α-Sympathomimetika („abschwellende Nasentropfen"). Zur symptomatischen Therapie werden häufig α-Sympathomimetika in Form von abschwellenden Nasensprays oder -tropfen eingesetzt.

Diese Medikamente reduzieren die nasale Obstruktion und beugen in geringem Maße einem wässrigen Nasenlaufen (Rhinorrhoe) vor. Die Medikamente sind für einen Zeitraum von etwa 4–8 Stunden wirksam.

Zur Gruppe der α-Sympathomimetika zählen Oxymetazolin, Xylometazolin und Naphazolin.

Wirkprinzip: Über eine Vasokonstriktion (vorübergehende Verengung der Blutgefäße) führen diese Medikamente zur verminderten Durchblutung der Schleimhäute, woraus eine Abschwellung und verbesserte Nasenatmung resultiert.

Indikation: Diese Medikamente sind nicht zur antiallergischen Therapie geeignet, jedoch kann kurzfristig bei starker Behinderung der Nasenschleimhäute infolge von Schwellungszuständen eine Linderung erreicht werden.

Anwendung: Die lokale Applikation erfolgt 3-mal täglich. Die Medikamente sollten nicht über einen Zeitraum von mehr als 14 Tagen angewendet werden, um dem Austrocknen und einem Gewöhnungseffekt der Nasenschleimhäute („Privinismus") vorzubeugen. Patienten verspüren nach zu langem Gebrauch ansonsten nur noch kurzfristig (etwa 4 Stunden) Linderung, da es in Folge zu einer reaktiven, überschießenden Schwellung der Schleimhäute bei Nachlassen der Wirkung kommt.

Tauchmedizinische Anmerkung: Vor Tauchgängen ist zu beachten, dass abschwellende Nasentropfen mindestens 12 Stunden vorher abzusetzen sind, da ansonsten die Gefahr besteht, dass bei Beginn des Tauchgangs Beschwerdefreiheit herrscht, dann aber während der Auftauchphase aufgrund der nachlassenden Wirkung Druckausgleichsprobleme resultieren und Beschwerden im Bereich der Nasennebenhöhlen und der Ohrbelüftung entstehen können.

Anticholinergika. Anticholinergika werden hauptsächlich zur Behandlung von verstärktem Nasenlaufen (hypersekretorischer Rhinorrhoe) eingesetzt. Es handelt sich also im weiteren Sinne nicht um ein Medikament zur antiallergischen Behandlung. Zur Gruppe der Anticholinergika gehören Ipratropiumbromid und Oxytropriumbromid.

Wirkprinzip: Über eine Blockade der Acetylcholinrezeptoren an den Muskelzellen der Blutgefäße wird der Einfluss vagaler Reflexe reduziert.

Indikation: Nasale Hypersekretion und verstärkter Niesreiz können mittels Anticholinergika reduziert werden.

Anwendung: Anticholinergika werden schlecht resorbiert, was die Verabreichung 3-mal täglich in Form von Nasensprays notwendig macht. Zu beachten sind allerdings lokale Nebenwirkungen wie Trockenheit der Schleimhäute, Brennen, verstärkte Neigung zu Nasenbluten und Kopfschmerzen.

Leukotrienantagonisten. Man unterscheidet bei den Wirkprinzipien dieser Medikamentengruppe die Hemmung der Leukotriensynthese und die Antagonisierung an den Leukotrienrezeptoren der Schleimhautzellen. Zunehmende Bedeutung bekommen diese Medikamente in Rahmen der Therapie des allergischen Asthmas, Studien zur allergischen Rhinitis fehlen jedoch derzeit noch. Darin begründet sich die Tatsache, dass auf dem deutschen Markt lediglich ein Medikament, nämlich Montelukast, zugelassen ist.

11.5.3 Spezifische Immuntherapie (Hyposensibilisierung)

Hierbei handelt es sich um die zurzeit einzige, kausale, d. h. ursächliche Therapie des Heuschnupfens. Ziel der Therapie ist es, die Immunlage des Patienten dahingehend zu verändern, dass Allergene ohne Reaktionen vertragen werden. Das Prinzip besteht darin, das Allergen zunächst in aufsteigender Dosierung (Aufbauphase) und anschließend in gleich bleibender Dosierung (Erhaltungsphase) zu verabreichen. Die anfangs verabreichte Dosis ist dabei so gering, dass keine unerwünschten Wirkungen auftreten. Durch die Steigerung der Dosis wird dann eine Toleranz induziert.

Wirkprinzip: Erstmals wurde eine Hyposensibilisierung im Jahre 1911 durchgeführt und seither wurden die Therapieschemata mehrfach modifiziert. Obwohl diese Behandlungsform über 90 Jahre mit gutem Erfolg durchgeführt wird, sind die Vorgänge auf immunologischer Ebene nur teilweise sicher belegt. Nach der aktuellen Vorstellung handelt es sich um eine Umorientierung der Immunfunktion auf Ebene der T-Lymphozyten. Es kommt langfristig zu einer Stärkung der TH_1-Zellen bei gleichzeitiger Unterdrückung der TH_2-Zellen. Die Produktion und Ausschüttung von Signal- und Botenstoffen wird in Richtung „normale Immunreaktion“ verändert, so dass es nicht zur Ausbildung der entsprechenden allergischen Beschwerdesymptomatik kommt.

Indikation: Da eine spezifische Immuntherapie sehr zeit- und kostenaufwendig ist, sollte die Indikation streng nach Nutzen und Risiko (allergische Reaktion bis hin zum Schock) abgewogen werden. Die spezifische Immuntherapie ist immer dann indiziert, wenn die Symptomatik stark ausgeprägt ist (mindestens 4 Wochen Beschwerden pro Jahr) und eine medikamentöse Therapie nur zu einer unzureichenden Beschwerdebesserung führte. Zuvor muss die klinische Relevanz eines krankmachenden Allergens durch oben beschriebene Testmethoden (idealerweise durch einen Provokationstest) nachgewiesen werden.

Prinzipiell gilt der Grundsatz: Je kürzer die Erkrankungsdauer, desto höher der mögliche Therapieerfolg der spezifischen Immuntherapie. Durch gezielte rechtzeitige Einleitung der Therapie kommt es bei einem Teil der Patienten nicht nur zur Beschwerdebesserung, sondern zum dauerhaften und völligen Verschwinden der Symptomatik.

Anwendung: Die Allergenzufuhr erfolgt in der Regel durch subkutane (unter die Haut verabreichte) Injektionen auf der Außenseite des Oberarms. Andere Darreichungsformen wie die orale, sublinguale oder nasale Hyposensibilisierung finden seit einigen Jahren ebenfalls erfolgreich Anwendung. Allerdings fehlen hierzu noch Langzeitergebnisse hinsichtlich der Wirksamkeit und Dauer des Therapieerfolgs.

Jede Hyposensibilisierungsbehandlung ist eine individuelle Therapie. Das gilt sowohl für Auswahl und Zusammensetzung des Allergenextrakts als auch für die Festlegung der jeweilig zu verabreichenden Dosis, der Zeitintervalle und Behandlungsdauer.

Prinzipiell erfolgt die Hyposensibilisierung nach folgendem Schema: Die Hyposensibilisierung wird in der pollenfreien Zeit begonnen. Das Allergen wird zunächst in der 4-monatigen Aufbauphase wöchentlich und anschließend im Rahmen der Erhaltungsphase alle zwei Wochen einmal subkutan injiziert. Lediglich während der Pollenflugsaison wird die Dosis des Allergens vorübergehend reduziert. Der Behandlungszeitraum erstreckt sich zumeist über 3 Jahre.

11.6 Tauchtauglichkeit bei Heuschnupfen

Heuschnupfen ist eine in der Bevölkerung häufig auftretende Erkrankung, und auch viele Taucher sind davon betroffen. Eine pauschale Empfehlung hinsichtlich der Tauchfähigkeit kann nicht ausgesprochen werden, da individuelle Faktoren eine große Rolle spielen. In jedem Fall sollte eine ausführliche Untersuchung erfolgen, im Rahmen derer der behandelnde Arzt zusammen mit dem Taucher das Ausmaß der Erkrankung beurteilt. Wurde eine Pollenallergie diagnostiziert, sollte rechtzeitig eine Therapie eingeleitet werden, damit es nicht zur Chronifizierung oder gar zum Fortschreiten der Erkrankung (im schlimmsten Fall zur Entwicklung eines allergischen Asthmas) kommen kann. Die Form der Therapie sollte nach Abwägung von Nutzen und Risiko der unterschiedlichen Behandlungsformen und unter Berücksichtigung der persönlichen Umstände des Patienten ausgewählt werden.

Die Tauchtauglichkeit bei Heuschnupfen ist prinzipiell gegeben:

- In der beschwerdefreien Zeit (nach dem Pollenflug) oder in einer pollenfreien Zone (beispielsweise Urlaub im Wüstenklima), sofern es nicht zur Chronifizierung der Beschwerden oder Mitbeteiligung anderer Organsysteme gekommen ist.
- Wenn der Taucher nur unter leichtgradigen Symptomen wie Juckreiz oder etwas Nasenlaufen leidet, gleichzeitig aber die Tubenfunktion erhalten ist und keine Beschwerden im Bereich der Nasennebenhöhlen vorliegen. In solchen Fällen ist ein Probetauchgang in einer Druckkammer oder einem Schwimmbad in Begleitung eines erfahrenen Tauchers bzw. Tauchlehrers sinnvoll.

Die Tauchtauglichkeit bei Heuschnupfen ist nicht gegeben:

- Bei ausgeprägter Symptomatik mit erheblicher Beeinträchtigung der Nasenluftpassage.
- Bei Problemen mit dem Druckausgleich.
- Bei Beschwerden im Bereich der Nasennebenhöhlen (Druckgefühl beim Tauchgang).
- Bei stattgehabter Chronifizierung des Krankheitsgeschehens mit Lungenbeschwerden (Asthma) oder Polypenbildung im Bereich der Nasenneben- bzw. Nasenhaupthöhle.

11.7 Resümee

Eine Pollinosis kann, muss aber nicht die Tauchunfähigkeit beeinträchtigen. Pauschale Empfehlungen sind nicht möglich. Die Entscheidung sollte individuell je nach Schweregrad der Beeinträchtigung erfolgen. Prinzipiell kann durch eine antiallergische Therapie die Tauchfähigkeit wiederhergestellt werden. Aus diesem Grunde ist eine frühzeitige und gezielte Einleitung einer Therapie anzustreben.

Literatur

Bachert, C., B. Kardorff, C. Virchow: Allergische Erkrankungen in der Praxis. UNI-Med Verlag Bremen 2001

Bachert, C., C. Wiesmüller: Allergie und Umwelt. UNI-Med Verlag Bremen 2002

Böhm, F., R. Dieler: Tauchtauglichkeit aus der Sicht des Hals- Nasen- Ohrenarztes. In: Almeling, M., W. Welslau, F. Böhm (Hrsg.): Handbuch Tauch- und Hyperbarmedizin. Ecomed-Verlag Düsseldorf 1999

Grevers, G., M. Röcken: Taschenatlas der Allergologie. Georg Thieme Verlag, Stuttgart 2001

Heppt, W., C. Bachert: Praktische Allergologie, Schwerpunkt HNO-Heilkunde. Georg Thieme Verlag Stuttgart 1998

Heppt, W., H. Renz, M. Röcken: Allergologie. Springer-Verlag Berlin 1998

Klimek, L., A. Reske-Kunz, J. Saloga: Spezifische Immuntherapie-Hyposensiblisierung. Georg Thieme Verlag Stuttgart 1999

Mygind, N., R. Dahl, S. Pedersen, K. Thestrup-Pedersen: Essential allergy. Blackwell Science Oxford 1996

Wendling, J., O. Ehm, R. Ehrsam, P. Knessl, P. Nussberger: Tauchtauglichkeit Manual. Gesellschaft für Tauch- und Überdruckmedizin 2001

WHO Position paper: Allergen immuntherapy. Allergy 53 (1998) (Suppl): 44

12 Tauchen mit Asthma?

K. Tetzlaff

Asthma ist eine chronische entzündliche Erkrankung der Atemwege, die mit einer variablen Verengung und einer Überempfindlichkeit der Atemwege auf inhalative Reizstoffe einhergeht. Typische Symptome sind anfallsartige Luftnot, ein giemendes Atemgeräusch, Husten und glasig-zäher Auswurf. Diese Symptome können einzeln oder kombiniert oder mit weiteren Symptomen, wie beispielsweise einem Engegefühl auf der Brust oder Angst, auftreten.

12.1 Was ist Asthma?

Asthma ist eine der häufigsten chronischen Erkrankungen der westlichen Welt. Etwa 10 % aller Kinder und ca. 5 % aller Erwachsenen leiden unter Asthma (*Tattersfield et al. 2002*). In den vergangenen Jahrzehnten wurde eine stetige Zunahme von Allergien, Heuschnupfen und Asthma beobachtet. Die Gründe hierfür sind nicht völlig geklärt, jedoch scheinen das Vorhandensein bestimmter Erbanlagen und von Umwelteinflüssen ein Risiko für die Entwicklung von Asthma zu sein. So kann zum Beispiel übertriebene Hygiene im Kindesalter die Asthmaentstehung begünstigen.

Bei der Mehrheit der Kinder und etwa der Hälfte der Erwachsenen mit Asthma ist eine Allergie gegen Substanzen in der Umgebungsluft vorhanden, deren Kontakt mit den Atemwegen zur Auslösung einer allergischen Reaktion führt. Die darauf folgende Entzündungsreaktion in den Atemwegen mit Freisetzung von Botenstoffen, die eine Verkrampfung der Atemwegsmuskulatur und eine vermehrte Schleimproduktion bewirken, ist auch bei nichtallergischem Asthma vorhanden, nur dass sich bei diesen Patienten keine Allergie nachweisen lässt.

Die Auslöser für Asthmaanfälle sind vielfältig: Im Falle einer Allergie kann der Kontakt mit dem betreffenden inhalativen Allergen, z. B. Blütenpollen, asthmatische Symptome auslösen. Aber auch verschiedene nichtallergische Atemwegsreize wie kalte, trockene Luft, körperliche Anstrengung, Zigarettenrauch, Infektionen und Stress können eine asthmatische Atemwegsverengung bewirken. Darüber hinaus kann eine erhöhte Empfindlichkeit gegenüber bestimmten industriellen Stoffen wie Isozyanaten oder Platinsalzen, bestimmten Medikamenten wie Acetylsalicylsäure (Aspirin) oder auch bestimmten Lebensmittelzusatzstoffen vorhanden sein. Asthma kommt auch gehäuft in Kombination mit bestimmten anderen Erkrankungen vor, wie z. B. bronchopulmonaler Aspergillose oder Churg-Strauss-Syndrom.

Asthma wird diagnostiziert durch die Schilderung der typischen Auslöser und Beschwerden durch den Patienten, die körperliche Untersuchung und weitere apparative Tests. Die Messung der Lungenfunktion zeigt an, ob die Atemwege verengt oder normal weit sind. Nach Gabe eines atemwegserweiternden Medikaments zeigt sich im anschließenden Lungenfunktionstest typischerweise eine Verbesserung der Lungenfunktion. Bei einem (trotz berichteter Beschwerden) normalen Lungenfunktionstest steht ein spezieller Provokationstest zur Verfügung, mit dem sich die für das Asthma typische Überempfindlichkeit messen lässt. Der Patient kann ebenfalls zur Diagnose beitragen, und zwar durch mehrmals tägliche und gegebenenfalls auch nächtliche Selbstmessung des Spitzenflusses (Peak Flow) der Atemwege mit einem kleinen tragbaren Lungenfunktionsgerät zur Selbstmessung, dem sog. Peak-Flow-Meter. Eine Allergietestung kann Aufschluss liefern über das Vorhandensein von bestimmten Allergien.

Anhand der Symptomhäufigkeit und der Lungenfunktion werden gegenwärtig (*Expert Panel Report 1997*) vier Schweregrade des Asthma bronchiale unterteilt (Tab. 1). Diese Klassifizierung ist auch für die Therapie wichtig, da die Therapieempfehlungen der

Tabelle 1: Schweregrade des Asthma bronchiale (FEV1 % = Einsekundenkapazität in Prozent des Sollwertes, PEF % = Peak Flow in Prozent des Sollwertes)

Bezeichnung	Symptome		Lungenfunktion
	Tag	Nacht	FEV_1, PEF [%]
Intermittierend milde	≤ 2-mal wöchentl.	≤ 2-mal monatlich	≥ 80
Persistierend milde	< 1-mal täglich	> 2-mal monatlich	≥ 80
Persistierend mäßig	täglich	> 1-mal wöchentl.	60–80
Persistierend schwer	ständig	häufig	< 60

medizinischen Fachgesellschaften diese Stadieneinteilung berücksichtigen.

12.2 Welche Probleme kann es beim Tauchen geben?

12.2.1 Belastungen von Lunge und Atemwegen beim Tauchen

Die Besonderheiten der Unterwasserwelt bedingen eine Vielzahl von Veränderungen in unserem Körper, denen die Lunge und Atemwege in besonderer Weise ausgesetzt sind. Der Mensch kann unter Wasser nicht atmen. Er ist gezwungen, entweder nach einer kurzen Zeit wieder aufzutauchen, oder er muss sich atembares Gas „mitnehmen". Im Sporttauchbereich ist das Luft, die in Pressluftflaschen komprimiert wird und über meist zweistufige Druckminderer unter Wasser atembar ist. Moderne Atemregler passen ihren Eigenwiderstand dabei an den herrschenden Umgebungsdruck an. Seltener werden Mischgase anderer Zusammensetzung (z. B. Nitrox, Trimix) oder reiner Sauerstoff als Atemgas verwendet. Unabhängig vom verwendeten Atemgas gibt es physikalisch-technische Belastungsfaktoren für Lunge und Atemwege (Tab. 2). In Abhängigkeit von Atemgas und Tauchprofil können weitere spezifische Belastungen hinzukommen wie z. B. die giftigen (toxischen) Wirkungen des Sauerstoffs bei reiner Sauerstoffatmung.

Tabelle 2: Belastungsfaktoren von Lunge und Atemwegen beim Tauchen. *Inertgas* ist der Gasanteil, der nicht verstoffwechselt wird, im Falle von Luft also Stickstoff. [a] Für Sauerstoff sind giftige Wirkungen an den Atemwegen schon bei Teildrücken um 50 kPa beschrieben worden, allerdings bei mehr als 24-stündiger Einwirkung

Faktor	Auftreten	Effekt
Kaltes und trockenes Atemgas	Kompletter Tauchgang	Abkühlung und Austrocknung der Atemwege
Erhöhte Gasdichte	Kompletter Tauchgang	Verminderte Strömungsgeschwindigkeit
Eigenwiderstand des Atemreglers	Kompletter Tauchgang	Erhöhter Atemwiderstand
Erhöhter Sauerstoffteildruck	Isopression	Chronische Toxizität[a]
Erhöhter Inertgasteildruck	Dekompression	Gasblasenbelastung des Lungenkreislaufs

Aus technischen Gründen ist das Atemgas trocken und kalt, das bedeutet, dass es bei einer erhöhten Empfindlichkeit der Atemwege, wie sie beim Asthma immer vorhanden ist, zu einer Atemwegsverengung bis hin zum Asthmaanfall kommen kann. In diesem Zusammenhang ist es wichtig anzumerken, dass im Bereich des Sporttauchens der Atemregler üblicherweise nur Mundatmung erlaubt und die physiologische Funktion des Nasenrachenraums (Erwärmung und Befeuchtung der Einatemluft) entfällt.

Aufgrund des höheren Umgebungsdruckes ist das Atemgas auch dichter, das heißt, es sind mehr Gasmoleküle pro Volumeneinheit vorhanden. Durch die damit physikalisch bedingt erhöhte Turbulenz der Gasströmung in den Atemwegen verringert sich die Strömungsgeschwindigkeit und es erhöht sich der Widerstand der Atemwege. Die Folge ist eine Vermehrung der notwendigen Atemarbeit, die umso stärker wird, je tiefer getaucht wird bzw. desto größer die Gasdichte wird.

12.2.2 Gefahren beim Tauchen

Weitere Faktoren, die nicht permanent beim Tauchen vorhanden sind, sondern prinzipiell auftreten können, umfassen die mögliche Notwendigkeit schwerer körperlicher Anstrengung, beispielsweise durch Strömung, und die Möglichkeit einer Verunreinigung des Atemgases mit inhalativen Allergenen. So wurden kürzlich Fälle beschrieben, in denen bei Tauchern, die während des Tauchgangs asthmatische Beschwerden erlitten, Allergene in der Pressluft nachweisbar waren. Ursache war in diesen Fällen die Ansaugung verunreinigter Umgebungsluft ohne Verwendung von Filtern beim Befüllen der Flaschen. Ein weiterer Faktor, der im Falle von Asthma gefährlich sein kann, ist die Möglichkeit des „Verschluckens" von Salzwassers. Dieses ist durch seinen hohen Salzgehalt hyperton und kann bei überempfindlichen Atemwegen einen Reiz auslösen, auf den diese mit einer asthmatischen Reaktion antworten.

Die am meisten gefürchtete Gefahr ist jedoch die des sog. pulmonalen Barotraumas bzw. der Lungenüberdehnung. Jeder Taucher lernt dies während seiner Ausbildung und kennt die wichtigen Verhaltensregen, um dies zu vermeiden, wie beispielsweise das kontinuierliche Atmen während des Aufstiegs unter Vermeidung des „Luftanhaltens". Das Problem beim Asthma ist, dass die chronische Entzündung der Atemwege zu Veränderungen ihrer Form und Gestalt führt. Im Bereich der Endstrecke der Atemwege, den kleinsten Bronchiolen und den Lungenbläschen, treten Veränderungen auf, die die normale Ventilation beeinträchtigen und zu Bezirken „gefangener Luft" (engl. „air trapping") führen. Diese Luft bzw. dieses Gas kann durch Verengungen im Bereich größerer Atemwege nicht entsprechend ihrer Ausdehnung beim Aufstieg abgeatmet werden, so dass es zur lokalen Überdehnung kommt. Die Folge ist ein Riss im Bereich der Lungenbläschen oder der kleinsten Atemwege (Bronchiolen). Entsprechend dem Weg, den sich das ausdehnende Gas sucht, kann es zum Austritt in den Brust- und Halsraum (Mediastinal- und Halsemphysem), in den Raum zwischen dem

Rippenfell und dem Lungenfell (Pneumothorax) oder ins Gefäßsystem kommen (Abb. 1). Letzteres ist am gefährlichsten, weil der Eintritt von Gas ins arterielle System mit einer hohen Sterblichkeit verbunden ist und eine unverzügliche Behandlung erfordert (*Muth u. Shank 2000*), was beim Tauchen leider oftmals nicht direkt möglich ist.

12.3 Wie hoch ist das Risiko?

Angesichts der in den vorangegangenen Abschnitten dargestellten besonderen Krankheitsaspekte des Asthma bronchiale und der Belastungsfaktoren bzw. Gefahren durch das Tauchen stellt sich natürlich die Frage der Risikoabschätzung aus medizinischer Sicht.

Aufgrund der theoretischen Erwägung, dass Asthma prinzipiell mit dem erhöhten Risiko eines Air Trapping einhergeht, und der Tatsache, dass immer wieder Fallberichte in der medizinischen Fachliteratur erschienen, bei denen schwere Tauchunfälle, zumeist Atemgasembolien, bei Tauchern mit Asthma beschrieben wurden, ist viele Jahre lang von entsprechenden Experten vom Tauchen bei Asthma strikt abgeraten worden (*Melamed et al. 1992*).

Andererseits häuften sich allerdings Berichte darüber, dass es Taucher gab und gibt, die trotz Asthma über Jahre hinweg komplikationslos tauchen. Da Asthma eine sehr häufige Erkrankung ist und natürlich schon deshalb die Tauchmedizin immer wieder mit der Frage nach der Tauchtauglichkeit bei Asthma konfrontiert wird, haben sich medizinische Experten und Fachgesellschaften dieses Themas besonders angenommen und es wurden Untersuchungen durchgeführt, die das Risiko abzuschätzen versuchten.

Aus verständlichen Gründen gibt es keine sog. kontrollierten Studien, bei denen Asthmapatienten und Gesunde einem experimentellen provokativen Tauchgang unterzogen wurden, um dann das Ergebnis zu vergleichen. Es gibt aber Daten zur Häufigkeit von schweren Tauchunfällen bei Tauchern mit Asthma.

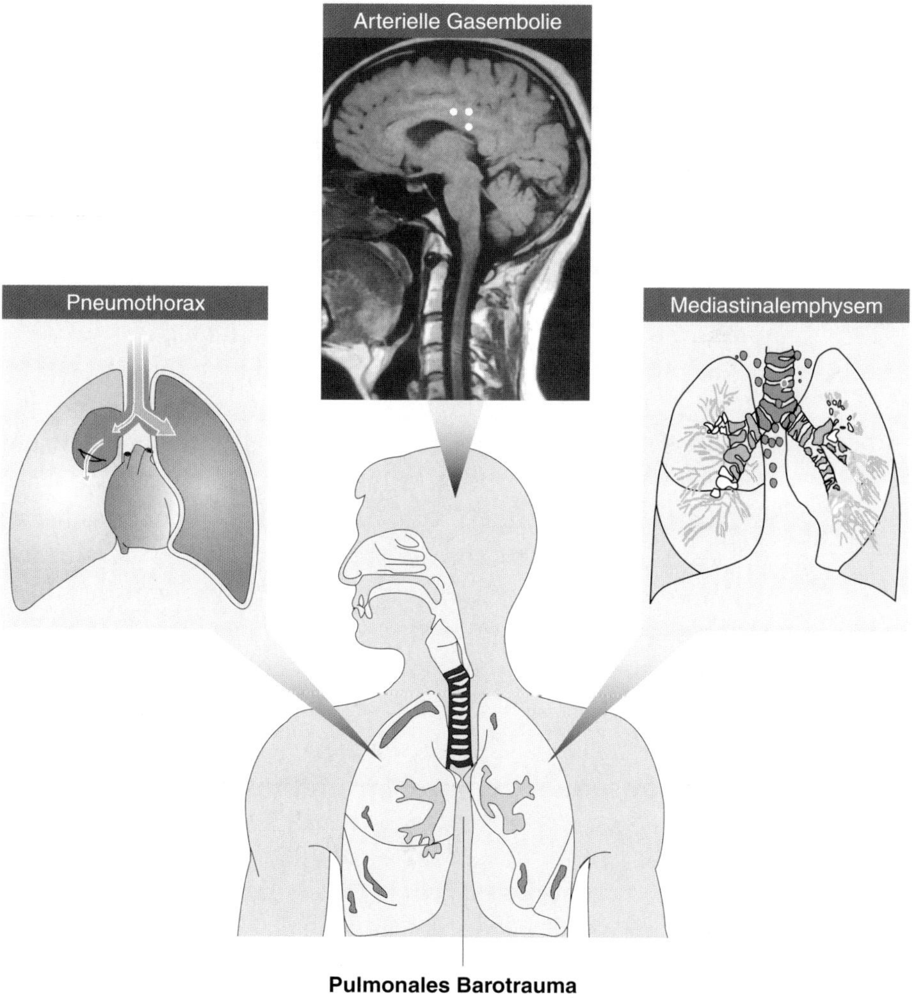

Abb. 1: Schematische Darstellung der Gefahren der Lungenüberdehnung mit Folge eines Risses (pulmonales Barotrauma)

Tatsächlich konnten Selbstbefragungen unter Sporttauchern wiederholt zeigen, dass etwa 4–8 % der Taucher Asthma in ihrem Leben gehabt haben oder unter akutem Asthma leiden und offensichtlich auch mit Asthma tauchen (*Tetzlaff et al. 2002; Koehle et al. 2003*).

In einer Auswertung der Tauchunfalldaten von Divers Alert Network (DAN) an mehr als 1200 Tauchern in den USA zeigte sich kein statistisch signifikanter Anstieg für das Risiko, eine schwere neurologische Dekompressionserkrankung zu erleiden. Allerdings war ein zweifach erhöhtes Risiko für das Erleiden einer Atemgasembolie nachweisbar, ohne dass dies statistisch signifikant war (Moon 1996). Auch neuere Untersuchungen mit Einschluss weiterer Taucher zeigten keine Änderung dieser Statistik.

Natürlich müssen diese Daten mit Vorsicht interpretiert werden, da sie nicht systematisch alle Taucher repräsentieren und auch methodische Schwächen enthalten. Zusammen mit den Berichten darüber, dass es Taucher mit Asthma gibt, die problemlos tauchen, sind diese Daten jedoch ein Indiz dafür, dass eine Tauchtauglichkeit mit Asthma nicht schlichtweg verneint werden kann. Aufgrund der oben dargestellten vielfältigen Aspekte des Krankheitsbildes Asthma ist es wichtig, insbesondere den Schweregrad und die besondere klinische Erscheinungsform in der Beurteilung der Tauchtauglichkeit in Betracht zu ziehen.

12.4 Konsequenzen und Empfehlungen

Asthma ist eine chronische Erkrankung der Atemwege, die behandelbar ist und mit der sich ein normales Leben führen lässt. Auch Sport ist möglich und sportliche Spitzenleistungen mit Asthma sind aus der Presse wohlbekannt. Wichtig ist die richtige Behandlung und Beachtung entsprechender Hinweise. Moderne Asthmatherapie ist mit kleinen Inhalationsgeräten möglich (sog. Dosieraerosole oder Pulverinhalatoren), die das Medikament direkt zum Ort seiner gewünschten Wirkung bringen, nämlich in die Atemwege und Lunge. Damit ist eine verbesserte Wirkung bei minimierter Nebenwirkung gegeben. Bei langfristigen Beschwerden ist die anti-

Tabelle 3: Empfehlungen zum Tauchen mit Asthma. [a] Nur im symptomfreien Intervall. Eine Verstärkung der Beschwerden durch Belastung, Kälte und Stress sollte ausgeschlossen sein. [b] Das letzte Verwenden eines atemwegserweiternden Medikaments sollte mindestens 48 Stunden zurückliegen. Die antientzündliche Dauermedikation sollte fortgeführt werden. Regelmäßige Selbstmessung mit dem Peak-Flow-Meter.

Asthma	Symptome	Tauchtauglichkeit
Nur in der Kindheit	Keine	Ja
Milde, intermittierend	Wie in Tab.1	Ja[a]
Milde, persistierend	Wie in Tab.1	Ja, mit Einschränkung[b]
Mäßig, persistienend	Wie in Tab.1	Nein
Schwer, persistierend	Wie in Tab.1	Nein

entzündliche Dauerbehandlung als Basistherapie durchzuführen, andernfalls ist eine symptomatische Behandlung mit atemwegserweiternden Medikamenten ausreichend. Im Falle einer allergischen Komponente ist es notwendig, den Allergenkontakt zu vermeiden oder wenigstens zu vermindern. Das Gleiche gilt für Reize, gegen die überempfindlich reagiert wird. Grundvoraussetzung zum Tauchen ist eine optimale Therapieeinstellung, die sich im Fehlen von Symptomen (unter Therapie) und einer guten Lungenfunktion ausdruckt! Der Patient sollte seine Lungenfunktion regelmäßig mit einem Peak-Flow-Meter selbst messen.

Bezüglich der medizinischen Fitness zum Tauchen mit Asthma gibt es weltweit zahlreiche Empfehlungen, die durchaus unterschiedlich ausfallen, in Abhängigkeit vom jeweiligen Land und der jeweiligen Fachgesellschaft. Die medizinische Fachwelt stimmt jedoch dahingehend überein, dass Tauchen mit Asthma unter bestimmten Voraussetzungen möglich ist und medizinisch befürwortet werden kann, wenn die Belastungen und Gefahren berücksichtigt werden. Die Tab. 3 ist als Entscheidungshilfe aufzufassen und berücksichtigt den Schweregrad des Asthmas entsprechend den aktuellen internationalen Empfehlungen. Mäßiggradiges und schweres Asthma, auch unter antiasthmatischer Therapie, sind nicht mit dem Tauchen vereinbar, da sie mit stärkeren Schwankungen der Lungenfunktion verbunden sind und insbesondere mit einer starken Überempfindlichkeit der Atemwege einhergehen.

Wenn durch medikamentöse Behandlung Beschwerdefreiheit und eine normalisierte Lungenfunktion erreicht werden, so kann eine Fitness zum Tauchen mit Einschränkungen gegeben sein. Allerdings sollte bei Vorhandensein aktueller Beschwerden oder einer Einschränkung der Lungenfunktion (messbar im Lungenfunktionstest) nicht getaucht werden. Faktoren wie Krankheitsmanagement und Selbstkontrolle des Asthmapatienten spielen ebenfalls eine Rolle bei der Bewertung. Dringend vom Tauchen abzuraten ist, wenn sich die Symptome durch Belastung, Kälte oder Stress verstärken, denn genau diese Faktoren sind beim Tauchen vorhanden (s. o.). Die klassische Unterscheidung zwischen extrinsischem (allergischen) und intrinsischem Asthma ist wenig hilfreich bei der Entscheidung über eine Fitness zum Tauchen, da sich die Symptomatik und die Variabilität der Lungenfunktion sowie die überempfindlichen Atemwege beider klassischen Asthmaformen überlappen.

Andere Empfehlungen wie das Tauchtauglichkeit-Manual (*Wendling et al. 2001*) unterscheiden zwischen relativen und absoluten Kontraindikationen, wobei sich die Empfehlungen weitgehend mit den in Tabelle 3 dargestellten Entscheidungen decken. Es ist wichtig zu betonen, dass Sinn und Zweck der ärztlichen Konsultation des Tauchers mit Asthma ist, hinsichtlich möglicher Risiken beim Ausüben dieser besonderen Sportart beraten zu werden. Es kann und darf für beide Seiten nicht darum gehen, einfach ein „Attest" zum Tauchen entweder auszufüllen oder nicht. Eine gegenseitige Offenheit ist dabei Grundvoraussetzung dieser Konsultation und in beiderseitigem Interesse (Arzt – Patient) dürfen keine Angaben aus Angst vor möglicher Untauglichkeit verschwiegen werden.

Literatur

Expert Panel Report: Guidelines for the diagnosis and management of asthma. National Institutes of Health Bethesda 1997

Koehle, M., R. Lloyd-Smith, D. McKenzie, J.: Taunton Asthma and recreational scuba diving. A systematic review. Sports Med 33 (2003) 109–116

Melamed, Y., A. Shupak, H.: Bitterman Medical problems associated with underwater diving. N Engl J Med 326 (1992) 30–35

Moon, R. E.: The case that asthmatics should not dive. In: Elliott, D. H. (ed.) Are asthmatics fit to dive? Undersea and Hyperbaric Medical Society Kensington MD 1996, S 45–50

Muth, C. M., E. S. Shank: Gas embolism. N Engl J Med 342 (2000) 476–482

Tattersfield, A. E., A. J. Knox, J. R. Britton, I. P. Hall: Asthma. Lancet 360 (2002) 1313–1322

Tetzlaff, K., C. M. Muth, L. Waldhauser: A review of asthma and scuba diving. J Asthma 39 (2002) 557–566

Wendling, J., O. Ehm, R. Ehrsam, P. Knessl, P. Nussberger: Tauchtauglichkeit Manual. Gesellschaft für Tauch- und Überdruckmedizin Murnau 2001

13 Tauchen mit eingeschränkter Leistungsfähigkeit

A. Fabian

„Taucher sind Männer, die unter Wasser oder in unatembarer Luft leben und arbeiten können. Taucher sind Männer mit großer Muskelkraft und gesunden Organen."

Stelzner beschreibt 1935 Taucher außerdem als Männer mit athletischer Muskulatur, gesunder Lunge, kräftigem Herzen, einwandfreier Funktion aller Organe und zudem höchsten Anforderungen an Geistesgegenwart und Beobachtungsgabe (zitiert in *Plafki 2001*).

Dass dies schon lange nicht mehr so ist, zeigt die Entwicklung des Tauchsports in den letzten 10 Jahren. Die Veränderungen betreffen nicht nur die Anzahl der Taucher (Verfünffachung in den letzten 10 Jahren), sondern auch die Zusammensetzung: Erfreulicherweise zunehmend mehr Frauen, Kinder, ältere Menschen und letztlich Taucher mit körperlichen oder geistigen Einschränkungen strafen das Zitat von Stelzner Lügen.

Freizeittauchen dient nicht mehr nur dem Selbstzweck und der Erforschung der Unterwasserwelt; vielmehr werden dem Tauchsport nun auch höhere Ziele, z. B. Rehabilitation, Integration, Resozialisierung, Leistungssteigerung und Prävention, zugeordnet.

13.1 Zielgruppen und Ziele des Behindertentauchens

Die Zielgruppen des „therapeutischen Tauchens" sind Körperbehinderte, Gehörlose, Sehbehinderte, chronisch Kranke oder in Rehabilitation Befindliche, geistig Behinderte und psychisch Kranke sowie sozial auffällige Personen. Aber auch Kinder und – in der Re-

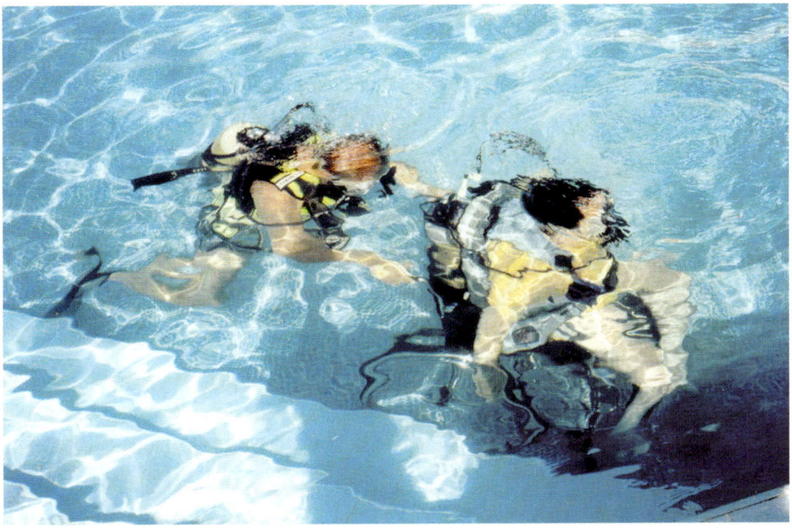

Abb. 1: Tauchgang im Rollstuhl

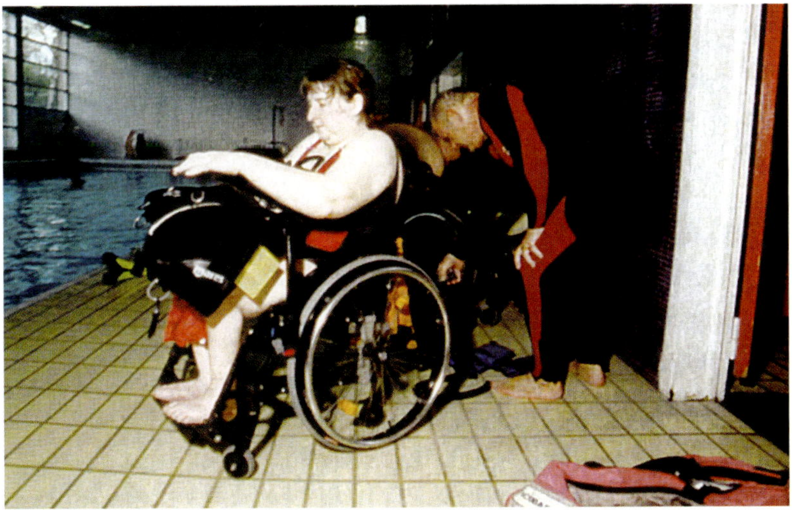

Abb. 2: Behindertentauchsportgruppe im Rehazentrum Heidelberg-Wieblingen

gel – der ältere Taucher zählen zu der Gruppe mit eingeschränkter Leistungsfähigkeit (Abb. 1 und 2).

Die Zielsetzung variiert je nach Grunderkrankung oder Handicap. Durch Überlistung der Schwerkraft werden motorische und sensorische Fähigkeiten gefördert. Die Bewegung in einem fremden Lebensraum erhöht die Aufmerksamkeit und schult die kognitiven Fähigkeiten, die die Behinderung kompensieren. Durch die Vermittlung von Erfolgserlebnissen entsteht ein Selbstbewusstsein, das zur Erlangung einer ausgeglichenen sozialen Kompetenz, Resozialisierung und Integration beiträgt. Durch Erkennung, Verarbeitung und Reproduktion von Lerninhalten erhöht sich die Leistungsbereitschaft, zudem trägt die sportliche Belastung bei Querschnittslähmung mit reduzierter muskulärer Aktivität zur Verminderung kardiovaskulärer und metabolischer Risikofaktoren bei. Letztendlich muss jedoch die Vermittlung von Freude immer im Vordergrund stehen und der Proband sollte einen authentischen Tauchwunsch besitzen.

13.2 Wer darf tauchen?

Zunächst einmal muss die Grunderkrankung und deren notwendige Medikation mit dem Tauchen vereinbar sein. Ist dies gegeben, gelten die gleichen Regeln für die Tauchtauglichkeitsuntersuchung wie für Gesunde:

- gesundes Herz-Kreislauf-System,
- gesunde Lungen, ungestörte Atemmotorik ohne Restriktion oder Obstruktion,
- keine Probleme im Bereich der oberen Atemwege und Nebenhöhlen, so dass der Druckausgleich problemlos möglich ist.

Darüber hinaus sind, je nach Erkrankung, Zusatzuntersuchungen notwendig. Diese sollen die einschränkenden Faktoren eruieren und deren Minderung der Tauchfähigkeit bewerten.

- **Motorik**: Beweglichkeit, Stabilität, Muskelkraft, Ausdauer, Tonusregulation, Dyskinesien, Feinmotorik und Bewegungspräzision.

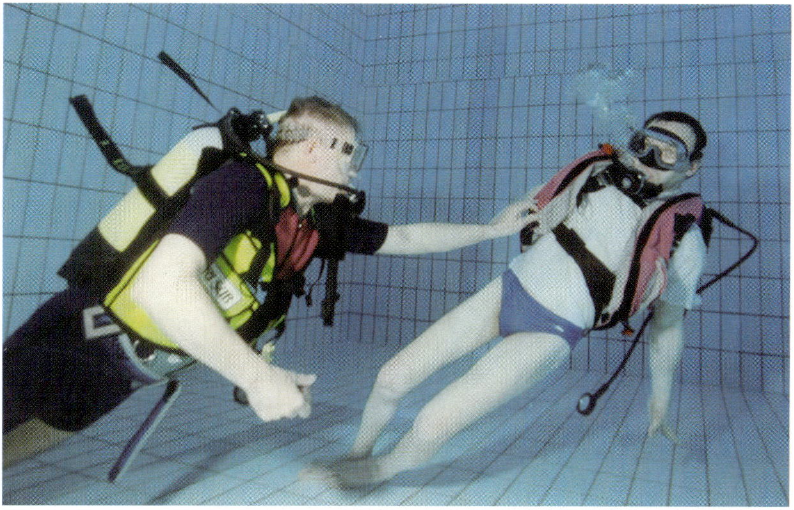

Abb. 3: 1:1-Betreuung unter Wasser

- **Kommunikation**: taktile, optische oder gestische Signale möglich?
- **Sensorik**: Gleichgewichtssinn, Lagesinn, Sehen, Hören, Tasten.
- **Psyche**: Welche Abweichungstendenzen der psychischen Reaktion auf Außenreize und Stress sind zu erwarten?
- **Intellekt**: Wie gelingt die Erkennung, Verarbeitung und Reproduktion von Lerninhalten?

Unter Berücksichtigung des Sicherheitsaspekts für den Taucher selbst, aber auch dessen Buddy, kann nach Aussprache der Tauchtauglichkeit die notwendige Betreuung unter Wasser mit Einstufung in ein spezielles Buddysystem festgelegt werden (s. u.) (Abb. 3 u. 4).

Tauchmediziner, die zur Tauchtauglichkeitsuntersuchung konsultiert werden, sind häufiger denn je mit medizinischen Grenzsituationen konfrontiert. Die notwendigen Zusatzuntersuchungen und die interdisziplinäre Abklärung erfordern nicht nur einen deutlich erhöhten zeitlichen Aufwand, sondern auch einen

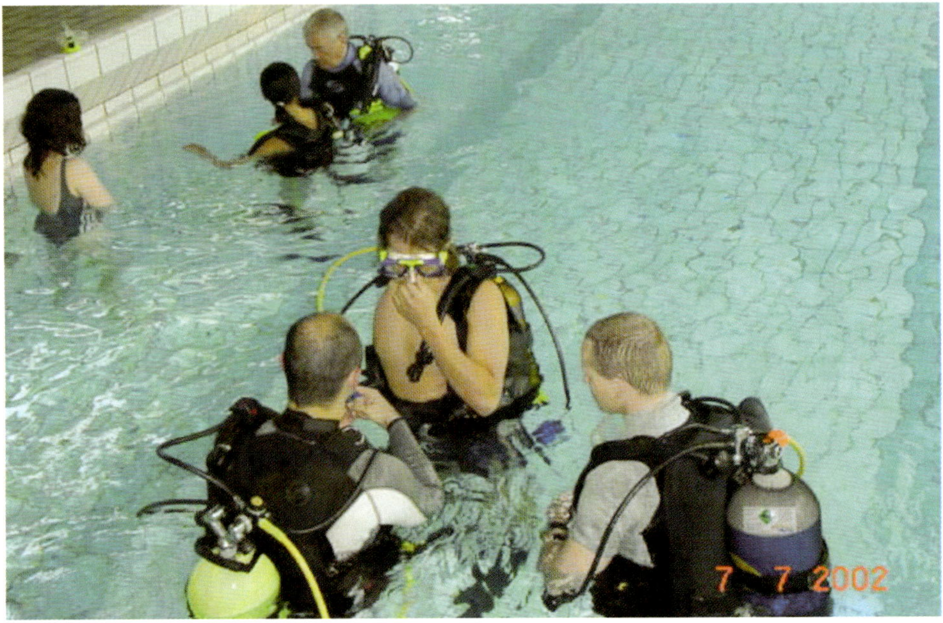

Abb. 4: 2:1-Betreuung im Wasser

enthusiastischen Einsatz aller Beteiligten, z. B. Krankengymnasten, Orthopädietechniker, Herstellerfirmen von Equipment zur Maßschneiderung etc.

Eine langfristige Betreuung ist meist erforderlich. Die tauchmedizinische Begleitung erfordert einen kontinuierlichen Dialog mit dem Ausbilder und den Betreuern und setzt sich sogar manchmal bis ins Wasser fort, da sich die motorischen Fähigkeiten des Probanden unter aufgehobenen Schwerkraftbedingungen oft erheblich verbessern. Die Frage ist also nicht nur: „Was kann der Proband an Land?“, sondern auch: „Was kann er unter Wasser?“

Die **Nachuntersuchungsintervalle** variieren. Meist sind sie deutlich kürzer, vor allem bei stadienhaft verlaufenden Erkrankungen oft mehrmals im Jahr und gegebenenfalls vor jeder neuen Tauchausfahrt. Die Tauchtauglichkeitsuntersuchung stellt immer eine Einzelfallentscheidung dar! Wesentlich erscheint die Erwähnung der Schweigepflicht. Diese sollte durch eine schriftliche Einverständniserklärung des Tauchers in Bezug auf alle Beteiligten, v. a. den Tauchlehrer und die Buddys, aufgrund der notwendigen Einsatzbereitschaft bei Notfällen aufgehoben werden. Im Falle eines Tauchunfalls wird die Symptomatik möglicherweise durch vorher bestehende motorische, neurologische Ausfälle oder Schmerzen verschleiert. Dies erschwert die Differentialdiagnose von Dekosymptomen erheblich. Eine adäquate Therapie setzt also voraus, dass bekannt ist, was bereits vor dem Tauchgang für Symptome bestanden.

13.3 Einschränkungen der Tauchtauglichkeit

13.3.1 Tauchzeit

Unter Berücksichtigung der schnellen Auskühlung und Muskelermüdung (auch bei Kindern!) ist die Grundzeit in der Regel zu verkürzen. Nach einiger Taucherfahrung kann diese dann individuell variiert werden. Zudem müssen stoffwechselbedingte Komplikationen, wie z. B. ein massiver Blutzuckerabfall beim Diabetiker eingerechnet werden.

13.3.2 Tauchprofil

Obwohl keine wissenschaftlich gesicherten Daten über die Sättigungskinetik einer gelähmten Extremität vorliegen, geht man heute davon aus, dass die Stickstoffsättigung der inaktiven Muskulatur sogar geringer ist als die der weit besser durchbluteten arbeitenden Muskulatur. Trotzdem ist generell von dekompressionspflichtigen Tauchprofilen abzusehen. Ein Tiefenlimit ergibt sich einerseits schon aus der zeitlichen Begrenzung, die für längere Dekostopps keinen Raum lässt, andererseits aus der Grunderkrankung selbst.

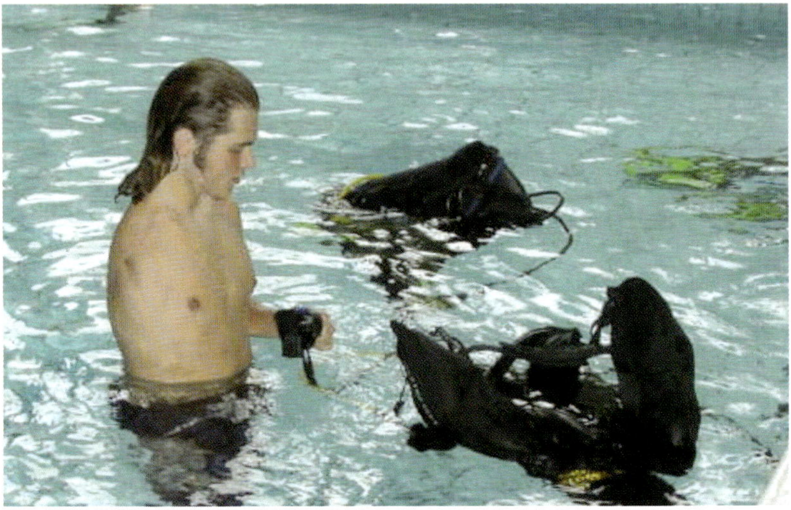

Abb. 5: Adaptiertes Jacket bei Schulterexartikulation

13.3.3 Erforderliche Betreuung durch ein oder zwei Buddys

- **Stufe 1**: physisches und psychisches Leistungsprofil ist gegeben, kann sich und Buddy Hilfe leisten.
- **Stufe 2**: physisches und psychisches Leistungsprofil ist gegeben, kann in Problemsituation Buddy keine Hilfe leisten, jedoch für sich selbst sorgen.
- **Stufe 3**: Taucher kann weder sich noch seinem Buddy helfen und ist völlig auf fremde Hilfe angewiesen.

13.4 Anforderungen an die Ausrüstung

Bevor der Taucher nun endlich ins Wasser kommt, gibt es weitere Besonderheiten, die vor den Tauchgängen zu beachten sind. Die Ausrüstung erfordert oft die Findigkeit des Tauchlehrers, und Equipment „von der Stange" gibt es in diesem Bereich so gut wie nicht (Abb. 5). Ein zu bedenkender Punkt ist hier in jedem Fall auch die Kostenfrage. In manchen Fällen müssen Zusatzvorrichtungen und Zusatzequipments mitgeführt werden (z. B. Zuckerlösung für den Diabetiker in Unterwassertrinkflasche etc.; Abb. 6). Stoffwechselerkrankungen wie z. B. Diabetes mellitus erfordern engmaschige Kontrollen vor und nach dem Tauchgang, am besten dokumentiert in **speziellen Logbüchern**. Bei Störung der Blasen-Mastdarm-Funktion sollte die Blase vor dem Tauchgang entleert werden. Tauchende Querschnittgelähmte können dies in der Regel selbstständig vornehmen, doch der Tauchlehrer muss über die Notwendigkeit solcher Maßnahmen Bescheid wissen. Zu erwähnen ist außerdem der Check einer prothetischen Versorgung. Die Prothesen sollten arretierbar sein und ohne Lufteinschlüsse zwischen Stumpf und Korb sitzen. Im Zweifelsfall behindert eine Prothese mehr als sie beim Tauchen nützt und kann dann weggelassen werden.

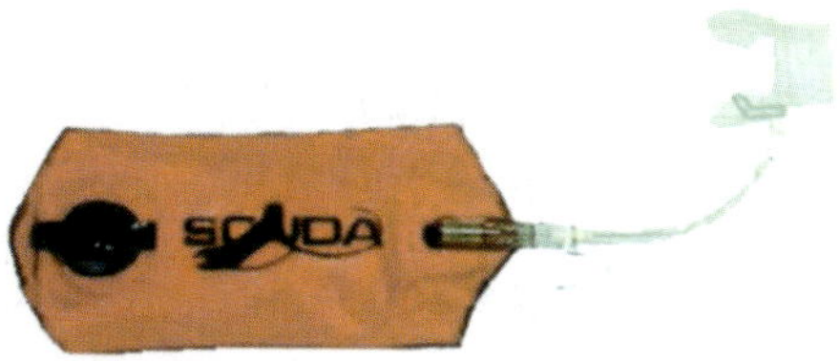

Abb. 6: SCUDA ("self contained underwater drinking aparatus")

13.5 Ausbildung im Gewässer

Nach all den Mühen, Voruntersuchungen und Vorbereitungen folgt endlich das eigentliche Tauchen, doch gibt es auch unter Wasser weitere Faktoren zu bedenken. Bezüglich des Tauchorts wird der **Schwimmbadausbildung** unter kontrollierten Bedingungen zunächst der Vorzug gegeben (Abb. 7). Freiwassertauchgänge erfordern eine behindertengerechte Logistik, die im Vorfeld zu klären ist.

Während eines Tauchganges müssen sich alle Buddys nach den individuellen Bedürfnissen des leistungseingeschränkten Tauchers richten und eigene Interessen in den Hintergrund stellen.

Gelähmte Extremitäten kühlen deutlich schneller aus, als solche, die bewegt werden können und erfordern daher eine größere Anzugdicke unter Wasser. Im selben Anzug überhitzt der Taucher an

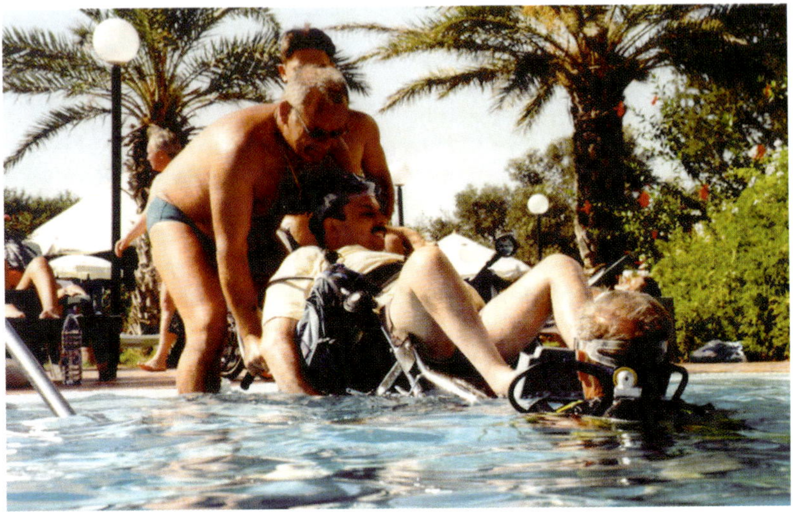

Abb. 7: Einstieg in das Wasser mit dem Rollstuhl

der Oberfläche jedoch eventuell schneller als er unter Wasser darin auskühlt.

Der Tauchlehrer oder der Buddy müssen sich auch auf eingeschränkte Kommunikationsmöglichleiten einstellen, die sich im Wasser unter Stress noch weiter vermindern könnten. Allgemein zu beachtende, nicht nur tauchspezifische Besonderheiten stellt die erhöhte Verletzungsgefahr dar, zumal in vielen Fällen der Schmerz als Gefahrenindikator wegfällt.

13.6 Sicherheitsvorkehrungen und Risiken

Planung des Ein- und Ausstiegs: Es müssen ausreichend viele Helfer an Bord, an Land oder im Wasser sein (Abb. 8).

Verletzungsgefahr: Durch mangelnde Durchblutung der Haut können bei längerem Aufliegen auf harten Unterlagen oder Reiben an scharfen Kanten Druckgeschwüre entstehen (z. B. bei längeren Bootsausfahrten, Abb. 9). Die Abheilung solcher Wunden dauert oft Wochen.

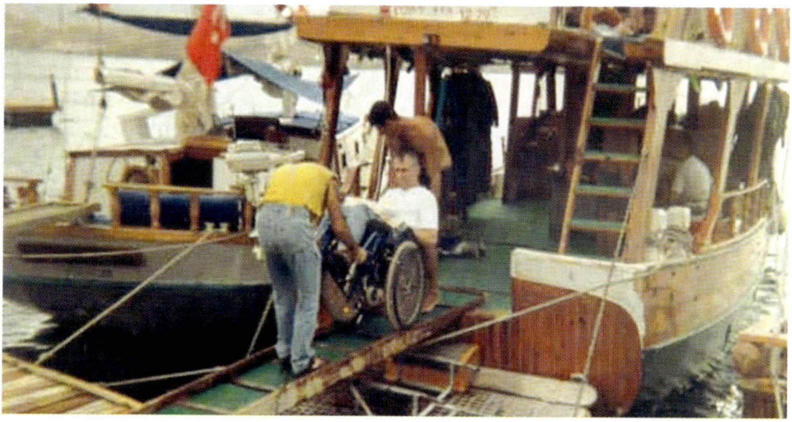

Abb. 8: Rollstuhlgerechte Rampe auf das Tauchschiff

Durch Inaktivitätsosteoporose besteht außerdem eine erhöhte Gefahr für Knochenbrüche (Abb. 10).

Sicherung von losem Equipment: Dies sollte selbstredend immer durchgeführt werden.

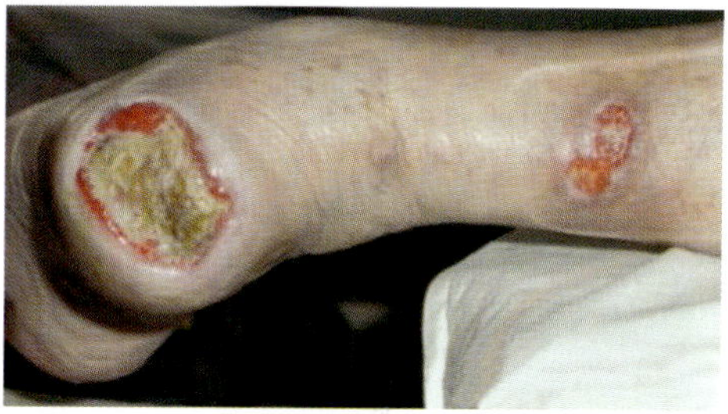

Abb. 9: Druckulzera bei Paraparese beider Beine

13.7 Fazit

Taucher sind also nicht nur Männer mit guter Muskelkraft und wenig Biopren. Zur sicheren Ausübung des Tauchsports bei eingeschränkter Leistungsfähigkeit und Erreichen der gesteckten Ziele gehören dennoch viel Zeitaufwand, Know-how, Verantwortungsbewusstsein und Engagement aller Beteiligten.

Einige Verbände unterstützen das sog. **Handicapped Diving** und haben

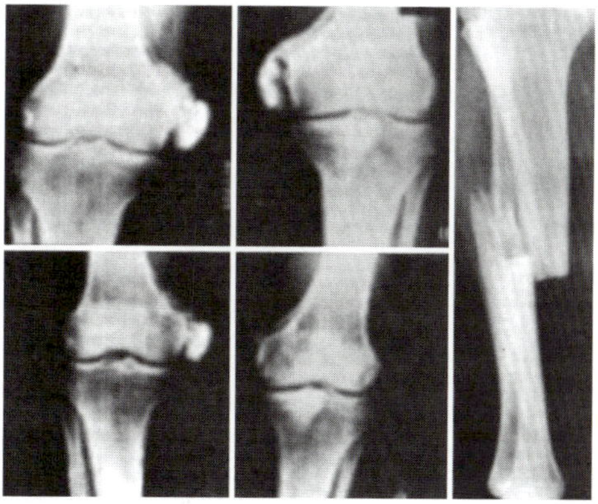

Abb. 10: *Links*: Röntgendiagnostik bei ausgeprägter Inaktivitätsosteoporose; *rechts:* osteoporotische Unterschenkelfraktur

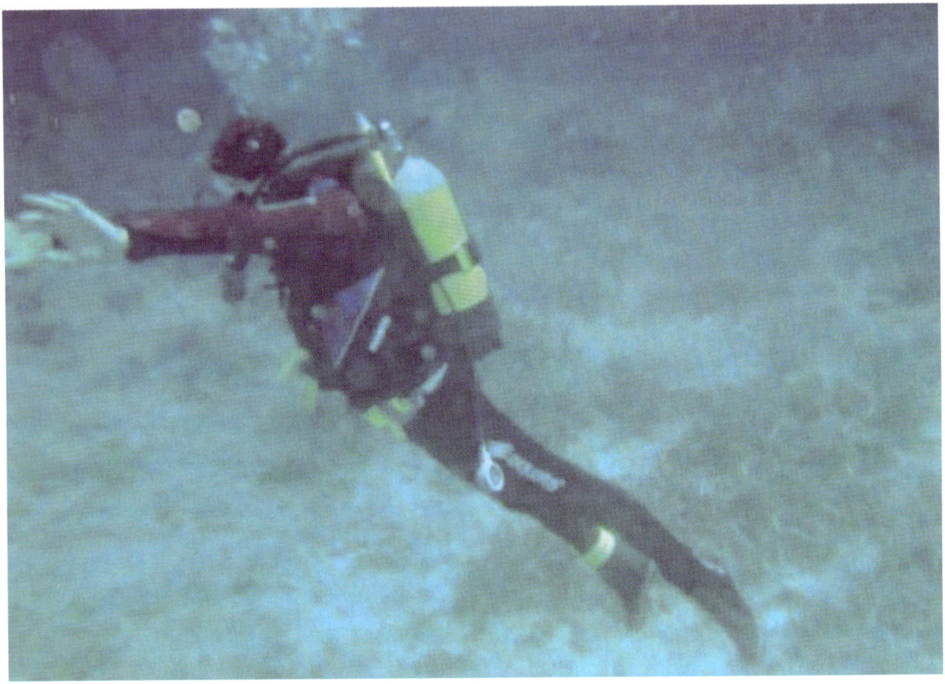

Abb. 11: „Wer die Grenzen zum Reich der Unterwasserwelt überschreitet, lernt auch andere Grenzen in seinem Leben zu überwinden." (A. Wübbenhorst)

spezielle Ausbildungsprogramme entworfen (s. Übersicht S. 197). Nach festgelegten Richtlinien werden dabei Tauchlehrer und auch Buddys geschult und mit den speziellen Belangen eines leistungseingeschränkten Tauchers vertraut gemacht.

Literatur

Hoffmann, U., J. Wenzel, K. Wilke (Hrsg.): Tauchen mit eingeschränkter Leistungsfähigkeit. Sport und Buch Strauss 1998

Plafki, C.: Tauchen: Physiologie und Medizin. Spitta 2001

Schmid, A., A. Berg: Behindertensport und Sportmedizin: Internistische Aspekte. Dtsch Z Sportmed 54 (2003) 342–354

Handicapped-Diving-Verbände

- Handicapped SCUBA Association (HSA)
- International Association of Handicapped Divers (IAHD)
- CMAS
- VDST
- GTÜM
- TAT
- IDAA

14 Hirnläsionen bei Sporttauchern:
Zusammenhang mit offenem Foramen ovale (PFO) oder Die erste Heidelberg-Mannheimer Taucherstudie

M. Knauth, Ch. Klingmann, S. Ries

In den USA gibt es mehr als drei Millionen Sporttaucher. Übertragen auf Deutschland entspricht dies größenordnungsmäßig ca. 1 Million Menschen, die entweder regelmäßig in heimischen Gefilden tauchen oder aber diesen Sport im Rahmen von Urlaubsreisen ausüben.

Die Sporttauchergemeinde wurde durch eine 1995 erschienene Studie einer Aachener Arbeitsgruppe schockiert. Der Neuroradiologe *Jürgen Reul* und Mitarbeiter hatten 52 Sporttaucher und 50 nichttauchende Kontrollpersonen mittels Magnetresonanztomographie untersucht und eine statistisch signifikante Häufung von Hirnläsionen bei den Sporttauchern gefunden. Die Aachener Arbeitsgruppe war die erste, die ein größeres Kollektiv von Sporttauchern auf das Vorhandensein von Hirnschäden untersuchte.

Die Frage, die geklärt werden soll, ist nun: Haben Taucher mit offenem Foramen ovale ein erhöhtes Risiko, durch das Tauchen auch ohne das Auftreten von neurologischen Dekompressionskrankheiten multiple Hirnläsionen zu bekommen?

14.1 Vorarbeiten anderer Arbeitsgruppen zum Thema „Hirnläsionen bei Tauchern"

Im Folgenden werden wir zwischen akut auftretenden Gehirnschäden im Rahmen eines Tauch- bzw. Dekompressionsunfalls und chronischen Gehirnschäden unterscheiden.

14.1.1 Akute Hirnschäden

Warren et al. (1988) untersuchten 14 Taucher mit DCS II, wobei aufgrund der Symptomatik und der klinischen Untersuchung bei vier Tauchern eine zerebrale Schädigung vermutet wurde. Bei der magnetresonanzgraphischen Untersuchung des Gehirns wurden bei drei der vier Taucher akute pathologische Veränderungen festgestellt, deren Lokalisation mit den klinischen Symptomen gut korrelierte. Dass bei einem Tauchunfall eine akute Schädigung des Zentralnervensystems auftreten kann, ist unstrittig und soll nicht weiter Gegenstand der vorliegenden Arbeit sein.

14.2.2 Chronische Hirnschäden

Es gibt wenige Untersuchungen darüber, ob durch das Tauchen allein, d. h. in Abwesenheit von Tauchunfällen bzw. Dekompressionskrankheiten Hirnläsionen entstehen können. Im Folgenden werden eine norwegische Studie an Berufstauchern, eine amerikanische Studie an Tunnelarbeitern und die Aachener Studie an Sporttauchern vorgestellt.

Die norwegische Berufstaucherstudie. Eine norwegische Arbeitsgruppe (*Todnem et al. 1991*) untersuchte 156 Berufstaucher und 100 nichttauchende Probanden. Das Untersuchungsprotokoll umfasste neben einer Anamnese eine klinisch-neurologische und elektrophysiologische Untersuchungen (EEG, VEPs [visual evoked potentials], BAEPs [brain-stem auditory evoked potentials]) sowie eine Magnetresonanztomografie des Gehirns. Die Autoren fanden in der Gruppe der Berufstaucher signifikant mehr abnormale EEG-Befunde in Form meist temporal lokalisierter fokaler langsamer Wellen und Potentialspitzen. Diese pathologischen EEG-Befunde waren bei 18 % der Taucher zu erheben. Des Weiteren waren die Latenzen der akustisch evozierten Hirnstammpotentiale in der Tauchergruppe verlängert. Diese für eine chronische Schädigung des Zentralnervensystems sprechenden Veränderungen spiegelten sich allerdings nicht in der Magnetresonanztomographie des Gehirns wider. Allerdings war der magnetresonanztomografische Teil der Studie mit gravierenden methodischen Mängeln behaftet.

- Alle Kontrollpersonen wurden an einem Hochfeld-MR-Tomografen (1,5 Tesla) untersucht, wohingegen ein Teil der Taucher an einem Tomografen deutlich geringerer Feldstärke (0,5 Tesla) untersucht wurden. Des Weiteren wurden unterschiedliche Sequenzparameter zur Untersuchung der Gruppen verwendet, woraus eine unterschiedliche T2-Wichtung resultiert. Die Vergleichbarkeit der Taucher- und der Kontrollgruppe ist daher fraglich.

- Die Autoren zählten „spots of high signal intensity" und verwandten für diese Auswertung ausschließlich T2-gewichtete Sequenzen. Hierbei können echte Hirnläsionen und (erweiterte) perivaskuläre Räume (Räume um ein Blutgefäß, so genannte Virchow-Robin-Räume) verwechselt werden (*Jungreis et al. 1988*). Die sehr hohe Prävalenz von „Flecken hoher Signalintensität" in der Kontrollgruppe (43 %!) legt die Vermutung nahe, dass tatsächlich viele Virchow-Robin-Räume mitgezählt wurden. Möglicherweise wurde dadurch ein eventueller Unterschied in der Prävalenz echter Hirnläsionen insignifikant.

Die entscheidende Information der norwegischen Studie an Berufstauchern ist, dass es Hinweise für elektrophysiologisch fassbare chronische Hirnschädigungen bei Tauchern gibt.

Milwaukee-Studie an Pressluftarbeitern. Neunzehn Pressluftarbeiter, die bei Tunnelbauprojekten in und um Milwaukee in hyperbarer Luft arbeiteten, wurden MR-tomografisch untersucht (*Fueredi et al. 1991*) und mit 11 Kontrollpersonen verglichen, die der gleichen

Arbeitsgruppe angehörten, aber keine Pressluftexposition hatten.

Da Pressluftarbeiter wie auch Sporttaucher Pressluft atmen, kann man wahrscheinlich die Ergebnisse dieser Studie auf Taucher übertragen, wenngleich die Bedingungen der Pressluftarbeit durch die sehr viel längeren Expositionszeiten nicht genau denen des Tauchens entsprechen.

In der Gruppe der Pressluftarbeiter wurden signifikant mehr Hirnläsionen als in der Kontrollgruppe gefunden (152 vs. 22 Hirnläsionen). Die Hirnläsionen in der Pressluftarbeitergruppe waren sehr inhomogen verteilt. Während bei 7 (37 %) Pressluftarbeitern mindestens 20 Läsionen gefunden wurden, wies die Läsionsanzahl der 12 anderen Pressluftarbeiter keinen signifikanten Unterschied zu der Läsionsanzahl der Vergleichsgruppe auf.

Der Nachweis multipler Hirnläsionen in der Gruppe der Pressluftarbeiter war auf ca. 35 % der Arbeiter beschränkt, während der Rest der Gruppe keine signifikant erhöhte Anzahl von Hirnläsionen aufwies.

Diese Studie lieferte den ersten Hinweis dafür, dass möglicherweise ein Subkollektiv der pressluftexponierten Arbeiter ein höheres Risiko besitzt, durch die hyperbare Exposition MR-tomografisch fassbare Hirnläsionen zu erleiden. Die Autoren bieten keine Erklärung hierfür an, eine Untersuchung auf ein offenes Foramen ovale wurde nicht durchgeführt.

Die Aachener Taucherstudie. Die Aachener Arbeitsgruppe war die erste, die ein größeres Kollektiv von Sporttauchern auf das Vorhandensein von Hirnschäden untersuchte. Der Neuroradiologe *Jürgen Reul* und Mitarbeiter hatten 52 Sporttaucher und 50 nichttauchende Kontrollpersonen, die bezüglich Geschlecht, Alter und Lebenswandel angeglichen waren, mittels Magnetresonanztomografie untersucht und eine statistisch signifikante Häufung von Hirnläsion bei den Sporttauchern gefunden (*Reul et al. 1995*). Während in der Aachener Studie bei 52 Tauchern 86 Hirnläsionen

Tabelle 1: In der Aachener Taucherstudie war der Unterschied in der Häufigkeit von Hirnläsionen durch eine 27 % der Taucher betragende Subgruppe bedingt, die nahezu 80 % der Hirnläsionen auf sich vereinten (Tabelle mod. aus *Reul et al. 1995*)

Anzahl der Läsionen	Taucher	Kontrollen
0	25	40
1	8	7
2	5	4
3	5	3
4	2	0
5	0	0
6	4	0
> 6	3	0

nachweisbar waren, wurden bei 50 Kontrollpersonen nur 14 solcher Läsionen gefunden. Betrachtet man die „Tauchergruppe" isoliert, so fällt auf, dass bei 14 Tauchern (27 %) 68 Hirnläsionen (79%) gefunden wurden (Tab. 1), während für die übrigen Taucher die Anzahl der Hirnläsionen nicht oder nicht signifikant über der der Kontrollgruppe lag.

Auch in der Aachener Studie beruht der signifikante Unterschied in der Häufigkeit der Hirnläsionen, also auf einer Subgruppe von ca. 25–30 % der Taucher, die die weitaus überwiegende Anzahl von Hirnläsionen in der Tauchergruppe aufwiesen.

Die Autoren bieten keinen pathophysiologisch plausiblen Entstehungsmechanismus für die Hirnläsionen im Allgemeinen und deren Beschränkung auf eine Subgruppe der Taucher im Speziellen an.

14.2.3 Fazit

Es gibt sowohl klinische (*Edmonds u. Boughton 1985; Todnem et al. 1991*) als auch aus der Bildgebung abgeleitete Hinweise dafür (*Fueredi et al. 1991; Reul et al. 1995*), dass durch das Tauchen eine chronische Hirnschädigung verursacht werden kann. Im Falle der durch die modernen bildgebenden Verfahren nachgewiesenen Hirnläsionen scheint die Differenz zwischen Tauchern und Kontrollgruppe durch eine Subgruppe von ca. 25–35 % bedingt zu sein, während der Rest der Tauchergruppe kein bzw. kein signifikant erhöhtes Risiko für das Auftreten von Hirnläsionen zu haben scheint.

14.3 Die erste Heidelberg-Mannheimer Taucherstudie

14.3.1 Pathophysiologische Hypothese zum Entstehungsmechanismus der Hirnläsionen

Sowohl in der Studie von *Fueredi et al.* (1991) als auch in der Aachener Taucherstudie (*Reul et al. 1995*) waren die multiplen Hirnläsionen auf eine Subgruppe von ca. 25–35 % der Zielgruppe beschränkt. Beide Autoren geben keine pathophysiologisch plausible Erklärung für diese Beobachtung an. Des Weiteren ist der Entstehungsmechanismus der Hirnläsionen unklar. Zwar vermuten *Reul et al.* aufgrund des Verteilungsmusters der Läsionen de Entstehungsmechanismus in dem Umstand, dass während der Dekompressionsphase entstehende Gasbläschen zu kleinen Hirninfarkten führen. Hierzu müssten die Gasbläschen aber in den Arterien auftreten. Bei einer langsamen Dekompression, wie sie beim Sporttauchen vorkommt, ist eine Neuentstehung intraarterieller Gasbläschen praktisch ausgeschlossen (*Hills 1977*). Lediglich unter den Bedingungen einer explosiven Dekompression, wie z. B. beim Notausstieg aus einem Unterseeboot, erscheint die intraarterielle Entstehung von Gasbläschen möglich (*Örnhagen et al. 1988*).

Intravenöse Gasbläschen sind dopplersonografisch allerdings bereits nach Dekompressionen aus geringen Wassertiefen nachweisbar (*Eckenhoff et al. 1990*). Das Kapillarbett der Lunge stellt aber einen effektiven Filter dar, der den Übertritt dieser Gasbläschen in das arterielle System verhindert (*Butler u. Hills 1979*).

Prinzipiell gibt es zwei Möglichkeiten, wie trotzdem Luftbläschen in die arterielle Strombahn gelangen können. Zum einen kann der Lungenfilter überladen werden und in der Folge „überlaufen“ (*Butler u. Katz 1988; Vik et al. 1990*).

Zum anderen kann der Lungenfilter in Fällen eines Rechts-Links-Kurzschlusses umgangen werden. Ein häufig auftretender Rechts-Links-Kurzschluss ist das offene Foramen ovale (PFO), dessen Prävalenz in einer gesunden Erwachsenenpopulation ca. 10–30 % beträgt (*Hagen et al. 1984; Lynch et al. 1984*). Die Prävalenz eines PFO entspricht somit in etwa der Größe der Subgruppe von Tauchern (27 %), die in der Reul-Studie die weitaus überwiegende Anzahl intrazerebraler Läsionen aufweisen.

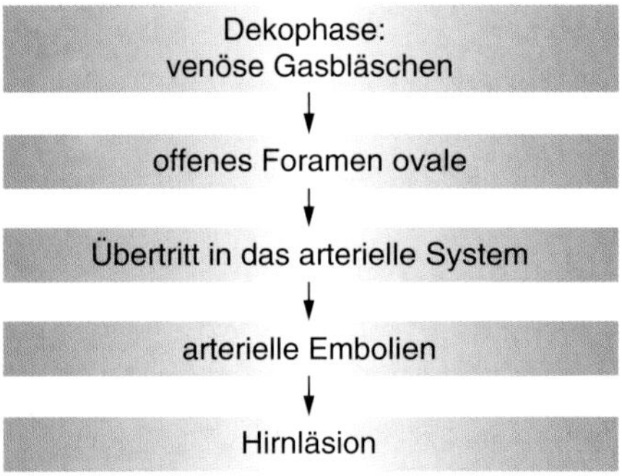

Abb. 1: Vermuteter Pathomechanismus der Entstehung der Hirnläsionen bei Sporttauchern. Venöse Gasbläschen, die häufig während und nach Dekompressionen aus relativ geringen Tiefen auftreten, können über das offene Foramen ovale oder einen anderen Rechts-links-Shunt in das arterielle System übertreten. Die Hirnläsionen könnten dann durch arterielle Gasembolien verursacht sein

Möglicherweise ist bei Sporttauchern das PFO durch den Übertritt von venösen Gasbläschen in das arterielle System der entscheidende Faktor, der das Auftreten der intrazerebralen Läsionen bedingt. Die Läsionen wären dann wahrscheinlich als Folge von subklinischen „Mini-Dekompressionsunfällen“ zu deuten. Abbildung 1 stellt den vermuteten Pathomechanismus dar.

14.3.2 Methodik

Studienaufbau. Um die Hypothese zu prüfen, dass multiple Hirnläsionen bei Tauchern mit offenem Foramen ovale gehäuft auftreten, wurde eine doppelblind angelegte Kohortenstudie durchgeführt.

Aus dem Vorgesagten geht hervor, dass zwei Untersuchungen notwendig waren. Zum einen musste mit Hilfe einer Magnetresonanztomografie festgestellt werden, ob Hirnläsionen vorhanden sind, zum anderen musste mit einer Ultraschalluntersuchung geprüft werden, ob ein offenes Foramen ovale vorliegt.

Ein- und Ausschlusskriterien. Es wurden männliche und weibliche Sporttaucher untersucht. Das Alter musste zwischen 21 und 55 Jahren liegen. Die Sporttaucher mussten mindestens 160 Tauchgänge absolviert haben.

Probandenkollektiv. Insgesamt wurden 100 Sporttaucher rekrutiert, von denen 9 nicht zum vereinbarten Untersuchungstermin erschienen. Nach Erhebung einer ausführlichen neurologischen Anamnese wurden vier Taucher, bei denen sich Hinweise auf eine neurologische Erkrankung ergaben, von der weiteren Studie ausgeschlossen. Somit verblieben 87 Taucher, von denen 67 männlich waren. Das Durchschnittsalter betrug 35,7 (SD [Standardabweichung] 8,9) Jahre, die durchschnittliche Körpergröße war 176,4 (SD 7,6) cm, das durchschnittliche Körpergewicht betrug 77,1 (SD 12) kg. Die Taucher hatten durchschnittlich 565,3 Tauchgänge absolviert.

Die Taucher wurden über die Gesamtzahl der Tauchgänge und die Zahl der dekompressionspflichtigen Tauchgänge befragt. Des Weiteren wurde nach der von den Tauchern verwendeten Druckausgleichstechnik gefragt. Diese könnte bei Wiederholungs- und JoJo-Tauchgängen von Bedeutung sein, da ein Valsalva-Manöver zu einem Zeitpunkt, an dem sich bereits Inertgasbläschen im venösen Blut befinden, zu einer vermehrten Arterialisierung von Inertgasbläschen führen könnte. Um einen Anhalt für die Risikobereitschaft der Taucher zu erhalten, führten diese auf einer von 1 bis 6 reichenden Skala (1 = sehr niedrig; 6 = sehr gut) eine Selbsteinschätzung ihrer Tauchdisziplin durch. Bei der Tauchunfallsanamnese wurde

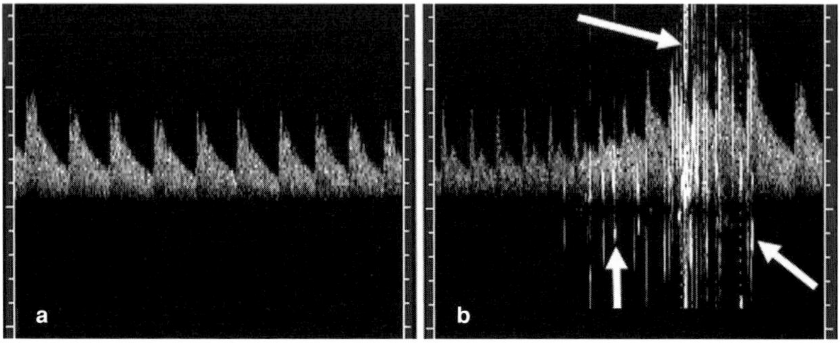

Abb. 2a,b: Kontrastmittelunterstützte transkranielle Dopplersonographie (cTCD). **a** Das normale Strömungssignal einer A. cerebri media. Wenn nach venöser Injektion eines Ultraschallkontrastmittels im Strömungssignal der Hirnarterie von Luftbläschen stammende Störsignale nachweisbar sind (**b**, *Pfeile*), ist ein Übertritt der Luftbläschen vom venösen in das arterielle System und damit ein Rechts/Links-Shunt bewiesen. In dem hier gezeigten Fall (**b**) handelt es sich um einen großen Shunt. In den weitaus meisten Fällen handelt es sich dabei um ein offenes Foramen ovale

besonderes Augenmerk auf neurologische Dekompressionssymptome (DCS II) gelegt.

Nachweis eines Rechts-links-Shunts. Zum Nachweis eines offenen Foramen ovale (PFO) oder anderer Rechts-links-Shunts wurde eine kontrastmittelunterstützte transkranielle Dopplersonographie durchgeführt.

Das **Prinzip der Untersuchung** ist einfach: Zunächst werden beide Hirnarterien (A. cerebri mediae) transkraniell beschallt und das Dopplersignal der Arterien kontinuierlich aufgezeichnet. Dann werden mikroskopisch kleine Luftbläschen venös injiziert. Diese Bläschen „sehen“ als erstes Kapillarbett den Lungenfilter und erreichen daher normalerweise den arteriellen Schenkel des Blutkreislaufs nicht. Liegt ein offenes Foramen ovale oder ein anderer Rechts-links-Shunt vor, können die Luftbläschen am Lungenfilter vorbei in das arterielle System übertreten. Im Dopplersignal der Hirnarterien sind die Luftbläschen dann als Störsignale nachweisbar (Abb. 2). Wurden nach dem Valsalva-Manöver mehr als 5 Störsignale nachgewiesen, wurde ein PFO diagnostiziert. Wurden gar mehr als 20 Störsignale nachgewiesen, wurde das PFO als „groß" klassifiziert.

Magnetresonanztomografie. Die Magnetresonanztomografie ist eine seit etwa zwei Jahrzehnten etablierte Untersuchungsmethode und gilt nach heutigem Kenntnisstand als für den Patienten ungefährlich, sofern die Kontraindikationen – die in der vorliegenden Studie Ausschlusskriterien darstellten – beachtet werden.

Es wurden u. a. axiale und koronare protonendichte- (PD) und T2-gewichtete Schichten des gesamten Gehirns akquiriert.

Die MRT-Aufnahmen wurden unabhängig von zwei Neuroradiologen ausgewertet, die verblindet gegenüber der Information waren, ob ein offenes Foramen ovale vorliegt. Eine Signalveränderung wurde nur als Hirnläsion gewertet, wenn sie sich sowohl in den PD- als auch in den T2-gewichteten Schichten hyperintens darstellte.

Statistische Auswertung. Für kontinuierliche Variable wurden ungepaarte t-Tests zum Vergleich der Gruppen von Tauchern mit oder ohne PFO angewandt. Die Häufigkeit des Auftretens multipler Hirnläsionen in den Gruppen wurde mit dem exakten Fisher-Test ausgewertet. 95 %-Konfidenzintervalle wurden statistischen Tabellen entnommen (*Ciba Geigy 1980*).

14.3.3 Ergebnisse: Häufigkeit eines offenen Foramen ovale im untersuchten Sporttaucherkollektiv – Gruppenunterschiede bezüglich der kontinuierlichen Variablen

Bei 25 Tauchern wurde ein Rechts-links-Shunt gefunden, in 13 Fällen wurde dieser Shunt als „groß" klassifiziert, d. h. mehr als 20 Luftbläschen waren im Strömungssignal der mittleren Hirnarterien nachgewiesen worden. Die Gruppen von Tauchern mit und ohne

Tabelle 2: Vergleich der kontinuierlichen Variablen zwischen den Tauchergruppen mit und ohne PFO. Die Gruppen waren in keinem Parameter außer dem Körpergewicht signifikant verschieden. *TG* = Tauchgang

	Taucher mit R/L-Shunt (n = 25) Durchschnitt (SD)	**Taucher ohne R/L-Shunt (n = 62)** Durchschnitt (SD)	**p-Wert**
Körpergröße [cm]	174 (8,5)	177 (7,0)	0,06
Gewicht [kg]	69,9 (11,0)	80 (11,2)	< 0,01
Alter [Jahre]	35,4 (9,2)	35,9 (8,9)	0,8
Gesamtanzahl der TG	574 (495)	562 (519)	0,92
dekompressions-pflichtige TG	89 (115)	100 (157)	0,75
% Valsalva-Manöver zum Druckausgleich	78 (34,5)	73 (37,4)	0,57
Tauchdisziplin (Selbsteinschätzung)	4,3 (0,8)	4,5 (0,8)	0,28
Nikotin [packyears]	1,8 (5,3)	5,2 (10,9)	0,14
Alkohol [g/Tag]	30,9 (20)	33,1 (17,1)	0,87

PFO unterschieden sich in keinem anderen Parameter außer dem Körpergewicht (Tab. 2).

Magnetresonanztomografie (MRT). Insgesamt wurden 41 Hirnläsionen bei 11 Tauchern gefunden. Sieben der Taucher ohne Rechts-links-Shunt hatten jeweils eine Hirnläsion, während vier Taucher mit nachgewiesenem Rechts-links-Shunt zusammen 34 Läsionen aufwiesen. Einer dieser vier Taucher mit einem kleinen Rechts-links-Shunt hatte eine Läsion, während bei den anderen drei Tauchern ein großer Rechts-links-Shunt und multiple Hirnläsionen nachgewiesen wurden. Die Hirnläsionen waren alle in der vorderen zerebralen Zirkulation lokalisiert, betrafen nahezu ausschließlich

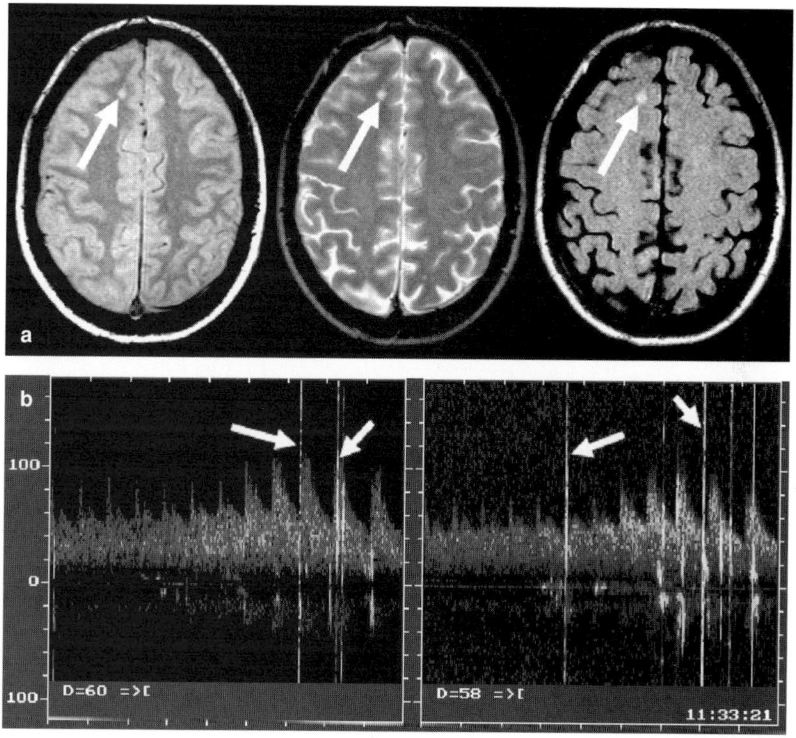

Abb. 3a,b: 42-jähriger Taucher mit 853 Tauchgängen. Die MRT (**a**) zeigt eine Hirnläsion in der subkortikalen weißen Substanz (*Pfeile*). Es wurden noch weitere (insgesamt 12) Hirnläsionen nachgewiesen. Die transkranielle Dopplersonographie (**b**) zeigt multiple Störsignale (*Pfeile*) im Strömungssignal der A. cerebri media: Ein großer R/L-Shunt ist damit bewiesen

die zentrale und subkortikale weiße Substanz und hatten eine typische Größe von 2–3 mm.

Die Prävalenz von Hirnläsionen (einzeln *oder* multipel) war in der Gruppe von Tauchern mit nachgewiesenem Rechts-links-Shunt höher (16 % vs. 11 %), dieser Unterschied war jedoch statistisch nicht signifikant (Fisher exact test; p = 0,72).

Die drei Taucher mit multiplen Hirnläsionen waren alle nichtrauchende männliche Taucher im Alter von 42 bis 48 Jahren, die keine bekannten vaskulären Risikofaktoren hatten. Tendenziell hat-

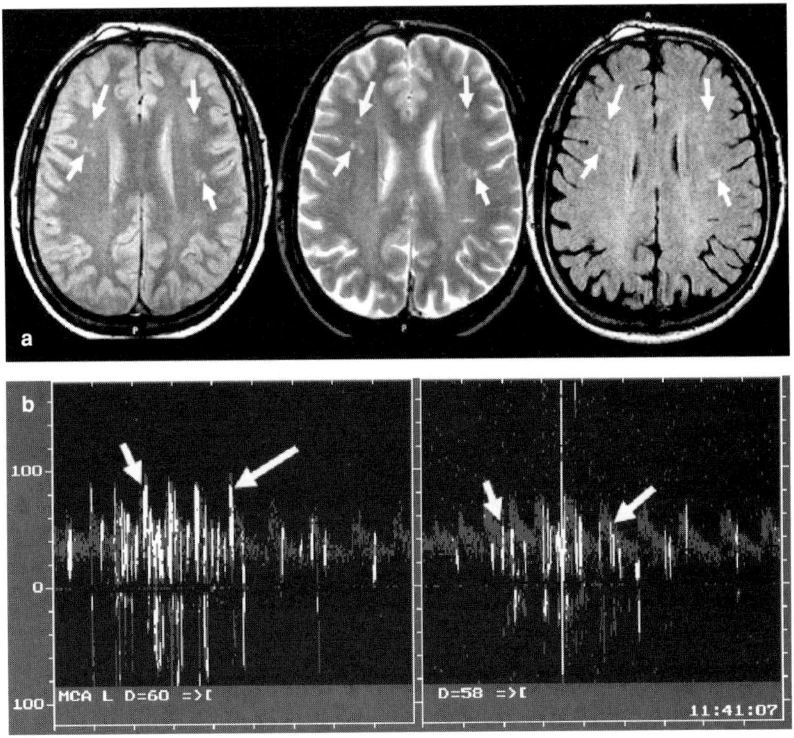

Abb. 4a,b: 46-jähriger Taucher mit 856 Tauchgängen. Die MRT (**a**) zeigt multiple Hirnläsionen in der weißen Substanz (*Pfeile*). Die transkranielle Dopplersonographie zeigt multiple Störsignale (*Pfeile*) im Strömungssignal der A. cerebri media: Ein großer R/L-Shunt ist damit bewiesen. Wahrscheinlich ist eine Arterialisierung venöser Inertgasbläschen der Entstehungsmechanismus der Hirnläsionen

ten die Taucher mit multiplen Hirnläsionen mehr Tauchgänge als die übrigen 84 Taucher absolviert (757 vs. 558), dieser Unterschied war jedoch gleichfalls nicht signifikant. Einer der drei Taucher mit multiplen Hirnläsionen hatte 16 Hirnläsionen, während die beiden anderen 12, bzw. 5 Hirnläsionen aufwiesen. Die Abb. 3 und 4 zeigen zwei Beispiele von Tauchern mit großem offenen Foramen ovale und multiplen Hirnläsionen, die Abb. 5 zeigt ein „Gegenbeispiel“, bei dem bei einer Taucherin trotz großem Rechts-links-Shunt keine Hirnläsionen nachweisbar waren.

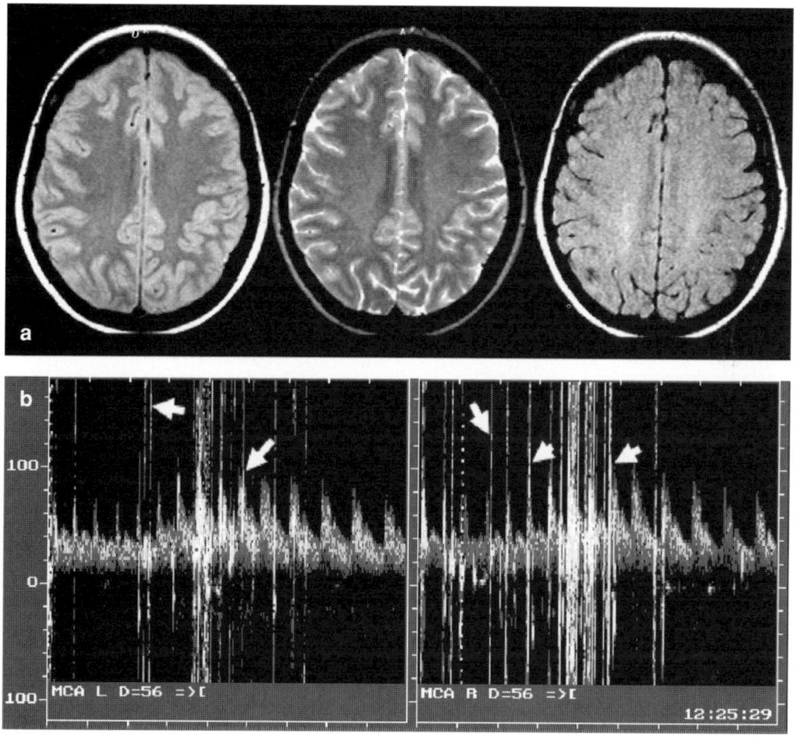

Abb. 5a,b: 30-jährige Taucherin, die bereits 750 Tauchgänge absolviert hat. **a** Transkranielle Dopplersonographie nach einem Valsalva-Manöver. Die dem Strömungssignal der A. cerebri media überlagerten multiplen Störsignale (*Pfeile*) beweisen einen massiven Übertritt von (Kontrastmittel-)Gasbläschen vom venösen in das arterielle System und somit einen R/L-Shunt. Die MRT zeigt keinen pathologischen Befund. Diese Taucherin ist ein Beispiel dafür, dass es auch bei Tauchen mit offenem Foramen ovale nicht zwangsläufig zu Hirnläsionen kommen muss. Der genaue Grund hierfür ist unklar, er liegt möglicherweise im Tauchverhalten der Taucher oder aber darin begründet, dass bei verschiedenen Tauchern nach ein und demselben Tauchgang unterschiedlich viele venöse Inertgasbläschen nachweisbar sind („Bubbler" und „Non-Bubbler")

Die Prävalenz multipler Hirnläsionen war in der Gruppe von Tauchern mit nachgewiesenem Rechts-links-Shunt signifikant höher als in der Gruppe der übrigen Taucher (12 % [95 %-Konfidenzintervall: 3–31 %] vs. 0 % [0–6 %], Fisher exact test; p = 0,022) (Tab. 3).

Diese Differenz war sogar noch deutlich ausgeprägter, wenn die Prävalenzen multipler Hirnläsionen der Taucher mit *großem*

Tabelle 3: Vier-Felder-Tafel zum Vergleich der Prävalenzen multipler Hirnläsionen bei Tauchern mit und ohne nachweisbarem R/L-Shunt. Es findet sich ein signifikanter Gruppenunterschied (*Fisher exact test; p = 0,022)*

	R/L-Shunt	kein R/L-Shunt
multiple Hirnläsionen	3	0
keine multiplen Hirnläsionen	22	65

Tabelle 4: Vier-Felder-Tafel zum Vergleich der Prävalenzen multipler Hirnläsionen bei Tauchern mit großem R/L-Shunt und keinem oder kleinem R-Shunt. Der Gruppenunterschied in den Prävalenzen multipler Hirnläsionen ist noch ausgeprägter, wenn man die Taucher mit *großem* R/L-Shunt mit allen anderen Tauchern vergleicht (*Fisher exact test; p = 0,004)*

	großer R/L-Shunt	kein großer R/L-Shunt
multiple Hirnläsionen	3	0
keine multiplen Hirnläsionen	13	74

Rechts-links-Shunt mit allen anderen Tauchern verglichen wurden. Die Prävalenz multipler Hirnläsionen betrug 23 % (95-%-Konfidenzintervall: 5–54 %) in der Gruppe der Taucher mit großem Rechts-links-Shunt gegenüber 0 % (0– 4%), das Signifikanzniveau lag bei p = 0,004 (Fisher exact test) (Tab. 4).

14.3.4 Diskussion

Schlüsselergebnisse. Das Schlüsselergebnis der Heidelberg-Mannheimer Taucherstudie ist die Assoziation von multiplen Hirnläsionen mit einem offenen Foramen ovale bzw. einem Rechts-links-Shunt. Alle Taucher mit multiplen Hirnläsionen hatten einen großen Rechts-links-Shunt und umgekehrt wies keiner der Taucher mit keinem oder einem kleinen Rechts-links-Shunt multiple Hirnläsionen auf. Diese Assoziation von multiplen Hirnläsionen mit einem offenen Foramen ovale war statisch hochsignifikant (Fisher exact test, p = 0,004). Die Gruppe der Taucher mit Rechts-links-Shunt unterschied sich von der Tauchergruppe ohne nachweisbaren Rechts-links-Shunt in keinem anderen Parameter außer dem Körpergewicht (s. Tab. 2): Die Gruppe der Taucher ohne Rechts-links-Shunt hatte ein *höheres* Körpergewicht. Stickstoff ist in Fett ca. 4,5-mal löslicher als in Wasser, was zu einer höheren Inertgasbelastung bei Tauchern mit einem erhöhten Anteil von Körperfett führt. Es gibt zwar keine verlässlichen Hinweise dafür, dass sich dies in einem vermehrten Auftreten venöser Gasbläschen widerspiegelt, aber selbst, wenn es so wäre, könnte es nicht erklären, warum die Taucher mit einem höheren Körpergewicht weniger Hirnläsionen haben sollten. Wir betrachten daher die Differenz des Körpergewichts zwischen den beiden Tauchergruppen als zufällig.

Unsere Ergebnisse legen nahe, dass ein großer Rechts-links-Shunt einen wichtigen Risikofaktor für das Auftreten von Hirnläsionen bei Tauchern darstellt. Allerdings scheint die Anwesenheit eines großen Rechts-links-Shunts nur eine „notwendige", aber keine hinreichende Bedingung für das Auftreten von multiplen Hirnläsionen bei Tauchern zu sein, denn selbst 10 von 13 Tauchern mit großem Rechts-links-Shunt hatten keine MR-tomografisch nachweisbaren Hirnläsionen. Andere Kofaktoren spielen also wahrscheinlich eine zusätzliche Rolle.

Pathomechanismus. Die Assoziation von multiplen Hirnläsionen mit einem großen Rechts-links-Shunt legt nahe, dass die Arterialisierung venöser Inertgasbläschen eine wichtige Rolle in der Pathogenese der Hirnläsionen spielt. Hier sollen aber auch andere mögliche Entstehungsmechanismen und deren Vor- und Nachteile diskutiert werden.

Pathomechanismus 1: Die Hirnläsionen entstehen direkt, d. h. in engem zeitlichen Zusammenhang mit einem Tauchgang, durch paradoxe arterielle Inertgasemboli, die kleine Hirngefäße verschließen und zu kleinen Infarkten führen.

Dieser Pathomechanismus kann die Assoziation von einem großen Rechts-links-Shunt und multiplen Hirnläsionen erklären.

Verschiedene Arbeitsgruppen (*Moon et al. 1989; Wilmshurst et al. 1989*) berichten über eine Häufung von Rechts-links-Shunts bei Tauchern, die nach einem Tauchgang Dekompressionssymptome entwickelten. Dies gilt besonders für Taucher, bei denen die Symptome sehr schnell (< 30 min) nach dem Tauchgang auftraten (*Wilmshurst et al. 1989*). Dieser Zusammenhang lässt sich gleichfalls nur unter der Annahme der Arterialisierung venöser Inertgasbläschen erklären. Wenn der o. g. Pathomechanismus zur Entstehung der Hirnläsionen zuträfe, ließen sich die Ergebnisse der Heidelberg-Mannheimer Taucherstudie mit denen von *Wilmshurst et al.* und *Moon et. al.* zu einem gemeinsamen Konzept vereinen: Die Hirnläsionen wären dann das Ergebnis „subklinischer" Dekompressionskrankheiten. Der Nachteil dieser Sichtweise ist, dass die in der Heidelberg-Mannheimer Taucherstudie gefundenen Hirnläsionen kein typisch „embolisches" Verteilungsmuster zeigen, sondern überwiegend in der zentralen und subkortikalen weißen Substanz lokalisiert sind und somit eher einem mikroangiopathischen Muster entsprechen.

Pathomechanismus 2: Venöse Inertgasbläschen werden über ein PFO arterialisiert, führen aber nicht *direkt* zu Infarkten, sondern zu pathologischen Veränderungen kleiner Hirngefäße im Sinne einer Mikroangiopathie. Die Hirnläsionen entstehen dann nicht oder nicht notwendigerweise im zeitlichen Zusammenhang mit einem Tauchgang.

Auch dieser Pathomechanismus erklärt die Assoziation von multiplen Hirnläsionen mit großen Rechts-links-Shunts.

Eine neuropathologische Studie (*Palmer et al. 1992*) zeigte eine Hyalinose kleiner zerebraler Gefäße in der weißen Substanz bei 8 von 25 (= 32 %!) Tauchern. Auch hier vermuten die Autoren, dass diese mikroangiopathischen Veränderungen durch Inertgasbläschen verursacht waren. Der Anteil von Tauchern, die mikroangiopathische Veränderungen aufwiesen, entspricht in etwa der zu erwartenden Prävalenz an PFOs in der untersuchten Gruppe. Eine

Untersuchung auf ein PFO wurde nicht durchgeführt und die Autoren bieten keine Erklärung dafür an, wie die Inertgasbläschen denn den arteriellen Schenkel des Blutkreislaufs erreicht haben sollen.

Pathomechanismus 2 hat den Vorteil, dass er nicht nur die Assoziation von multiplen Hirnläsionen mit einem Rechts-links-Shunt erklären kann, sondern auch das Verteilungsmuster der in der Heidelberg-Mannheimer Taucherstudie gefundenen Hirnläsionen. Zudem wurden in der Studie von *Palmer et al.* mikroangiopathische Läsionen bei Tauchern in einer der Prävalenz eines PFO entsprechenden Häufigkeit gefunden.

Der kleine Nachteil dieses Erklärungsmodells ist allerdings, dass man dann für die Entstehung der Hirnläsionen und die beobachtete Häufung von PFOs bei Tauchern mit frühen Dekompressionssymptomen (*Moon et al. 1989; Wilmshurst et al. 1989*) zwei unterschiedliche Mechanismen fordern muss: Die arterialisierten Inertgasbläschen verursachen über direkte Embolien die Symptome in Fällen „früher" DCS, ohne (notwendigerweise) Hirnläsionen zu verursachen, andererseits aber auch mikroangiopathische Veränderungen, die dann „chronisch" – und nicht mehr zwingend mit einem Tauchgang assoziiert – Hirnläsionen verursachen.

Pathomechanismus 3: Die Läsionen werden zwar durch mikroangiopathische Veränderungen verursacht, Letztere aber nicht durch Inertgasbläschen, sondern durch einen anderen Mechanismus, z. B. durch den beim Tauchen erhöhten Partialdruck im Blut. Besonders der deutlich erhöhte O_2-Partialdruck käme hierfür in Frage. Pathomechanismus 3 könnte zwar das Verteilungsmuster der Läsionen erklären, nicht jedoch die Assoziation von multiplen Hirnläsionen mit einem großen Rechts-links-Shunt. Dies ist als ein gravierender Nachteil dieses Erklärungsmodell anzusehen.

Pathomechanismus 4: Schließlich wurde noch ein weiterer Schädigungsmechanismus vorgeschlagen: Die Hirnläsionen könnten durch eine direkte Schädigung des Hirnparenchyms verursacht sein. Exemplarisch hierfür wurde von *Wilmshurst* (1997) eine wiederholte subklinische Stickstoffnarkose angeführt. Wenngleich ein solcher Schädigungsmechanismus nicht sicher ausgeschlossen werden kann, kommt er zur Erklärung der in verschiedenen Studien (*Fueredi et al. 1991; Knauth et al. 1997; Reul et al. 1995*) gefundenen Hirnläsionen aus zwei Gründen kaum in Frage. Zum einen kann das multifokale Verteilungsmuster der Läsionen nicht erklärt werden, denn eine Hirnschädigung durch wiederholte subklinische oder leichte Stickstoffnarkosen sollte eher diffus, etwa wie die Hirnatrophie bei chronischem Alkoholabusus, erfolgen. Man würde also eher eine Hirnvolumenminderung als multifokale Hirnläsionen erwarten. Zum anderen kann dieser Pathomechanismus natürlich auch nicht die Assoziation von Hirnläsionen und Rechts-links-Shunt erklären.

Wahrscheinlich ist einer der beiden ersten Pathomechanismen für die Entstehung der Hirnläsionen zutreffend, da nur sie erklären können, warum Taucher mit PFO eine höhere Prävalenz multipler Hirnläsionen aufweisen. Möglicherweise hängt es von der Bläschengröße ab, welcher Entstehungsmechanismus „zum Zuge" kommt. Es ist vorstellbar, dass kleine arterialisierte Inertgasbläschen eher mikroangiopathische Veränderungen verursachen, während größere Bläschen *direkt* zum Auftreten einer Gewebeischämie und zu einer Hirnläsion führen können.

Kritik am bzw. Verteidigung des Designs der Heidelberg-Mannheimer Taucherstudie. Ziel der Studie war es zu untersuchen, ob Taucher mit einem offenen Foramen ovale ein höheres Risiko für das Auftreten multipler Hirnläsionen haben als Taucher, bei denen kein Rechts-links-Shunt nachgewiesen werden kann. Deswegen wurden nur Taucher, nicht aber nichttauchende Kontrollen untersucht. Darüber hinaus gibt es auch ethische Gründe: Die Invasivität der kontrastmittelunterstützten Dopplersonographie ist zwar gering, aber die Untersuchung ist dennoch mit einem kleinen Risiko behaftet, z. B. Venenthrombose, Synkope bei der Venenpunktion

u. Ä. Während die Taucher allerdings potentiell von dieser Untersuchung profitieren – denn die Studie kann ihnen eventuell helfen, ihr Tauchverhalten an ein individuell erhöhtes Risiko anzupassen – ist ein vergleichbarer Nutzen bei nichttauchenden Personen nicht ersichtlich.

Der Einwand, dass die Hirnläsionen womöglich nicht durch die Arterialisierung von Inertgasbläschen, sondern durch die Arterialisierung thrombotisches Material verursacht sein könnten (*Broome u. Pitkin 1997*), ist aus zwei Gründen wahrscheinlich nicht zutreffend. Das Verteilungsmuster der Hirninfarkte bei paradoxen Thrombembolien (*Schminke et al. 1996*) entspricht nicht dem der Hirnläsionen bei Tauchern oder Pressluftarbeitern (*Fueredi et al. 1991; Knauth et al. 1997; Reul et al. 1995*). Außerdem gibt es keinen Grund, warum Thrombembolien bei den nichttauchenden Kontrollen in den Studien von *Reul et al.* und *Fueredi et al.* seltener als bei den Tauchern oder Pressluftarbeitern auftreten sollten, denn in den Kontrollgruppen liegt ja auch mit einer Häufigkeit von 25 % ein PFO vor. Die Hirnläsionen sollten dann gleichmäßig auf Taucher und Kontrollprobanden verteilt sein.

Das Konzept der Aachener Taucherstudie (*Reul et al. 1995*) wurde verschiedentlich kritisiert (*Hovens et al. 1995; Wilmshurst et al. 1995*), da eingewandt wurde, dass die Selbstrekrutierung der Taucher die Prävalenz von Hirnläsionen in der Tauchergruppe beeinflusse. Eventuell haben sich zu der Aachener Taucherstudie besonders solche Taucher gemeldet, die aufgrund ihres Tauchverhaltens und/oder wiederholter Dekompressionssymptome Anlass zu Besorgnis hatten. Möglicherweise wurde hierdurch die Prävalenz von Hirnläsionen in der Tauchergruppe verfälscht. Andererseits ist die Annahme, dass sich besonders Taucher zur Studie melden, die Anlass zur Besorgnis haben, eine unbewiesene Behauptung – das Gegenteil könnte genauso zutreffen: Diese Taucher könnten auch eine Tendenz haben, eine Untersuchung zu vermeiden, die potentiell die weitere Ausübung ihres geliebten Hobbys gefährdet.

In jedem Fall kann die o. g. Kritik unsere Studie nicht treffen, denn alle Beteiligten bis auf einen Taucher (bei dem keine Hirnläsionen gefunden wurden) der Heidelberg-Mannheimer Taucherstudie wussten nicht, ob sie ein offenes Foramen ovale haben oder nicht. Selbst wenn die Selbstrekrutierung von Tauchern die beobachtete Prävalenz von Hirnläsionen in einer Tauchergruppe beeinflussen sollte, könnte dies keine Differenz zwischen den Gruppen von Tauchern mit und ohne Rechts-links-Shunt erklären.

Welche Bedeutung haben die Hirnläsionen? Sowohl die von Hirnläsionen betroffenen Taucher der Aachener (*Reul et al. 1995*) als auch die der Heidelberg-Mannheimer Taucherstudie hatten keine offensichtlichen neurologischen Ausfälle – sie waren subjektiv beschwerdefrei. Allerdings wurde in keiner der beiden vorgenannten Studien eine neuropsychologische Testung durchgeführt. Es ist daher nicht auszuschließen, dass bei dieser bereits subtile Auffälligkeiten nachweisbar gewesen wären. Andere Studien, die Taucher neuropsychologisch und elektrophysiologisch untersuchten, berichten schließlich von Auffälligkeiten (*Edmonds u. Boughton 1985; Todnem et al. 1991a,b*).

Zudem ist es bekannt, dass aufgrund des Netzwerkscharakters des Gehirns fokale Läsionen eine Zeit lang kompensiert werden können, bis die „Störstellendichte“ eine gewisse Größe überschreitet und Symptome offensichtlich werden.

Eine „Panikmache“ ist aufgrund der Tatsache, dass die Taucher, die in unserer und der Aachener Taucherstudie Hirnläsionen aufwiesen, keine offensichtlichen Symptome hatten, fehl am Platze.

Andererseits handelt es sich aber immerhin um Läsionen des Gehirns, des Organs also, dem wir unsere geistige Leistungsfähigkeit und unsere Persönlichkeit verdanken. Aus diesem Grunde und wegen der Berichte über neurologische Spätschäden bei Tauchern (*Edmonds u. Boughton 1985; Todnem et al. 1991a,b*) ist eine Verharmlosung der Hirnläsionen sicher ebenso wenig angebracht.

Nachweis eines großen Rechts-links-Shunts: Ist eine Änderung des Tauchverhaltens betroffener Taucher erforderlich? Es gibt zunehmende Evidenz dafür, dass ein PFO oder anderer Rechts-links-Shunt sowohl einen Risikofaktor für das Auftreten bestimmter Formen von Dekompressionskrankheiten als auch von Hirnläsionen darstellt. Beide Assoziationen sprechen dafür, dass die Arterialisierung venöser Inertgasbläschen eine wichtige Rolle spielt. Was kann Tauchern, bei denen ein PFO nachgewiesen wurde, geraten werden? Es gibt noch keine systematischen Studien darüber, ob und wie Taucher, die ein PFO haben, das erhöhte Tauchrisiko senken können. Die folgenden Argumente und Empfehlungen sind daher im wissenschaftlichen Sinne nicht „wasserdicht", aber plausibel.

Wahrscheinlich ist die Arterialisierung venöser Inertgasbläschen für die Assoziation von PFO und bestimmter Formen von Dekompressionserkrankungen einerseits und Hirnläsionen andererseits verantwortlich. Betroffene Taucher sollten also versuchen, die Entstehung und den Übertritt venöser Bläschen zu vermeiden oder zu vermindern.

Tauchtiefe: Eine maximale Tauchtiefe, bei deren Einhaltung ein Tauchen mit offenem Foramen ovale sicher wäre, kann nicht angegeben werden – wahrscheinlich gibt es sie nicht (*Eckenhoff et al. 1990*). Allerdings gilt die grobe Regel: „Je tiefer und länger und je schneller auftauchen, desto mehr Bläschen". Wir haben in den Logbüchern der Taucher unserer Studie häufig Tauchtiefen von 70–80 m gefunden und der „Rekordhalter" wies sogar eine maximale Tauchtiefe von 101 m auf. Wenn ein offenes Foramen ovale vorliegt, sollten die maximalen Tauchtiefen und -dauern nicht ausgereizt werden – besser sollte man großzügig zusätzliche „Sicherheitsabstände" einhalten. Wahrscheinlich ist es bei offenem Foramen ovale auch ratsam, dekompressionspflichtige Tauchgänge generell zu vermeiden.

Tauchprofile: Wenn sich schon Gasbläschen im venösen Blut nicht gänzlich vermeiden lassen, sollte wenigstens dafür gesorgt

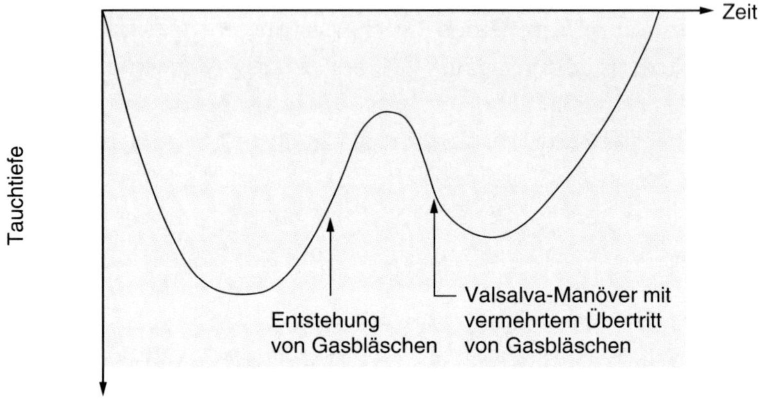

Abb. 6: Warum bei offenem Foramen ovale Jo-Jo-Tauchgänge vermieden werden sollen. Beim Valsalva-Manöver während des zweiten Abstiegs kommt es zum vermehrten Übertritt venöser Gasbläschen in das arterielle System. In leicht modifizierter Form gilt dies auch generell für Wiederholungstauchgänge, da noch Stunden nach dem ersten Tauchgang venöse Inertgasbläschen nachweisbar sein können

werden, dass ihr Übertritt in das arterielle System so gering wie möglich gehalten wird. Ein Valsalva-Manöver führt zu einem gesteigerten Übertritt von venösem Blut in das arterielle System. In Situationen, in denen sich im venösen Blut bereits Bläschen befinden, sollten also Valsalva-Manöver vermieden werden. Das bedeutet, dass mit offenem Foramen ovale Jo-Jo-Tauchgänge vermieden werden sollen (Abb. 6). Daraus folgt auch, dass bei Wiederholungstauchgängen die Oberflächenpause lieber großzügig verlängert werden sollte, da sich noch Stunden nach dem Tauchgang Bläschen im venösen Blut befinden. Des Weiteren sollten die „Flugverbotszeiten" verlängert werden, da der niedrigere Kabinendruck im Flugzeug und eventuelle Valsalva-Manöver die Entstehung und die Arterialisierung venöser Inertgasbläschen begünstigen können.

Diese Empfehlungen können wegen des noch unvollständigen Wissens allerdings nicht garantieren, dass es nicht dennoch zu Hirnläsionen oder Dekompressionssymptomen kommt. Wie bereits erwähnt, erscheinen diese Ratschläge angesichts des Zusammenhangs zwischen Hirnläsionen und offenem Foramen ovale allerdings plausibel.

Es ist natürlich selbstverständlich, dass der fehlende Nachweis eines offenen Foramen ovale keinen Freibrief für unsicheres Tauchen darstellt – schließlich gibt es außer dem offenen Foramen ovale noch andere Risiken, durch das Tauchen zu Schaden zu kommen.

Beeinflusst der Nachweis eines PFO die Tauchtauglichkeit? Über die Frage, ob und wie ein offenes Foramen ovale die Tauchtauglichkeit bei Sporttauchern beeinflusst, herrscht unter Tauchmedizinern noch keine Einigkeit. Unseres Erachtens scheint es angesichts der Tatsache, dass auch die meisten der Sporttaucher, bei denen wir ein offenes Foramen ovale fanden, *keine* multiplen Hirnläsionen aufwiesen und dass die meisten der Taucher mit PFO *keine* schwerwiegenden Dekompressionssymptome erleiden (*Cross et al. 1994*), nicht gerechtfertigt, diesen Tauchern die Tauchtauglichkeit abzusprechen.

Laut DAN-Statistik kommt auf 10 000 Tauchgänge ca. ein schwerer Deko-Unfall. Von diesen 10 000 Tauchgängen wurden ca. 2500 mit PFO, ca. 1500 sogar mit einem großen PFO durchgeführt. Während also ein PFO sowohl bei der Entstehung eines DCI bzw. einer DCS als auch bei der Entstehung von Hirnläsionen einen Risikofaktor darstellt, ist das *absolute* hierdurch verursachte zusätzliche Risiko gering.

Seit der Veröffentlichung der ersten Heidelberg-Mannheimer Taucherstudie zum gleichen Thema erschienene Studien. Die wichtigste weitere Studie, die zu dem von uns behandelten Thema erschienen ist, ist die von einer Schweizer Arbeitsgruppe um *Schwerzmann et al.* (2001). Das Studiendesign ähnelte dem

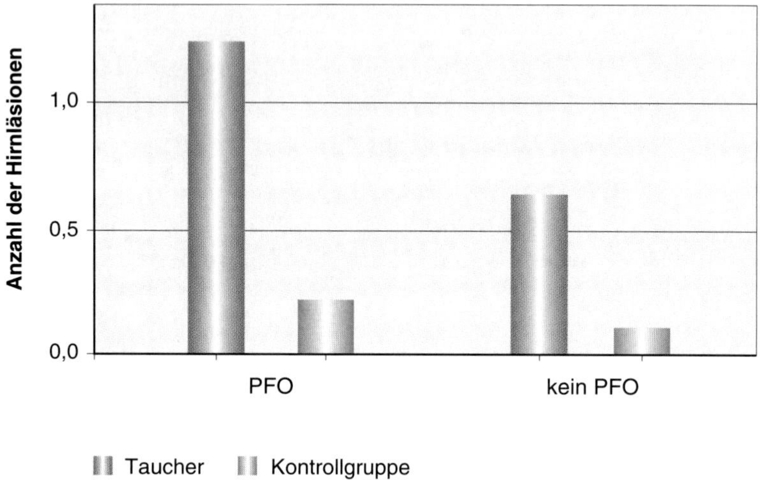

Abb. 7: Alle Taucher wiesen mehr Hirnläsionen als nicht tauchende Kontrollpersonen. Innerhalb der Tauchergruppe wiesen die Taucher mit PFO doppelt so viele Läsionen auf wie die Taucher ohne PFO (mod. nach *Schwerzmann et al. 2001*)

der Heidelberg-Mannheimer Taucherstudie, beinhaltete aber zusätzlich eine nichttauchende Kontrollgruppe. *Schwerzmann et al.* fanden bei den Tauchern mit PFO doppelt so viele Hirnläsionen wie bei Tauchern ohne PFO. Allerdings fanden sie bei allen Tauchern signifikant mehr Hirnläsionen als bei den nichttauchenden Kontrollen (Abb. 7). Die von *Schwerzmann et al.* gefundene doppelt so hohe Läsionszahl bei den Tauchern mit PFO ist mit den Ergebnissen der ersten Heidelberg-Mannheimer-Taucherstudie gut zu vereinen. Die darüber hinaus gefundene höhere Läsionszahl aller Taucher gegenüber der nicht tauchenden Kontrollgruppe weist darauf hin, dass es neben dem PFO eben auch noch andere Mechanismen gibt, eine Hirnläsion beim Tauchen zu erleiden. Neben manchen der in Abschnitt 3.4.2 genannten Pathomechanismen kommen natürlich auch noch ein „Überlaufen" des Lungenfilters oder aber Lungeneinrisse mit nachfolgender arterieller Gasembolie in Betracht.

14.5 Resümee

Wir hoffen, mit der ersten Heidelberg-Mannheimer Taucherstudie zu der wichtigen Frage beigetragen zu haben, ob durch Sporttauchen eine chronische Schädigung des Zentralnervensystems verursacht werden kann und was der wahrscheinliche Pathomechanismus bzw. die Risikofaktoren dieser Schädigung sind. Die Rolle von Rechts-links-Shunts in der Tauchmedizin sind ein spannendes Thema.

Ein Teil der Abbildungen wurde der Originalpublikation von Knauth et al. (1997) mit freundlicher Genehmigung des Verlags entnommen.

Literatur

Broome, J. R., A. D. Pitkin: Brain damage in divers. Cross sectional studies are inconclusive, longitudinal studies are more appropriate. BMJ 314 (1997) 1761–1762

Butler, B. D., B. A. Hills: The lung as a filter for microbubbles. J Appl Physiol 47 (1979) 537–543

Butler, B. D., J. Katz: Vascular pressures and passage of gas emboli through the pulmonary circulation, Undersea Biomed Res 15 (1988) 203–209

Cross, S., K. Jennings, L. Thomson: Decompression sickness. Role of patent foramen ovale is limited. BMJ 309 (1994) 743–744

De Coene, B., J. V. Hajnal, P. Gatehouse, D. B. Longmore, S. J. White, A. Oatridge, J. M. Pennock, I. R. Young, G. M. Bydder: MR of the brain using fluid-attenuated inversion recovery (FLAIR) pulse sequences. Am J Neuroradiol 13 (1992) 1555–1564

Eckenhoff, R. G., C. S. Olstad, G. Carrod: Human dose-response relationship for decompression and endogenous bubble formation. J Appl Physiol 69 (1990) 914–918

Edmonds C., J. Boughton: Intellectual deterioration with excessive diving (punch drunk divers). Undersea Biomed Res 12 (1985) 321–326

Fueredi, G. A., D. J. Czarnecki, E. P. Kindwall: MR findings in the brains of compressed-air tunnel workers: relationship to psychometric results. Am J Neuroradiol 12 (1991) 67–70

Ciba Geigy: Wissenschaftliche Tabellen Geigy; Teilband Statistik, Ciba Geigy AG Basel 1980

Hagen, P. T., D. G. Scholz, W. D. Edwards: Incidence and size of patent foramen ovale during the first 10 decades of life: an autopsy study of 965 normal hearts, Mayo Clin Proc 59 (1984) 17–20

Hashemi, R. H., W. G. Bradley Jr., D. Y. Chen, J. E. Jordan, J. A. Queralt, A. E. Cheng, J. N. Henrie: Suspected multiple sclerosis: MR imaging with a thin-section fast FLAIR pulse sequence. Radiology 196 (1995) 505–510

Heier, L. A., C. J. Bauer, L. Schwartz, R. D. Zimmerman, S. Morgello, M. D. Deck: Large Virchow-Robin spaces: MR-clinical correlation. Am J Neuroradiol 10 (1989) 929–936

Hills, B. A.: Decompression sickness: the biophysical basis of prevention and treatment. John Wiley New York 1977

Hovens, M. M., G. ter Riet, G. H. Visser: Long-term adverse effects of scuba diving. Lancet 346 (1995) 384

Jungreis, C. A., E. Kanal,, W. L. Hirsch, A. J. Martinez, J. Moossy: Normal perivascular spaces mimicking lacunar infarction: MR imaging. Radiology 169 (1988) 101–104

Knauth M, S. Ries, S. Pohimann, T. Kerby, M. Forsting, M. Daffertshofer, M. Hennerici, K. Sartor: Cohort study of multiple brain lesions in sport divers: role of a patent foramen ovale. BMJ 314 (1997) 701–705

Lynch, J. J., G. H. Schuchard, C. M. Groß, L. S. Wann: Prevalence of right-to-left atrial shunting in a healthy population: detection by Valsalva maneuver contrast echocardiography. Am J Cardiol 53 (1984) 1478–1480

Moon, R. E., E. M. Camporesi, J. A. Kisslo: Patent foramen ovale and decompression sickness in divers. Lancet 1 (1989) 513–514

Örnhagen, H., M. Carlioz, A. Murren: Could fast ascents create arterial bubbles? Proc 14th Annual Meeting EUBS Aberdeen 1988

Palmer, A. C., I. M. Calder, P. O. Yates: Cerebral vasculopathy in divers. Neuropathol Appl Neurobiol 18 (1992) 113–124

Reul, J., J. Weis, A. Jung, K. Willmes, A. Thron: Central nervous system lesions and cervical disc herniations in amateur divers. Lancet 345 (1995) 1403–1405

Rydberg, J. N., C. A. Hammond, R. C. Grimm, B. J. Erickson, C. R. Jack Jr., J. R. Huston, S. J. Riederer: Initial clinical experience in MR imaging of the brain with a fast fluid-attenuated inversion-recovery pulse sequence. Radiology 193 (1994) 173–180

Schlief, R.: Echovist®: physikalisch-pharmakologische Eigenschaften, Ergebnisse klinischer Prüfungen und Anwendungspotential eines neuartigen Ultraschall-Kontrastmittels. Jahrbuch der Radiologie 1988. Regensburg & Biermann Münster 1988

Schlief, R., R. Schürmann, H. P. Niendorf: Ultraschallkontrastmittel auf Galaktose-Basis: Grundlegende Eigenschaften und Ergebnisse klinischer Prüfungen. Jahrbuch der Radiologie 1991. Biermann Verlag Münster 1991, S 259–265

Schminke, U., M. Daffertshofer, S. Ries, M. Hennerici: Distribution of cerebral ischemia in the posterior and anterior circulation in patients with paradoxical embolism. Cerebrovasc Dis 6 (1996) 164

Schwerzmann, M., C. Seiler, E. Lipp, R. Guzman, K. O. Lovblad, M. Kraus, N. Kucher: Relation between directly detected patent foramen ovale and ischemic brain lesions in sport divers. Ann Intern Med J 134 (2001) 21–24

Todnem, K., H. Nyland, H. Skeidsvoll, R. Svihus, P. Rinck, B. K. Kambestad, T. Riise, J. A. Aarli: Neurological lo ng term consequences of deep diving. Br J Ind Med 48 (1991) 258–266

Todnem, K., H. Skeidsvoll, R. Svihus, P. Rinck, T. Riise, B. K. Kambestad, J. A. Aarli: Electroencephalography, evoked potentials and MRI brain scans in saturation divers. An epidemiological study. Electroencephalogr Clin Neurophysiol 79 (1991) 322–329

Vik, A., A. O. Brubakk, T. R. Hennessy, B. M. Jenssen, M. Ekker, S. A Slordahl: Venous air embolism in swine: transport of gas bubbles through the pulmonary circulation. J Appl Physiol 69 (1990) 237–244

Warren, L. P. Jr., W. T. Djang, R. E. Moon et al.: Neuroimaging of scuba diving injuries to the CNS. Am J Roentgenol 151 (1988) 1003–1008

Wilmshurst, P.: Brain damage in divers. BMJ 314 (1997) 689–690

Wilmshurst, P., C. J. Edge, P. Bryson: Long-term adverse effects of scuba diving. Lancet 346 (1995) 384

Wilmshurst, P. T., J. C. Byrne, M. M. Webb-Peploe: Relation between interatrial shunts and decompression sickness in divers. Lancet 2 (1989) 1302–1306

15 Tauchverhalten und offenes Foramen ovale bei neugeborenen Bartrobben

Eine Feldstudie in Nord-Spitzbergen

M. Knauth, S. Ries, Ch. Lydersen, K. M. Kovacs

Bei Menschen stellt ein offenes Foramen ovale sowohl einen Risikofaktor für die Anhäufung von Hirnläsionen (*Knauth et al. 1997*) als auch für das Auftreten paradoxer Tauchunfälle (*Wilmshurst et al. 1989*) dar. Der wahrscheinliche Pathomechanismus ist die Arterialisierung venöser Inertgasbläschen über ein offenes Foramen ovale. Venöse Inertgasbläschen und Dekompressionserkrankungen können auch bei Apnoetauchern vorkommen.

Neugeborene Bartrobben tauchen bereits am Tag ihrer Geburt und erreichen während der ersten Lebenswoche beträchtliche Tauchtiefen (nachgewiesen bis 84 m). Das frühe Tauchen der neugeborenen Bartrobben liegt vermutlich am „Eisbärdruck". Für die Jungtiere, die die Stillzeit als (exponiertes) Mutter-Kind-Paar verbringen, stellt das Tauchen die Fluchtstrategie dar, um einem frühen Gefressenwerden zu entgehen. Es stellt sich die Frage, ob dieses frühe und tiefe Tauchen einen Evolutionsdruck bedingt, der bei den Bartrobben zu einem sehr frühen Verschluss des offenen Foramen ovale geführt hat.

In einer Feldstudie in Nord-Spitzbergen untersuchten wir neugeborene Bartrobben (Erignathus barbartus) dopplersonografisch auf das Vorhandensein eines offenen Foramen ovale, um festzustellen, wann sich bei diesen früh tauchenden Meeressäugern der tauchphysiologisch ungünstige Rechts-Links-Shunt verschließt.

15.1 Methodik

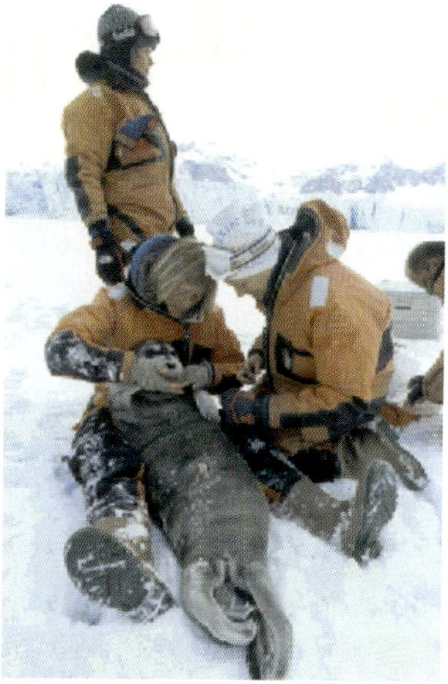
Abb. 1: Untersuchungssituation auf der Eisscholle: Die Baby-Bartrobbe ist zutraulich und lässt die Untersuchung ohne erkennbaren Diskomfort über sich ergehen

Die Studie wurde am Königsfjord in Nord-Spitzbergen (78° 55´ N, 12° 30´ E) im Mai 2000 durchgeführt. Die Baby-Bartrobben wurden aus kleinen Aluminiumbooten entweder auf den Eisschollen oder aber mit einem Fangnetz im Wasser gefangen und auf die nächst erreichbare größere Treibeisscholle gebracht. Da Baby-Bartrobben sehr zutraulich und passiv sind, ließen sie die folgende Prozedur widerstandslos und ohne erkennbaren Diskomfort über sich ergehen (Abb. 1). Ein ca. 1–2 cm großes Areal der Zervikalregion wurde rasiert und eine Ultraschallpaste aufgetragen. Mit einer Ultraschallsonde (4 MHz, Continuous Wave; SmartDop, DWL, Elektronische Systeme GmbH, Sipplingen) wurde eine Arteria carotis im zervikalen Segment insoniert. Wenn eine stabile Signalableitung erreicht war, wurden 5 ml eines handelsüblichen Ultraschallkontrastmittels (Echovist, Schering AG, Berlin), das mikroskopisch kleine Luftblasen enthält, in eine epidurale Vene in der Lumbalregion injiziert. Liegt ein offenes Foramen ovale vor, können Luftbläschen den Filter der Lungenkapillaren umgehen und das arterielle System der Baby-Bartrobbe erreichen. Im Dopplersignal der A. carotis erscheinen dann in den Dopplerspektren unidirektionale Störsignale hoher Intensität (Abb. 2). Die Abwesenheit solcher Störsignale auch bei wiederholter Injektion wurde als (zumindest funktioneller) Verschluss des Foramen ovale gewertet.

Um auch das Tauchverhalten der Baby-Bartrobben zu erfassen, wurden die Tiere mit einem Tauchtiefenrekorder versehen (Time-Depth-Recorder, TDR, MK6, Wildlife Computers Inc.).

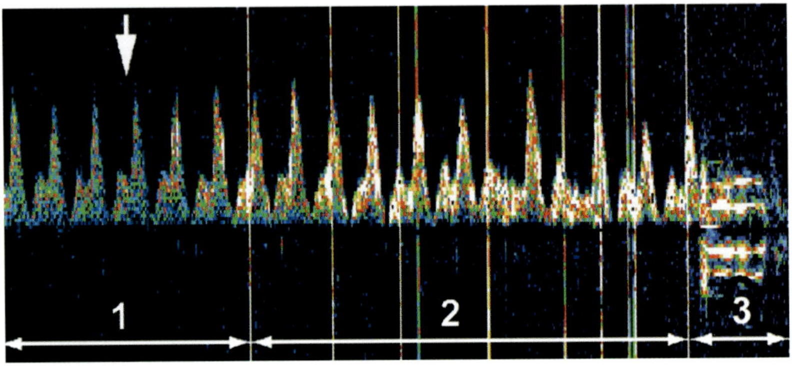

Abb. 2: Dopplerspektren einer Baby-Bartrobbe mit noch offenem Foramen ovale: Im Abschnitt 1 zeigt sich ein ungestörtes arterielles Flussmuster. Multiple durch Mikroluftbläschen verursachte Störsignale sind im Abschnitt 2 erkennbar. Der *Pfeil* kennzeichnet den Zeitpunkt der Kontrastmittelinjektion in eine epidurale Vene. Während des Abschnittes 3 vokalisierte die Babyrobbe (aus *Lydersen et al. 2002*, mit freundlicher Genehmigung des Verlags)

15.2 Ergebnisse

Insgesamt wurden 17 Untersuchungen bei 12 Tieren durchgeführt; zwei Robben wurden zweimal, eine Robbe viermal untersucht. Bei 11 Untersuchungen von Babyrobben mit einem Körpergewicht von weniger als 60 kg wurde ein offenes Foramen ovale gefunden (z. B. Abb. 2), während bei den 6 Tieren, deren Körpermasse über 60 kg betrug, viermal ein zumindest funktionell verschlossenes Foramen ovale gefunden wurde (Abb. 3). Bartrobben werden mit einer Körpermasse von ca. 35 kg geboren und nehmen während der Stillperiode jeden Tag 3,5 kg zu (*Lydersen et al. 1994, 1996*). Eine Körpermasse von 60 kg entspricht ungefähr einem Alter von 7 Tagen. Der Verschluss des offenen Foramen ovale findet bei den früh tauchenden Bartrobben also etwa eine Woche nach der Geburt statt.

Bei einem Tier konnte der Tauchtiefenrekorder zurückgewonnen werden. Auch während der ersten Lebenswoche – also mit noch offenem Foramen ovale – wurden beträchtliche Tauchtiefen aufgesucht. Die Abb. 4 zeigt das Tauchverhalten der Babyrobbe über

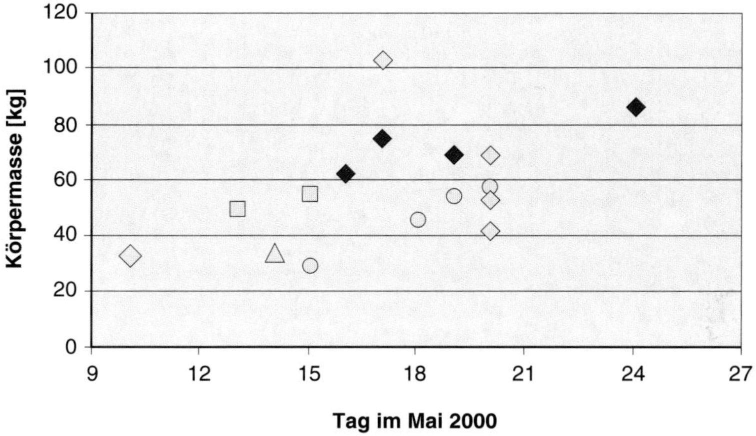

Abb. 3: Doppler-Untersuchungsergebnisse bei Baby-Bartrobben in Abhängigkeit von deren Körpermasse. Die auf der Spitze stehenden Quadrate stehen für Untersuchungsergebnisse bei Tieren, die nur einmal gefangen und untersucht wurden. Die anderen Symbole stehen für die Ergebnisse bei Tieren, die mehrmals gefangen und untersucht werden konnten. Offene Symbole bezeichnen ein offenes Foramen ovale, während die ausgefüllten ein geschlossenes Foramen ovale anzeigen. Man beachte, dass ab einer Körpermasse von 60 kg (entsprechend einem Lebensalter von etwa einer Woche) das Foramen ovale bei den Babyrobben überwiegend verschlossen ist (mod. nach *Lydersen et al. 2002*)

einen Zeitraum von ca. 2,5 Stunden. Man beachte, dass der kleine Meeressäuger etliche Male Tauchtiefen von über 50 m und einige Male sogar von ca. 80 m erreichte. Abbildung 5 stellt die Auswertung von 791 Tauchgängen der Robbe dar.

15.3 Diskussion

Die dopplersonografische Untersuchung von neugeborenen Bartrobben in der arktischen Feldsituation ist möglich. Wir konnten zeigen, dass die Baby-Bartrobben bereits zu einer Zeit beträchtliche Tauchtiefen erreichen, zu der das Foramen ovale noch geöffnet ist.

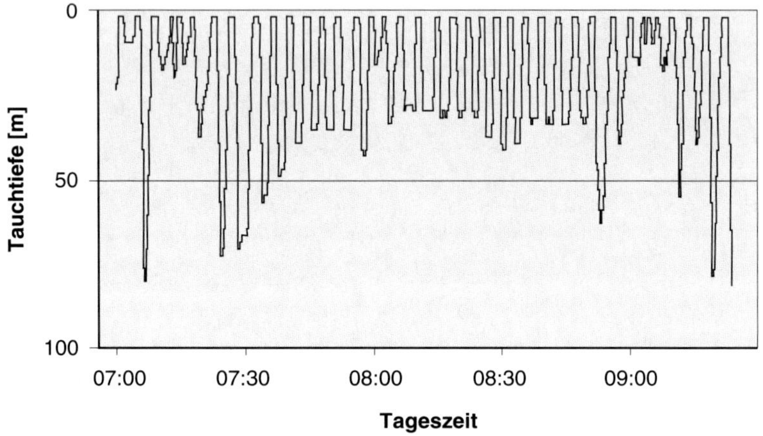

Abb. 4: Auszug aus der Tauchtiefenaufzeichnung einer etwa 5 Tage alten Babyrobbe. Man beachte, dass der kleine Meeressäuger etliche Male Tauchtiefen von mehr als 50 m und einige Male sogar von ca. 80 m Tiefe erreichte (mod. nach Lydersen et al. 2002)

Dass sich ein an der Oberfläche offenes Foramen ovale während des Tauchgangs verschließt, ist unwahrscheinlich, denn die sich in der Tiefe ändernden intrathorakalen Druckverhältnisse führen eher dazu, dass das Foramen ovale sich öffnet bzw. offen bleibt.

Baby-Bartrobben tauchen in einer Tiefe und mit einer Häufigkeit, bei der bei menschlichen Breathhold-Tauchern intravenöse Bubbles nachgewiesen wurden (*Paulev 1965; Kohshi et al. 1998, 2000*). Meeressäuger haben verschiedene Adaptationsmechanismen entwickelt, um die Wahrscheinlichkeit des Auftretens intravenöser Gasbläschen zu verringern. Sie atmen vor dem Abtauchen aus und ihre Lungen kollabieren ab einer gewissen Tauchtiefe völlig. Weddell-Robben (Leptonychotes weddellii) atmen beispielsweise etwa 60 % ihres inspiratorischen Lungenvolumens vor einem Tauchgang aus (*Kooyman et al. 1971*). Außerdem kollabieren die Lungen ab Tiefen von ca. 25–50 m (*Falke et al. 1985*), wodurch das intrapulmonale Gas in die nicht am Gasaustausch teilnehmende Trachea ausgepresst

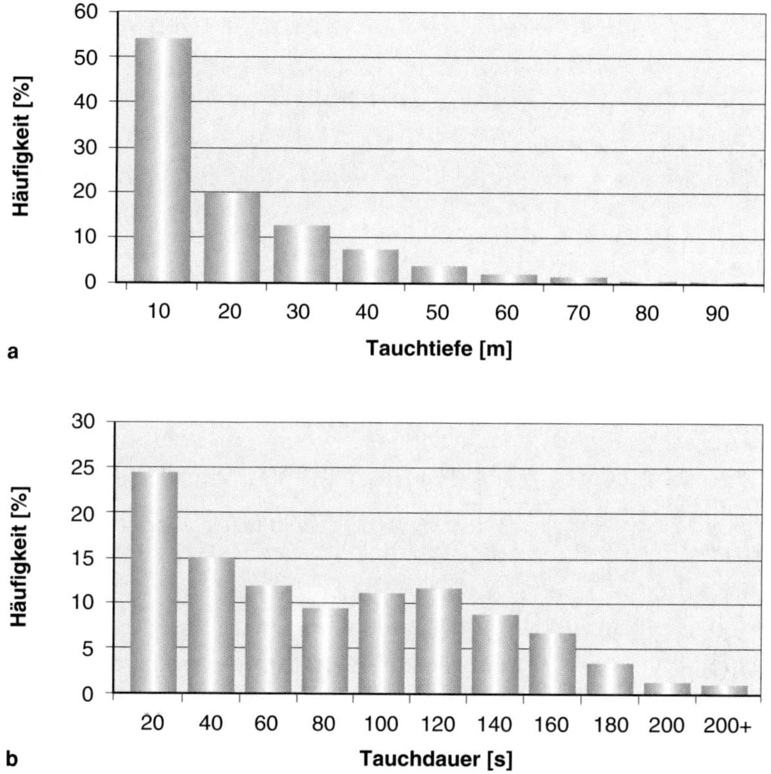

Abb. 5a, b: Häufigkeitsverteilung der Tauchtiefen und -dauern (n = 791) einer Babyrobbe während ihrer ersten fünf Lebenstage (mod. nach *Lydersen et al. 2002*)

wird. Beim großen Tümmler (Tursiops truncatus) liegt die „Kollapstiefe" der Lungen bei ca. 70 m (*Ridgway u. Howard 1979*). Unterhalb der jeweiligen Kollapstiefen besteht bezüglich einer Aufsättigung und Inertgasbläschenbildung keine Gefahr, denn das Atemgas equilibriert nicht mehr mit dem Blutstrom. Es gibt keine Daten darüber, ab welcher Tiefe bei (Baby-) Bartrobben die Lunge vollständig kollabiert, unterhalb dieser Tiefe sind die Robben jedenfalls vor weiterer Aufsättigung geschützt. Andererseits könnten wiederholte Tauchgänge in Tiefen, die gerade nicht zu einem Lungenkollaps führen, zu Aufsättigung und Inertgasbläschenbildung führen.

Die Tatsache allerdings, dass die Babyrobben bereits während der ersten Lebenswoche – mit offenem Foramen ovale also – so tief und häufig tauchen, deutet darauf hin, dass offenbar zumindest kein massiver Evolutionsdruck in Richtung auf den sofortigen Verschluss des offenen Foramen ovale besteht. Wahrscheinlich wird durch die o. g. Mechanismen das Auftreten intravenöser Bläschen so sehr verringert, dass das offene Foramen ovale keine beträchtliche Gefährdung für die neugeborenen Bartrobben darstellt. Es ist allerdings sehr wenig darüber bekannt, wann Säugetiere, speziell Meeressäugetiere ihr Foramen ovale verschließen. Um die Frage weiter zu untersuchen, ob bei Bartrobben ein Evolutionsdruck in Richtung auf einen frühen Verschluss des Foramen ovale besteht, müsste ein Vergleich mit anderen Robbenarten, die nicht bereits während der Stillperiode tauchen, erfolgen. Es ist daher geplant, eine ähnliche Studie wie die hier vorliegende an Sattelrobben (Phoca groenlandica) zu wiederholen. Sattelrobben tauchen erst wesentlich später in ihrer Entwicklung. Sollte es sich zeigen, dass sich bei Sattelrobben das Foramen ovale deutlich später als bei den Bartrobben verschließt, wäre dies ein Hinweis darauf, dass das Tauchen bei den Meeressäugern möglicherweise doch zu einem Evolutionsdruck führt, der einen frühen Verschluss des Foramen ovale nach der Geburt begünstigt.

Literatur

Falke, K. J., R. D. Hill, J. Qvist, R. C. Schneider, M. Guppy, G. C. Liggins, P. W. Hochachka, R. L. Elliott, W. M. Zapol: Seal lungs collapse during free diving: evidence from arterial nitrogen tensions. Science 229 (1985) 556–558

Knauth, M., S. Ries, S. Pohimann, T. Kerby, M. Forsting, M. Daertshofer, M. Hennerici, K. Sartor: Cohort study of multiple brain lesions in sport divers: role of a patent foramen ovale. Br J Med 314 (1997) 701–705

Kohshi, K., Y. Kinoshita, H. Abe, T. Okudera: Multiple cerebral infractions in Japanese breath-hold divers: two case reports. Mt Sinai J Med 65 (1998) 280–283

Kohshi, K., T. Katoh, H. Abe, T. Okudera: Neurological accidents caused by repetitive breath-hold dives: two case reports. J Neurolog Sci 178 (2000) 66–69

Kooyman, G. L., D. H. Kerem, W. B. Campbell, J. J. Wright: Pulmonary function in freely diving Weddell seals, Leptonychotes weddelli. Respir Physiol 12 (1971) 271–282

Lydersen, C., K. M. Kovacs: Behaviour and energetics of icebreeding, North Atlantic phocid seals during the lactation period. Mar Ecol Progr Ser 187 (1999) 265–281

Lydersen, C., K. M. Kovacs, M. O. Hammill: Diving activity in nursing bearded seal (Erignathus barbatus) pups. Can J Zool 72 (1994) 96–103

Lydersen, C., K. M. Kovacs, M. O. Hammill, I. Gjertz: Energy intake and utilisation by nursing bearded seal (Erignathus barbatus) pups from Svalbard, Norway. J Comp Physiol B 166 (1996) 405–411

Lydersen, C., K. M. Kovacs, S. Ries, M. Knauth: Precocial diving and patent foramen ovale in bearded seal (Erignathus barbatus) pups. J Comp Physiol B 172 (2002) 713–717

Paulev, P.: Decompression sickness following repeated breathhold dives. J Appl Physiol 20 (1965) 1028–1031

Ridgway, S. H., R. Howard: Dolphin lung collapse and intramuscular circulation during free diving: evidence from nitrogen washout. Science 206 (1979) 1182–1183

Smith, T. G.: Polar bear predation of ringed and bearded seals in the land-fast sea ice habitat. Can J Zool 58 (1980) 2201–2209

Wilmshurst, P. T., J. C. Byrne, M. M. Webb-Peploe: Relation between interatrial shunts and decompression sickness in divers. Lancet 2 (1989) 1302–1306

Anhang

Autorenadressen

Register

4

Autorenadressen

Dr. med. Ralf Busch
Ärztl. Leiter des Druckkammerzentrums Kassel
am Roten-Kreuz-Krankenhaus
Tauch- und Hyperbarmedizin (GTÜM e.V.)
CMAS-TL **** (CD)
DAN Instr.-Trainer
Pettenkover Str. 26, 34121 Kassel
E-Mail : info@tauchnet.de

Dr. med. O.F. Ehm
Ehrenmitglied der GTÜM, UHMS und EUBS
Arzt für Innere Krankheiten
Mühltalstrasse 132, 69121 Heidelberg
Tel.: +49 (0) 62 21/47 14 10

Dr. med. Anke Fabian
Ärztin für Tauch- und Überdruckmedizin
Druckkammerzentrum Heidelberg GmbH am St. Josefskrankenhaus
Landhausstraße 25, 69115 Heidelberg
Tel.: +49 (0) 62 21/60 26 53
Fax: +49 (0) 62 21/60 26 55
E-Mail: dkzhd@t-online.de
Internet: www.dkzhd.de

Dr. med. Matthias Helbig
Oberarzt
Universitätsklinikum Frankfurt
Klinik für Hals-Nasen-Ohrenheilkunde
Theodor-Stern-Kai 7, 60590 Frankfurt
Tel.: +49 (0) 69/6 30 10 (Pforte)
Fax: +49 (0) 69/63 01-56 58
E-Mail: Matthias.Helbig@kgu.de

Dr. med. A. Kemmer
Oberarzt der Abt. für Anästhesie – Intensivzentrum
Ärztl. Leiter des Druckkammerzentrums
Berufsgenossenschaftliche Unfallklinik Murnau
Präsident der Gesellschaft für
Tauch- und Überdruckmedizin e.V.
Prof.-Küntscher-Str. 8, 82418 Murnau
Tel.: +49 (0) 88 41/48 20 69
Fax: +49 (0) 88 41/48 22 66
E-Mail: kemmer@bgu-murnau.de

Dr. med. Christoph Klingmann
Oberarzt, Leiter der Tauchersprechstunde
Universitäts-HNO-Klinik Heidelberg
Im Neuenheimer Feld 400, 69120 Heidelberg
Tel.: +49 (0) 62 21/56 69 99
Fax: +49 (0) 62 21/56 46 41
E-Mail: christoph_klingmann@med.uni-heidelberg.de
Internet: www.tauchersprechstunde.de

Prof. Dr. med. Michael Knauth
Ärztl. Direktor
Georg-August-Universität
Universitätsklinik
Abt. Neuroradiologie
Robert-Koch-Str. 40, 37075 Göttingen
Tel.: +49 (0)5 51/39 66 43
Fax: +49 (0)5 51/39 40 38
E-Mail: michael.knauth@med.uni-goettingen.de

Dr. med. Claus-Martin Muth
Leiter des Ausschusses Tauchmedizin der GTÜM
Universitätsklinik für Anästhesiologie
Steinhövelstr. 9, 89075 Ulm
Tel.: +49 (0) 7 31/50 00
E-Mail: claus-martin.muth@medizin.uni-ulm.de

Prim. Univ. Prof. Dr. Christoph Reisser
Vorstand der HNO-Abteilung
Hanuschkrankenhaus der WGKK
Heinrich Collin-Straße 30, 1140 Wien, Österreich
Tel.: +43 (1) 9 10 21-8 49 11
Fax: +43 (1) 9 10 21-8 49 19
E-Mail: Christoph.Reisser@wgkk.sozvers.at

Dr. med. Hans J. Roggenbach
Verbandsarzt der VDST e. V.
Villenweg 11, 45276 Essen
Tel.: +49 (0) 2 01/8 50 81 66
Fax: +49 (0) 2 01/5 04 14 45
E-Mail: hanjoroggenbach@t-online.de

Dr. Marc Schmitter
Poliklinik für Zahnärztliche Prothetik der Universitätsklinik Heidelberg
Im Neuenheimer Feld 400, 69120 Heidelberg
Tel.: +49 (0) 62 21/56 60 40
Fax: +49 (0) 62 21/56 53 71
E-Mail: Marc_Schmitter@med.uni-heidelberg.de

Prof. Dr. med. Jürgen Strutz
Ärztlicher Direktor
HNO-Universitätsklinik Regensburg
Franz-Josef-Strauß-Allee 11, 93042 Regensburg
Tel.: +49 (0) 9 41/9 44 94 01
Fax: +49 (0) 9 41/9 44 94 02
E-Mail: juergen.strutz@klinik.uni-regensburg.de

Priv. Doz. Dr. med. Kay Tetzlaff
Priv.-Doz. Dr. med. Kay Tetzlaff
Leiter des Ausschusses Tauchtauglichkeit der GTÜM
Universitätsklinikum Tübingen
Medizinische Klinik und Poliklinik
Abteilung Sportmedizin
Silcherstrasse 5, 72076 Tübingen
E-Mail: tetzlaff@gtuem.org

Prof. Dr. med. Hagen Weidauer
Ärztl. Direktor
Universitäts-HNO-Klinik Heidelberg
Im Neuenheimer Feld 400, 69120 Heidelberg
Tel.: +49 (0) 62 21/56 67 00
Fax: +49 (0) 62 21/56 46 41
E-Mail: hagen_weidauer@med.uni-heidelberg.de

Register

U

V

W

Z